CHINESISCHE HEILMASSAGE
TUINA-THERAPIE • AKUPRESSUR

von

Foen Tjoeng Lie und Dr. med. Heidemarie Skopek

mit einem Beitrag von

Univ. Doz. Dr. Alfons Reiter
Institut für Psychologie der Universität Salzburg

Bearbeitung des Manuskripts

Mag. Johannes Pfeil, Innsbruck

Umschlag und Illustrationen

Walter Innerkofler, Wien

Praxis und Theorie
der Neuen Chinesischen Akupunktur
Band 4

Herausgegeben von:

Dr. med. G. König und Dr. med. I. Wancura
Universitätslektoren für Akupunktur, Wien

1992

VERLAG WILHELM MAUDRICH
WIEN–MÜNCHEN–BERN

Filmsatz und Offsetdruck: Ferdinand Berger & Söhne Gesellschaft m. b. H.,
3580 Horn, Wiener Straße 80

ISBN 3 85 175 423 9

Inhaltsverzeichnis

Vorwort der Herausgeber

Früher gab es in den verschiedenen Ländern (Ägypten, Griechenland, China, Indien, im Reich der Inka und vielen anderen) verschiedene Naturwissenschaften, wie Astronomie, Physik etc. In der Neuzeit verschmelzen diese zu einer jeweils weltweit einheitlichen Wissenschaft. Fast nur mehr in der Medizin bestehen heute noch neben der modernen Medizin andere Systeme, wie die alt-chinesische Medizin, die alt-indische Heilkunde und ähnliche, die ebenfalls Erfolge erzielen, aber auf anderen theoretischen Grundlagen aufbauen.

Nun ist zweifelsohne bei uns in Europa stets zunächst mit Hilfe der modernen Medizin die Diagnose sicherzustellen, aber in vielen Fällen sind mit der traditionell-chinesischen Medizin allein oder in Kombination mit modernen Methoden Erfolge auch bei sonst therapieresistenten Krankheiten möglich.

Wir haben in sechs Büchern, die ebenfalls im Verlag Maudrich erschienen sind, gezeigt, daß viele Phänomene der Akupunktur beziehungsweise des traditionell-chinesischen Medizinsystems durchaus der modernen Physiologie/Pathologie und Psychosomatik entsprechen, wenngleich sie natürlich andere, alt-chinesische Namen tragen. In vielen Fällen ist das alt-chinesische Denkmodell praktisch brauchbarer als die moderne Einteilung.

Wir begrüßen das Unternehmen der Autoren, die chinesische Massage sowohl nach der modernen Diagnose als auch nach den traditionell-chinesischen Denkmodellen darzustellen. Die sogenannte traditionell-chinesische Diagnose ist eigentlich schon eine Therapieanleitung, welche die Kombination mit den anderen chinesischen Heilverfahren, wie Akupunktur, chinesische Pharmakologie, Qi Gong (Bewegungs- und Atemtherapie) und andere sofort ermöglicht.

Die moderne Medizin geht den *analytischen Weg* und sie kommt daher zu über 250.000 verschiedenen Krankheiten und Syndromen, die in den Datensärgen der Computerzentren ruhen, aber – soweit möglich – doch von uns zu beachten sind.

Der *synthetische Weg* der traditionell-chinesischen Medizin sucht das Gemeinsame in der Vielfalt zu erkennen. Der Nobelpreisträger M.v.Eigen formuliert dies so: „Das Leben kennt fast unzählig viele Variationen, aber nur wenige Regeln.“ Genauso gibt es fast unzählig viele Allergien, aber nur wenige Reaktionsantworten des Körpers.

Die traditionell-chinesische Medizin sucht diese Lebensregeln zu entwickeln und geht vom Normalzustand der sogenannten Harmonie – oder wie wir sagen – dem Fließgleichgewicht aus. Es gibt nur wenige Abweichungen von der Norm: ein *Zuwenig* an Tonus der Muskeln, der Blutgefäße, der Eingeweide oder ein *Zuviel.* Aus dem Zuviel resultiert eine Verkrampfung der Muskeln (Verspannung), der Blutgefäße (hoher Blutdruck u. a.), der Eingeweide (Koliken) . In diesem Sinne stellt die traditionell-chinesische Diagnose, die in diesem Buch neben der modernen Diagnose abgehandelt wird, bereits ein praktisch brauchbares Behandlungs- und Denkmodell dar.

Interessant ist auch der Beitrag von Univ. Doz. Dr. A. Reiter vom Psychologischen Institut der Universität Salzburg, in dem in sehr lesenswerter Form die Bedeutung der chinesischen Heilmassage in Zusammenhang mit der modernen Psychologie gebracht wird.

Wir wünschen den Autoren viel Erfolg mit diesem Buch, das zum Verständnis der alt-chinesischen Medizin beitragen wird.

Wien, Juni 1992

Dr. Georg KÖNIG
Lehrbeauftragter
für Akupunktur an
der II. HNO-Klinik
der Universität Wien

Dr. Ingrid WANCURA
Lehrbeauftragte für
Akupunktur am Institut
für Medizin. Physiologie
der Universität Wien

Vorwort

Während die chinesische Akupunktur in unserem Kulturraum bereits als anerkanntes Heilverfahren angewandt wird, ist die chinesische Massage „als eine ebenso eigenständige Heilmethode“ kaum bekannt. Der vorliegende Band sollte beitragen, diese Methode auch bei uns vertrauter zu machen und dem interessierten Arzt bzw. Therapeuten ein brauchbares Nachschlagwerk für die Theorie und Praxis der chinesischen Massage an die Hand zu geben.

Das Buch entstand in enger Zusammenarbeit von Herrn Foen Tjoeng Lie und Heidemarie Skopek. Diese Zusammenarbeit kam dem Buch zugute. Beide Autoren stammen aus einem gegensätzlichen Kulturraum, wobei ihnen aber auch der jeweils andere Kulturkreis durch Eigenerfahrungen vertraut ist. Der Transfer des tradierten Wissens zu dieser Heilmethode bekam so optimale Bedingungen. Während Herr F.T. Lie selbst aus dem chinesischen Kulturraum stammt und damit zu den Quellenwerken einen kompetenten Zugang hatte, bestand meine Arbeit darin, die gesammelten und übersetzten Originaltexte zusammen mit meinen eigenen Erfahrungen in eine brauchbare Ordnung zu bringen.

lch selbst bin Ärztin und praktiziere die chinesische Massage seit meinem Studienaufenthalt in China. lm folgendem möchte ich meinen Weg zu dieser Heilmethode darstellen:

Die chinesische Massage ist innerhalb der traditionellen chinesischen Medizin eine etablierte Heilmethode. Diese Erfahrung machte ich selbst erst während eines Ausbildungsaufenthaltes in China und das nicht ganz freiwillig.

Ich fuhr 1985 dorthin, um meine Akupunkturkenntnisse in einem öffentlichen Krankenhaus zu vertiefen. Anstatt gleich zur Akupunkturpraxis zu kommen, wies mich der Leiter des Krankenhauses einer Abteilung zu, in der ausschließlich Massagetechniken angewandt wurden. Darüber war ich zuerst verärgert. Ich kam nicht nach China, um eine Masseurin zu werden. Es konnte sich wohl nur um ein Mißverständnis handeln und ich hoffte, bald auf eine Akupunkturabteilung versetzt zu werden.

Daraus wurden über zwei Monate. Was ich dort beobachtete, wandelte meine Einstellung zur Massagetechnik grundlegend. Auf dieser Abteilung waren Patienten mit Erkrankungen wie Schulter-Arm-Syndrom, Gastralgien, Diarrhöen, Obstipationen, Depressionen, Schlafstörungen u. a. Sie wurden alle ausschließlich mit spezifischen Massageformen behandelt. Die Erfolge waren erstaunlich. Und die Heilung wirkte sich nicht nur auf den Symptombereich aus, sondern zeigte sich generalisierend auf Körper und Psyche.

Was mir auf dieser Abteilung besonders auffiel, war die einfühlende Atmosphäre. Wie die Methode selbst behutsam, gingen auch die Menschen miteinander um. Ich war schließlich gerne auf dieser Abteilung und lernte viel. Ich merkte bald, daß ich hier unerwartet eine neue Methode kennenlernte, die ich in meine Arztpraxis übernehmen wollte.

Über diese Massagetechnik bekam ich auch einen neuen Zugang zum Begriff „Behandlung“. Ich erlebte sie hier in ihrer ursprünglichen Bedeutung: Eine „Be-Hand-lung“. Ein Weg zur Genesung durch Berührung mit unseren Händen.

Die Heilung setzt breit an, was mir auch einen neuen Zugang zum psychosomatischen Denken ermöglichte: Einerseits wird hier durch eine gezielte Hautstimulation der reiche Erfahrungsschatz der chinesischen Medizin über die Zusammenhänge von Haut und inneren Organen ausgenützt und andererseits werden durch die Hautberührung die Kräfte mobilisiert, die in der Mutter-Kind-Einheit die somatische und besonders die psychische Entwicklung überhaupt erst ermöglichen.

Heute möchte ich in meiner Arztpraxis die chinesische Massage als Zusatztherapie nicht mehr missen. Sie erleichtert mir den Kontakt zum Patienten. Besonders zu verschlossenen und sehr verspannten Patienten kann ich dadurch einen besseren Zugang bekommen. Sie öffnen sich, werden zugänglicher und andere Therapien sprechen besser an.

So erwies sich die Kombination von chinesischer Massage und Akupunktur als vorteilhaft. Oft haben Patienten vor den Nadeln Ängste. Ein Erstkontakt mit der Massagetechnik baut diese ab, lockert und schafft eine Vertrauensbasis. Nach solcher „Kontaktaufnahme" werden die Nadeln leichter akzeptiert und die Wirkung ist auffallend günstiger. Ebensolche Zusammenhänge konnte ich bei Medikamenten beobachten.

Noch eine wichtige Erfahrung brachte ich aus China mit. Ich lernte dort verschiedene Heilverfahren kennen; vor allem aber, wie sie alle miteinander die „medizinische Praxis" ausmachen, wie die Akupunktur, Kräutermedizin, Massage, die westliche Medizin u. a. Sie alle haben ihre Eigenständigkeit und werden auch schwerpunktmäßig in den jeweiligen Abteilungen praktiziert. Dennoch besteht ein reger und fruchtbarer Kontakt innerhalb dieser therapeutischen Disziplinen. Man lernt voneinander.

Ich schätze und pflege nun auch mehr in meiner Praxis den Erfahrungsaustausch mit anderen Kollegen und ihren therapeutischen Ansätzen. Die chinesische Massage ermöglichte mir besonders auch den Zugang zu psychotherapeutischen Methoden. Ich arbeite seither eng mit Psychotherapeuten zusammen und gewann dadurch viel für mich selbst und für meine Patienten.

Die chinesische Massage ist trotz ihrer reichen Tradition und ihrer Erfolge bei uns nach wie vor wenig bekannt. Man kennt die Akupunktur, Akupressur*, aber weniger die aus dieser Tradition stammende Massagetechnik. Dies liegt nicht zuletzt auch daran, daß ausführliche Schriften dazu bislang nur im chinesischen Original existieren. So konnte ich in angebotenen Kursen auch nicht auf eine vorliegende Literatur verweisen. Ich wurde deshalb auch wiederholt darauf hin angesprochen, zur chinesischen Massage ein Handbuch zu verfassen.

Das vorliegende Buch kann den Leser in die Grundlagen der chinesischen Massage einführen. Es wurden darin chinesische Originaltexte gesammelt und übersichtlich zusammengestellt.

Wir verzichteten in diesem Buch auf eine ausführliche Darstellung eines geschichtlichen und soziokulturellen Hintergrundes der chinesischen Heiltradition. Dazu möchten wir auf die beiden Bände von König und Wancura (Praxis und Theorie der Neuen Chinesischen Akupunktur. Band 1 und 2., Maudrich, Wien 1989) verweisen. In den Einleitungen wird darauf ausführlich eingegangen.

Bevor ich meine Einleitung schließe, möchte ich noch denen danken, die zur Entstehung dieses Buches wesentlich beigetragen haben:

Danken möchte ich besonders meinem Lehrer in China, Herrn Prof. Dr. Weng Chia Ying, Director of the Acupuncture Laboratory University of Chongging. Durch seine Umsicht und Liebenswürdigkeit wurde für mich der Aufenthalt in China zu einer kostbaren „Lehrzeit" für meine medizinische Praxis wie auch für meine eigene Entwicklung.

Danken möchte ich vor allem lieben Kollegen und meinen Patienten, die mir immer wieder Mut machten, doch mit diesem Heilverfahren weiterzumachen.

Danken möchten wir auch Herrn Mag. Johannes Pfeil, Innsbruck, der uns bei der Fertigstellung des Manuskriptes eine große Hilfe war.

Nicht zuletzt möchte ich Herrn Univ.-Doz. Dr. Alfons Reiter danken. In vielen Gesprächen führte er mich zu einem integrativen psychosomatischen Denken und ließ mich vieles erst davon erkennen, das in der chinesischen Massa-

*) In der Praxis hat der Begriff „Akupressur" eine andere Bedeutung erhalten, als ihm bei wörtlicher Übersetzung zukommt.

getradition an „holistischer Wirklichkeit" selbst bereits enthalten ist.

Aus diesem Erfahrungsaustausch entstand auch sein Beitrag. Er führt den Leser aus einer interessanten Perspektive an unseren Gegenstand heran. Er bereitet behutsam den traditionellen geistigen Hintergrund auf, aus dem diese Massagetechnik hervorging. Übersieht man diese Herleitung, droht man das Wesentliche von unserer Heilmethode zu verlieren: Gleichzeitig zeigt Reiter aber auch, welche Schwierigkeiten es bereitet, einen Gegenstand aus der Perspektive eines uns fremden Bezugssystems zu betrachten.

Die Lösung sieht er nicht darin, sich Hals über Kopf – fasziniert von einer neuen Heilmethode – in ein uns fremdes Bezugssystem zu stürzen, sondern uns von unserem Standort aus auf den Weg zu machen. Und hier kann er zeigen, wie auch in unseren Traditionen ein umfangreiches Wissen über die Haut und deren komplexe Zusammenhänge zum übrigen Körper und der Psyche besteht. Mit diesem Wissen gerüstet, tun wir uns leichter, uns auf den traditionellen Hintergrund zuzubewegen, von dem die heilende Wirkung der chinesischen Massage getragen ist.

Ich hoffe, mit diesem Buch zur Verbreitung der chinesischen Massage etwas beitragen zu können. Ich bin mir aber gleichzeitig bewußt, daß sie sich nicht wie die Akupunktur „lärmend" verbreiten wird. Dazu ist ihr Ansatz zu „still" und von einem mechanistischen Heilungsdenken zu weit entfernt.

Sie wird dort ihre Chancen haben, wo man sich um eine ganzheitliche Medizin bemüht und man auch bereit ist, sich als Helfer unmittelbarer in den Heilungsprozeß einzubringen. Das ist oft mühsamer und verbindlicher; aber letztlich befriedigender für beide Seiten.

Salzburg, Juni 1992

Dr. Heidemarie Skopek

I. THEORETISCHER TEIL

A. Entwicklung und Bedeutung der chinesischen Massage (TUI-NA)

B. Wirkungsweise der chinesischen Massage (TUI-NA)

C. Geistige Haltung und körperliche Voraussetzung für die chinesische Massage (TUI-NA)

D. Grundgriffe und spezielle Manipulationen in der chinesischen Heilmassage

E. Klinische Erkenntnisse in der chinesischen Heilmassage

A. ENTWICKLUNG UND BEDEUTUNG DER CHINESISCHEN MASSAGE (TUI-NA)

A.1. DIE NAMENSGEBUNG

Die Massage wird im Chinesischen TUI-NA bzw. AN-MO genannt. TUI bedeutet, mit den Händen die zu massierende Stelle hin- oder herstreichen, schieben; NA bedeutet, mit den Händen die Stelle greifen, kneten.

AN bedeutet, mit den Händen die Stelle herunterdrücken, MO heißt, die Stelle mit den Händen reiben / friktionieren. Diese 4 Griffe (TUI-Schieben, NA-Greifen, AN-Drücken und MO-Reiben) sind die Haupt-Handgriffe der chinesischen Massage.

Stellvertretend für die vielen Massagegriffe, die je nach Konstitution/Kondition des Patienten und je nach der Erkrankung/Beschwerde angewendet werden, wird die Massagebehandlung TUI-NA bzw. AN-MO genannt.

A.2. DIE ENTSTEHUNG UND ENTWICKLUNG

Der Zeitpunkt der Entstehung der Massage als Heilbehandlung läßt sich heute nicht mehr genau ermitteln. Man nimmt an, daß sie sehr früh mit der chinesischen Kultur – ähnlich wie bei anderen Kulturen – verwurzelt war.

Schon immer wußte der Mensch, sich instinktiv bei bestimmten Beschwerden durch Selbstmassage zu helfen. Nach der Massage wird der Schmerz oder die Bewegungseinschränkung gelindert. Auf Basis dieser eher zufälligen Entdeckung versuchten unsere Vorfahren die Massage später ganz bewußt als Heilbehandlung einzusetzen. Im Laufe von Jahrhunderten wurden Erfahrungen mit der Krankheitsbehandlung durch Massage gesammelt. Außerdem hat man zusätzliche Erkenntnisse über die Einsatzmöglichkeiten verschiedener Handgriffe gewonnen. So wurde die Massage zu einer Behandlungsmethode entwickelt.

In dem chinesischen Klassiker „HUANG-DI NEI-JING“ („Innere Abhandlung des gelben Kaisers“), der vermutlich von mehreren Generationen von Ärzten in der Zeit 200 Jahre vor oder nach Chr. Geb. geschrieben wurde, finden wir 10 Kapitel über die Massagebehandlung. Damit ist belegt, daß die chinesische Medizin die Massagebehandlung schon seit mehr als 2000 Jahren in der Krankheitsbehandlung und -vorbeugung einsetzt.

Schon im alten China diente die „hohe Kunst der körperlichen Berührung“ dem Zweck des Heilens und Linderns von Beschwerden und war nur kundigen Händen vorbehalten.

Heute werden mit der CM*)-TUI NA nicht nur vorhandene Erkrankungen behandelt, ihr kommt auch eine ganz entscheidende präventive Aufgabe zu.

Persönliche Erfahrung während meiner Studienaufenthalte in Chung-King:

Während meiner traditionellen Ausbildung wurden mir in der Universität Chung-King folgende klassische Massage-Manipulationen vermittelt:

Bei verkühlten Kindern mit schwacher Konstitution sollte man die Finger mit warmem Wasser befeuchten und unter anderem wie folgt massieren:

- Neben der Nase im Gesicht 24mal CA-Hinundherreiben,

*) CM = Chinesische Massage

- die Stirnmitte, wo PaM 3 liegt, ebenfalls 24mal CA-Hinundherreiben und
- die Stirn mit den Fingern von der Mitte nach außen TUI-Schieben.

A.3. ERKENNTNISSE IN DER MASSAGEBEHANDLUNG

In den QIN- und HAN-Dynastien (221–207 v. Ch. und 207 v. Ch. – 220 n. Chr.) war China politisch und wirtschaftlich eine zeitlang stabil. In dieser Episode erzielte die chinesische Medizin weitere Fortschritte. Neben den vielen bekannten Heilmethoden wie Akupunktur, Arzneiverordnung usw. wurde die Massage zu einer eigenständigen Fachrichtung innerhalb der traditionellen chinesischen Medizin etabliert.

Ebenfalls zu diesem Zeitpunkt wurde viel über die Wirkungsweise und die Einsatzmöglichkeiten der Massagebehandlung geschrieben. Unter anderem in „JU-TONG-LUN" („Abhandlung über Schmerzen beim Arme-Heben"): „Wenn man massiert, dann entsteht das QI der RE-Wärme; wenn die RE-Wärme die (Schmerz-) Stelle erreicht, hört der Schmerz auf." „SHU-WEN" (ein Buchteil des „HUANG-DI NEI-JING"): „Massage kann die Muskel entspannen, die Gelenke frei halten und das QI und das Blut-XUE zum Fließen bringen. Wenn man den (erkrankten) Meridian massiert, dann wird das gestaute QI wieder zu fließen beginnen." Ferner: „Es gibt verschiedene Manipulationsarten der Massage. Einige davon darf man bei bestimmten Krankheiten nicht anwenden, weil sie sonst Verschlechterung hervorrufen. Einige davon sollte man aber bei bestimmten Krankheiten einsetzen, weil sie Besserung bzw. Heilung bringen. Daher sollte der Arzt vorher die Krankheiten differenzieren."

An oben genannten Schilderungen kann man sehen, daß die chinesische Medizin sehr früh schon viele wichtige Erkenntnisse in der Massagebehandlung bezüglich ihrer Wirkungsweise (siehe auch S. 16), der Indikationen und Kontraindikationen (siehe auch S. 123) erworben hat.

A.4. WEITERES SCHICKSAL DER CHINESISCHEN MASSAGE

In der TANG-Dynastie (581–907 n. Ch.) wurde die chinesische Massage, bedingt durch die Handelsbeziehungen mit dem Ausland, nach Korea, Japan, Indien, Persien, den arabischen und südostasiatischen Ländern, weiter verbreitet. Andererseits hat die chinesische Massage auch die Erfahrungen der Massagebehandlung aus diesen Kulturen angenommen und dadurch die eigene Weiterentwicklung ermöglicht.

In der Zeit der SONG- und YUAN-Dynastie (907–1368 n. Ch.) wurde die Massagebehandlung von den höfischen Ärzten vernachlässigt. Erst in der MING-Dynastie (1368–1644 n. Ch.) wurde die Massagebehandlung wieder als Prüfungsfach der kaiserlichen medizinischen Schule aufgenommen. In der QING-Dynastie (1644–1911 n. Ch.) erlitt die Massagebehandlung wieder einen Rückschlag. Sie wurde als Prüfungsfach erneut abgeschafft.

Jedoch wurde die Massagebehandlung aufgrund ihrer deutlichen Wirksamkeit bei vielen Erkrankungen weiterhin unter dem Volk gepflegt. Auch trotz der offiziellen Vernachlässigung wurden aber in dieser Zeit viele Fachbücher über die Massage veröffentlicht. Die chinesische Massage hat dabei allerdings eine besondere Entwicklung mitgemacht.

Wegen gesellschaftlicher Tabus zogen sich die Erwachsenen bei der ärztlichen Behandlung ungern aus. Dadurch verlagerte sich der Schwerpunkt der Massagebehandlung auf die Kinderheilkunde. Die Kinder nehmen ungern die in der Regel bitteren Kräuter, und sie lassen sich auch nicht ohne Problem akupunktieren. Dagegen nehmen die Kinder die sanfte Massage (wie beim Streicheln) sehr gern in Anspruch.

Deswegen hat die chinesische Medizin während dieser Episoden sehr viele wertvolle Erfahrungen in der Massagebehandlung der Kinderheilkunde erworben und eine spezielle Kindermassage entwickelt.

Auch nach der Proklamation der Volksrepublik China hat die Massagebehandlung aufgrund der wechselnden Gesundheitspolitik ein „Wechselbad" von Förderung und Vernachlässigung mitgemacht. Glücklicherweise hat sich die Einsicht, daß die Massagebehandlung ein wichtiger Bestandteil der chinesischen traditionellen Medizin ist, letztendlich durchgesetzt. Es gibt nicht nur eine eigene Abteilung der Massagebehandlung in fast jedem Krankenhaus, sondern es wurden auch sehr viele neue Bücher veröffentlicht, und alte Fachbücher über die chinesische Massagebehandlung wurden in der letzten Zeit neu aufgelegt und zum Teil überarbeitet.

B. WIRKUNGSWEISE DER CHINESISCHEN MASSAGE (TUI-NA)

Die Grundlage der Heilwirkung einer Massagebehandlung basiert auf der ureigenen Fähigkeit des Organismus, auf eine geeignete Reizung (im Sinne der passenden Reizart, -menge und -stärke für die jeweilige Erkrankung) mit einer Reihe von Reaktionen lokal und im gesamten Organismus zu reagieren. Diese Reaktionen führen zu Regulationen in verschiedenen Bereichen des Organismus (Haut, Bindegewebe, Muskeln, Blut- und Lymphkreislauf sowie anderen inneren Organen) mit dem Ergebnis, daß die Abwehrreaktion einsetzt bzw. diese verstärkt wird oder daß die Anpassungsfähigkeit gesteigert wird. Dadurch können die Störungen beseitigt bzw. durch die verbesserte Anpassung weitgehend toleriert werden.

In vielen medizinischen Klassikern Chinas wurde sehr früh und ziemlich ausführlich und eindeutig über diese Wirkungsweise der Massagebehandlung vom Standpunkt der traditionellen chinesischen Medizin aus berichtet. Unter anderem wird beschrieben, daß eine Harmonisierung zwischen YIN und YANG, eine Regulierung der Meridiane, eine Funktionsverbesserung der verschiedenen ZHANG- und FU-Organe, eine Belebung der Zirkulation von QI und Blut-XUE, eine Beseitigung der Stauung und Schwellung, eine Linderung des Schmerzes, eine Stabilisierung der Muskulatur und des Knochens sowie eine Beweglichkeit der Gelenke durch die Massagebehandlung erzielt werden können.

B.1. GRUNDPRINZIPIEN DER MASSAGEHEILWIRKUNG

Neben der lokalen Wirkung der Massage wird die Informationstheorie (etwa im Sinne des Biofeedbacks) bei der traditionellen chinesischen Medizin besonders hervorgehoben. Die Reizung durch die Massage wird nicht nur für die Regulationen im lokalen Bereich (siehe unten) eingesetzt, sondern von dem Organismus (über das Meridiansystem) auch als Signal verstanden und aufgenommen. Darauf wird eine Reihe von Reaktionen in Gang gesetzt bzw. verstärkt, deren Modalität durch die momentane Konstellation bestimmt wird. D. h. neben der Reizung von außen, die unter anderem durch die Massagetechnik, Reizstärke, Behandlungsdauer sowie die ausgewählten Punkte und Meridiane bestimmt wird, wird die Reaktion des Organismus auf die Massagereizung genau so entscheidend durch die Disposition bzw. die Konstitution und momentane Kondition des Organismus beeinflußt.

Diese Informationstheorie der traditionellen chinesischen Medizin wird durch die Erkenntnisse der klinischen und experimentellen Physiologie gestützt. Man geht davon aus, daß jedes Organ ein eigenes bioelektrisches Potential mit bestimmter, im normalen Fall gleichbleibender Frequenz besitzt, welches als Signal einen gewissen Einfluß (im Sinne des Biofeedbacks) auf die Funktionsaktivitäten der anderen Organsysteme und unter bestimmten Umständen auf das biologisches Gleichgewicht des gesamten Organismus ausübt.

Bei pathologischen Prozessen wird das biologische Signal der betroffenen Organe verändert. Diese Veränderungen können einerseits entsprechende Reaktionen der anderen Organe im Sinne der Gegenregulation in Gang setzen und andererseits rufen sie sehr häufig auch bestimmte Reaktionen, wie Schmerz, Verspannung, Temperaturveränderungen etc. auf dem entsprechenden Bereich der Körperoberfläche (Haut, Unterhautgewebe und Muskulatur) analog der Innervation der Spinalnerven und der Head-schen Zonen bzw. der Meridiane hervor.

Wenn man Reizungen an dieser Körperoberfläche appliziert, werden sie über das Leitungssystem (Nerven- bzw. Meridiansystem) zu den beteiligten Organen transportiert und wirken auf sie wie ein Signal. So setzen bestimmte Reaktionen in den beteiligten Organen ein, die gegen diese pathologischen Störungen regulieren. Auf diese Informationstheorie der traditionellen chinesischen Medizin wird die Heilwirkung der chinesischen Massage (und Akupunktur) überwiegend zurückgeführt. Diesbezüglich hat die traditionelle chinesische Massage und auch die chinesische Akupunktur zahlreiche Bestätigungen in der Praxis erhalten. Z. B. bei Angina pectoris infolge einer koronaren Ischämie kann man durch Manipulation (bei relativ schwacher Reizstärke wie durch sanfte ROU-Friktion) an entsprechenden Punkten der Körperoberfläche wie XIN-SHU (B 15), NEI-GUAN (KS 6) und SHAO-HAI (H 3) ziemlich rasch eine deutliche Schmerzlinderung erreichen. Es kommt durch Spasmolyse und Lumenerweiterung der Gefäße zu einer verbesserten koronaren Blutversorgung.

B.1.1. Die lokalen Wirkungen

Bei verschiedenen Weichteilverletzungen z. B. durch äußere Gewalteinwirkung, Unfall und Überbeanspruchung ohne offene Wunde oder Knochenbrüche hat sich die chinesische Massage in der Praxis als bewährte Behandlung erwiesen. Bei akuten oder chronischen Prozessen äußern sich die Weichteilverletzungen unter anderem durch Schmerzen. Die traditionelle chinesische Medizin vertritt die Ansicht, daß diese Schmerzen durch Flußbehinderung vom QI und Blut-XUE infolge der lokalen Schwellung, Extravasation von Blut und Gewebsflüssigkeiten etc. verursacht werden. Aufgrund dieser chinesischen Lehrmeinung: „Wenn es (das QI und das Blut-XUE) nicht fließt, tut es weh; wenn es fließt, tut es nicht weh“, ergibt sich eine Schlüsselfrage bei der chinesischen Massagebehandlung: „Wie kann ich den Fluß von QI und Blut-XUE wiederherstellen bzw. verbessern?“ In diesem Kapitel wird versucht, Erklärungen und Hinweise für diese Frage zu geben.

B.1.1.1. Die Weichteile lockern und die Meridiane regulieren

Nach der Verletzung der Weichteile wird das umgebende Gewebe durch Schmerzimpulse und durch die darauf folgende Reaktion des Organismus in einen Alarmzustand versetzt. Dabei wird die Muskulatur durch Erhöhung des Tonus und der Kontraktion in eine Ruhestellung gebracht mit dem Ziel, eine weitere Belastung und Reizung des verletzten Körperteils durch Zugkraft zu vermeiden und den Schmerz zu lindern. Dies ist eine natürliche schützende Reaktion des Organismus. Wenn die Verletzung nicht rechtzeitig oder nicht gründlich behandelt wird, kann es zu einer Verwachsung oder Narbenbildung führen, die wie ein Fokus das umgebende Gewebe und unter Umständen ein anderes, weit entferntes Organ oder allgemein den gesamten Organismus ständig durch die Reizsignale belasten kann. In der Regel kann diese Verwachsung oder Narbenbildung lokal die Schmerzen und die Muskelverspannung verstärken oder dazu führen, daß sich eine chronische oder sekundäre Erkrankung daraus entwickelt.

Gleichgültig ob der Fokus eine primäre oder eine sekundäre Beschwerde verursacht, kann er Druck oder Reizung auf die umliegenden Haargefäße sowie Nervenendigungen und -fasern ausüben, so daß die topische Zirkulation und der Stoffwechselzustand des betroffenen Gewebes beeinträchtigt werden. Dieses führt zu einer zusätzlichen Behinderung für den QI- und XUE-Blutfluß, wie die traditionelle chinesische Medizin formuliert, die eine Verschlimmerung der pathologischen Prozesse bedeutet.

In der Praxis weiß man, daß der Schmerz die Muskeln verspannt und daß die Muskelverspannung den Schmerz provoziert. Das Ziel der Behandlung ist, den Circulus vitiosus dieser Wechselwirkung zu durchbrechen. Ebenfalls weiß man, daß sich die Muskeln leichter entspannen lassen, wenn der Fokus beseitigt wird; und daß der Schmerz sich lindert und verschwindet, wenn die Muskeln entspannt sind; und daß die Restitutio ad intergrum bzw. die Folge der Reparatio dadurch besser kompensiert wird.

Die chinesische Massage ist eine hervorragende Methode zur symptomatischen (Beseitigung der Muskelverspannung) und kausalen (Beseitigung des Fokus) Therapie. Die direkte muskelentspannende Wirkung der Massage läßt sich auf folgende 3 Aspekte zurückführen:

1. Verstärkung der lokalen Blutzirkulation und Aufwärmung des umliegenden Gewebes;
2. Erhöhung der Schmerzschwelle (bei entsprechend passender Reizstärke und -dauer);
3. Streckung der kontrahierten Muskeln (durch spezielle Manipulationen).

Diese rufen weiters eine Entschwellung und einen verbesserten Stoffwechsel hervor, welche die Reparatur der verletzten Weichteile und die Wiederherstellung von deren Funktionsfähigkeit begünstigen. Ferner können die oben genannten drei Faktoren der Verwachsung und der darauf folgenden Funktionseinschränkung entgegenwirken.

Bei der Behandlung durch die chinesische Massage ist die richtige Auswahl der indizierten Punkte für den Erfolg maßgebend. Neben den Punkten der betroffenen Meridiane, die über die verletzte Körperregion bzw. Hauptschmerzregion verlaufen, spielen die Schmerzpunkte (A-SHI-Punkte / Locus dolendi) ebenfalls eine wichtige Rolle. Man sollte deswegen genau und geduldig die empfindlichsten A-SHI-Punkte aufsuchen. Sie liegen meist in der verletzten Region und zwar häufig am Muskelansatz oder an der Kreuzung zweier Muskelgruppen.

Durch die Massagebehandlung an den Schmerzpunkten kann man die betroffenen Muskeln entspannen und die entsprechenden Meridiane regulieren, so daß das QI und das XUE-Blut wieder ungehindert fließen können. Dadurch wird eine günstige Voraussetzung für die Rückgewinnung der normalen Funktion und für die Heilung geschaffen.

Bei der Massage-Manipulation an den empfindlichsten Schmerzpunkten sollte man besonders auf eine passende und vorsichtige Dosierung (Kraftaufwand, Intensität und Dauer) achten. Eine übermäßig starke Massageintensität und zu großer Kraftaufwand können eine Verschlimmerung der Beschwerden und eine Verzögerung der Heilung hervorrufen. Daher sollte man die Dosierung von Kraftaufwand und Intensität (auch die Tiefe der Griffe) allmählich und vorsichtig erhöhen. Auf keinen Fall sollte man die Grenze der Schmerztoleranz des Patienten überschreiten.

B.1.1.2. Das Blut-XUE beleben und die Blockade beseitigen

Eine weitere Wirkung der chinesischen Massage ist das Aktivieren. Gemeint ist hier die Funktionsaktivierung der örtlich befindlichen Organe (Haut, Bindegewebe, Muskeln, Gelenke und auch innere Organe). Es wurde bereits festgestellt, daß eine Massage im Thorax und Abdomen die Funktionen der inneren Organe wie Herz, Lunge, Magen-Darmtrakt und Urogenitalien aktivieren bzw. regulieren kann. Eine Massage an Weichteilen kann unter anderem die Muskeln entspannen, die Blutzirkulation verbessern und die Schwellung beseitigen (siehe oben).

Die passive Mobilisierung der betroffenen Gelenke bzw. Glieder gehört in China auch zu der Massagebehandlung. Diese kann die Verklebung der Bänder oder Sehnenplatten lockern, die Dehnfähigkeit der Muskeln erweitern und die Blockade der Gelenke beseitigen. Reflektorisch erwirkt diese Mobilisierung auch eine Besserung des topischen Ernährungs- und Stoffwechselzustands der betroffenen Weichteile, was wiederum eine Funktionsverbesserung mit sich bringen könnte.

Außerdem kann die Massage die Beschwerden wie Verspannung, Schmerzen und Haltungsfehler, die durch den Kompensationsversuch des Körpers bedingt sind, im allgemeinen ebenfalls durch oben genannte Wirkungen beseitigen.

B.1.2. Die Wirkungen auf YIN-YANG-Gleichgewicht sowie ZHANG- und FU-Organe

Die traditionelle chinesische Medizin ist der Ansicht, daß die Entstehung, der Ablauf und der Ausgang einer Erkrankung sehr eng mit der Funktionsfähigkeit des Organismus und der pathogenen Eigenschaft der Krankheitsfaktoren zusammenhängen. Bei Einwirkung der Störfaktoren mobilisiert der Organismus das ZHENG-QI (Essentielles QI) für die Abwehr. Das YIN-YANG-Gleichgewicht kann bei dieser Auseinandersetzung in unterschiedlichem Ausmaß gestört werden. Die Funktionsabläufe der inneren Organe sowie des QI und des Blut-XUEs werden beeinträchtigt. So treten diverse pathologische Veränderungen auf. Die Erkrankung ist demnach Folge einer Störung des YIN-YANG-Gleichgewichts. D. h. die Einwirkung von verschiedenen Krankheitsfaktoren (wie klimatische Widrigkeiten, Emotionen, Ernährungsfehler, Überanstrengungen usw.) kann nur Unwohlsein und Symptome hervorrufen, wenn das YIN-YANG-Gleichgewicht dadurch gestört wird.

Der gesamte Organismus wird von den Meridianen mit ihren Nebenstrecken vernetzt, in denen das QI und das Blut-XUE zirkulieren. Sie unterhalten nach außen die Körperoberfläche (Haut, Unterhautgewebe, Muskulatur und Knochen) und nach innen die verschiedenen ZHANG- und FU-Organe, so daß ein Kommunikationssystem im Sinne der ganzheitlichen Wechselbeziehung im gesamten Organismus geschaffen wird.

Die Meridiane dienen dem Körper unter anderem als Transportsystem, das die Informationen vom Körperinneren zur Körperoberfläche und umgekehrt vermittelt. Die Meridian-Punkte (auch Punkte außerhalb der Meridiane und A-SHI-Punkte) sind praktisch die Knotenpunkte, die diesen Informationsaustausch besonders gut wahrnehmen. Wenn irgend etwas im Körper passiert, z. B. eine Funktionsstörung eines Organes, so kann man oft einen oder mehrere Punkte auf dem entsprechenden Meridian finden, die bestimmte Reaktionen wie Druckschmerzhaftigkeit, Verspannung / Verhärtung usw. aufweisen. Hier also fließt die Information von innen nach außen. Bei der Massagebehandlung reizt man unter anderem auch diese Punkte bzw. Meridiane, um den Organismus anzuregen, die Funktionsstörung durch Gegenregulation zu beseitigen. In diesem Fall läuft die Information von außen nach innen.

Der Erfolg der Massagebehandlung hängt aber unter anderem sehr stark von der besonderen manuellen Geschicklichkeit und von den Kenntnissen des Meridiansystems ab. Man muß dabei nicht nur die Verlaufslinie des einzelnen Meridians kennen und die Lokalisation der in der Praxis geläufigen Punkte beherrschen, sondern genau so muß man über die Heilfunktion der einzelnen Meridiane, deren Beziehung zu den ZHANG- und FU-Organen und deren Beziehungen untereinander Bescheid wissen, um den Ansprüchen dieser Behandlungsmethode gerecht zu werden.

Bei der zutreffenden Auswahl der Punkte, Meridiane und der Massagemanipulation kann man die Funktionsaktivität der betroffenen ZHANG- und FU-Organe gezielt regulieren (siehe Kap. II/A Seite 131). Daneben kann die chinesische Massage über die Funktionsregulation der verschiedenen inneren Organe die Synthese des QI, des Blut-XUEs, der Essenz-JING und der Körperflüssigkeiten (JING-YUE) und deren Verteilung in allen Regionen des Körpers optimieren. Dieses verschafft dem Organismus eine günstige Ausgangslage für die optimale Wahrnehmung seiner Funktionsaktivitäten.

Nach Meinung der traditionellen chinesischen Medizin wird die Funktionsfähigkeit des Organismus durch XIAN-TIAN (die angeborenen Faktoren) und HOU-TIAN (die erworbenen

Faktoren) weitgehend bestimmt. Für die angeborenen Faktoren ist die Niere-SHEN verantwortlich. Die Niere-SHEN ist unter anderem für die Speicherung der erblichen Anlagen und gleichzeitig für das Wachstum, die Reifung und die Fortpflanzung zuständig. Für die erworbenen Faktoren ist die Milz-PI*) verantwortlich. Durch ihre führende Funktion bei Verdauung und Stoffwechsel ist die Milz-PI unter anderem für die Beschaffung von QI und Blut-XUE (= Ernährungszustand) zuständig.

Nach Auffassung der traditionellen chinesischen Medizin kann die Gesundheit eines Menschen mit schlechter Anlage bei guter Funktion der Milz-PI doch noch ausreichend gewährleistet werden. Durch unzureichende Funktion der Milz-PI kann die Gesundheit eines Menschen mit guter Anlage jedoch beeinträchtigt werden. Sicherlich spielen hierbei die ausgeglichene gesunde Ernährung, regelmäßige ausgleichende körperliche Aktivitäten (wie Sport) und die gesunde (psychosoziale und natürliche) Umwelt auch eine wesentliche Rolle.

Gute Anlage allein garantiert noch nicht die Gesundheit, und die schlechte Anlage ergibt nicht zwangsläufig ein von Krankheit geplagtes Schicksal. Diese Haltung, sich nicht vor dem Schicksal zu beugen, ist eine Konsequenz der traditionellen chinesischen Medizin, gezogen aus der jahrtausendealten Erfahrung in der Auseinandersetzung mit der Krankheit. Aus dieser Erfahrung bevorzugt die traditionelle chinesische Medizin daher die Vorbeugung und die frühzeitige Erkennung und Behandlung, um die Gesundheit zu gewährleisten. Aus dieser Grundanschauung sieht man, daß trotz der vorbestimmenden Bedeutung der angeborenen Faktoren (XIAN-TIAN) letztlich die erworbenen Faktoren (HOU-TIAN) für die Gesundheit ausschlaggebend sind.

*) Durch historischen Irrtum wurden Teile der Pankreas- und Leberfunktionen in der traditionellen chinesischen Medizin der Milz-PI zugesprochen.

B.2. DIE WIRKUNGEN DER CHINESISCHEN MASSAGE NACH GESICHTSPUNKTEN DER MODERNEN WESTLICHEN MEDIZIN

Im vorangehenden Kapitel wurden die Vorstellungen der traditionellen chinesischen Medizin über die Heilungsweise der chinesischen Massage dargestellt. In diesem Kapitel wird versucht, ihre Wirkungen nach der Betrachtungsweise der modernen westlichen Medizin zu erläutern. Die Wirkung vieler westlicher Heilmassagen wurde in einigen Fachbüchern abgehandelt. Im Prinzip wirkt die chinesische Heilmassage nicht anders als die westlichen Massagemethoden. Sie setzt lediglich gezielt die Punkte und Meridiane sowie bestimmte passive und aktive Mobilisierung der betroffenen Körperteile ein. Vermutlich beruht darauf die zum Teil deutlichere und bessere Wirkung der chinesischen Heilmassage gegenüber den anderen Massagebehandlungen.

B.2.1. Die lokalen Wirkungen

Die manuelle Reizung bei der Massage bewirkt direkt auf der Haut eine Förderung der Regeneration der Hautzellen, eine Aktivierung der Hautatmung und des Stoffwechsels des Unterhautgewebes und eine Regulierung der Produktion und Sekretion der Schweiß-, und Talgdrüsen. Diese geben der Haut eine stabile Elastizität und einen gesunden Glanz.

Die Massagereizung führt zu einer Reihe von physikalischen und chemischen Reaktionen z. B. durch mechanische und thermische Reizung sowie durch die vermehrten metabolischen Zwischenprodukte der Zelleiweiße zu einer verstärkten Durchblutung an Ort und Stelle. Auch die lokale Zirkulation der Lymphflüssigkeit verbessert sich dadurch. Sie können nicht nur lokale Schwellung beseitigen, sondern rufen auch eine bessere trophische Versorgung und einen besseren Abtransport von Abfallprodukten des zellulären Stoffwechsels hervor. Daher kann man bei einer lokalen Entzündung durch die Massage eine bessere und schnellere Heilung erreichen.

Auf die Weichteile wirkt die Massage durch Entspannung und Lockerung (überwiegend durch die physikalische Reizung). Sie kann nicht nur die Muskelarbeit (Dehnen und Zusammenziehen) verbessern, sondern auch Verwachsung bzw. Verklebung der Sehnenplatten behandeln.

B.2.2. Die systemischen Wirkungen

Neben oben genannten lokalen Wirkungen zeigt eine Massage auch andere Wirkungen, die sich im gesamten Organismus abspielen. Sie sind zum Teil auf die oben genannten lokalen Wirkungen, wie Besserung der Blut- und Lymphzirkulation, Muskelentspannung etc. zurückzuführen, zum Teil finden sie aber über zelluläre, humorale und nervale Wege statt.

B.2.2.1. Die Wechselbeziehung zwischen Körperoberfläche und inneren Organen (Tab. 1, S. 22)

Zum Verständnis der Heilwirkung der chinesischen Massage sind unter anderem folgende 2 Aspekte von Bedeutung:

a) die Reaktionen an der Körperoberfläche bei pathologischen Prozessen in inneren Organen; und

b) der Einfluß auf die Funktionsaktivitäten der inneren Organe bei Reizung der Körperoberfläche.

a) Reaktionen der Körperoberfläche

Bei pathologischen Prozessen in inneren Organen können in der Regel folgende 4 Formen der Reaktion der Körperoberfläche (Haut, Unterhautgewebe und Muskulatur) auftreten:

1. Schmerzen: In einem bestimmten Areal in unmittelbarer Nähe der erkrankten Organe spürt der Patient oft deutliche Schmerzen; z. B. im Epigastrium bei Ulcus ventriculi et duodeni. In manchen Fällen spürt man die Schmerzen jedoch in Arealen, die fern von den erkrankten Organen gelegen sind; z. B. rechte Schultergegend bei Erkrankungen der Gallenblase und Innenseite des Oberarms bei ischämischen Herzerkrankungen.

2. Hyperästhesie: Neben den oben genannten Schmerzen kann auch eine reflektorische Überempfindlichkeit für Berührung (Hyperästhesie) und für Schmerzen (Hyperalgesie) in Arealen (wie Headsche Zonen) auftreten, die durch sensible Fasern aus denselben Segmenten des Rückenmarks innerviert werden wie die erkrankten Organe.

3. Vegetative Reaktionen: In diesen Arealen können neben den Schmerzen und der Überempfindlichkeit auch andere vegetative Reaktionen wie Schwitzen und Hyperämie etc. auftreten.

4. Muskelverspannung: Die Verspannung der betroffenen Muskelgruppen wird in erster Linie durch die Schmerzen reflektorisch hervorgerufen.

Außerdem kann man Knotenbildungen (Verhärtungen) des Unterhautgewebes und der Muskulatur (Myogelosen) mit unterschiedlicher Größe und Form feststellen. In der Heilmassage der traditionellen chinesischen Medizin werden diese Areale im Sinne der A-SHI-Punkte in die Behandlung einbezogen.

Diese Reaktionen der Körperoberfläche auf die pathologischen Prozesse in den inneren Organen lassen sich dadurch erklären, daß die Meldungen von der Haut und der Muskulatur über die Hinterwurzel das Rückenmark erreichen und dann über 2 afferente Bahnen laufen:

Hinterstrangbahnen: Erst wenn die Impulse die Medulla oblongata erreichen, werden sie in den Hinterstrangkernen umgeschaltet, um dann unter anderem weiter zum Thalamus geleitet zu werden.

Vorderseitenstrang: Hierbei kreuzen die Impulse bereits im Rückenmark (im jeweiligen Segment) auf die Gegenseite und werden über den Tractus spinothalamicus lateralis zum Thalamus weiter geführt.

Über die Projektionsbahnen werden sie vom Thalamus zum Kortex geleitet. Dieser Vorderseitenstrang leitet auch den Schmerz aus den Eingeweiden zentralwärts. Da der Mensch im Alltag gewohnt ist, die Schmerzen aus der Haut (wie beim Stoßen, Hautverletzung, Verbrennung etc.) über diesen Weg zu empfinden, werden die Schmerzimpulse aus den inneren Organen häufig auch als Impulse aus der Haut empfunden (übertragener Schmerz).

Ferner können übermäßig starke und vermehrte Impulse aus den inneren Organen eine Steigerung der Erregbarkeit der Schaltstellen (Neuronen) verursachen, so daß eine geringe Reizung eine heftige Reaktion hervorruft. So läßt sich eine Hyperästhesie bzw. Hyperalgesie in bestimmten Hautarealen erklären.

b) Funktionsregulation durch Reizung von außen

Im Alltag stimulieren wir oft instinktiv bestimmte Stellen an der Körperoberfläche, um körperliches Unwohlsein und Beschwerden im Körper zu behandeln. Z. B. mit den Handflächen im Oberbauch sanft reiben beim Völlegefühl im Magen; mit den Händen die Brust oder den Rücken locker klopfen beim Hustenreiz oder beim Verschlucken usw. Die Linderung durch diese unbewußte (Be-)Handlung basiert auf der reflektorischen Regulation der inneren Organe durch die Reizung der entsprechenden Areale der Körperoberfläche. Diese Erkenntnisse im

Tabelle 1: Korrelation zwischen Körperoberfläche und inneren Organen

innere Organe	Körperoberfläche	Dermatom	Akupunktur-Punkte
Herz	Hals-Nacken, oberer Rücken, Innenseite des linken Oberarms	C 3–5, T 1–5	B 15 (Xin-Shu)
Lunge/ Bronchien	oberer Thorax, mittlerer Rücken	T 1–7 (T 2–5)	B 13 (Fei-Shu)
Leber	oberes Abdomen, unterer Rücken und oberer Lendenbereich	T 8–10	B 18 (Gan-Shu)
Gallen-blase	rechter unterer Thorax, oberes Adomen und rechte Schulter	T 8–9 (T 5–7)	B 19 (Dan-Shu)
Magen	oberes Abdomen und unterer Rücken	T 7–9 B 21 (Wei-Shu)	B 20 (Pi-Shu)
Dünn- u. Dickdarm	mittleres und unteres Abdomen, Lendenbereich	T 9–12	B 25 (Da-Chang-Shu)
Niere	unteres Abdomen, unterer Lenden- und Kreuzbereich	T 10–12, L 1–2	B 23 (Shen-Shu)

Alltag werden in die Heilbehandlung fast jeder Kultur mit unterschiedlicher Ausprägung aufgenommen und weiter verbessert.

Man kennt zur Zeit drei verschiedene Wege, über die die Reizung an der Körperoberfläche auf die inneren Organe übertragen wird:

Indirekter Reflexbogen: Über die Rezeptoren der Nervenendigungen wird die Reizung zum Hinterhorn des Rückenmarks geleitet. Dort wird sie durch die Einschaltung von Schaltneuronen über das Vorderhorn des Rückenmarks weiter geleitet und erreicht über die entsprechenden sympathischen Ganglien das Erfolgsorgan.

Zentral- und vegetatives Nervensystem: Die Reizung an der Körperoberfläche (ähnlich wie bei Schmerz und Druck) wird über die Haut- und Muskelrezeptoren, die Hinterwurzel des Rückenmarks und über die oben beschriebenen 2 Bahnen zum Thalamus geleitet und dann erreicht sie den Gyrus postcentralis der Großhirnrinde. Von dort erfolgt die Reaktion efferent zum Hypothalamus (einem Teil des Zwischenhirns). Dort werden die Regulationsvorgänge durch die übergeordneten Zentren und über die vegetativen Zentren im Brust- und Lendenmark (Sympathikus) sowie im Hirnstamm / N. vagus und Sakralmark (Parasympathicus) in Gang gesetzt.

Direkte Reizung: Die Herzmassage bei der Reamination ist der spektakuläre Beweis dieser direkten Reizmöglichkeit. In der Massage findet sie ihre Anwendung häufig bei den inneren Organen im Bauchraum (wie Kolon-Massage).

Die Funktionsaktivitäten der inneren Organe werden von dem vegetativen Nervensystem gesteuert (Tab. 2). Die Meridiane in den Extremitäten und die Punkte (des Harnblasen-Meridians) auf dem Rücken, die gute Wirkung bei der Behandlung der jeweiligen inneren Organe zeigen, liegen in der Regel in den gleichen Segmenten der Spinalnerven, die diese Organe innervieren. Durch diese Tatsache kann die chinesische Massage von diesen Reizmöglichkeiten (insbesondere von dem 1. und dem 2. Reizweg) anhand der Meridiane und ihrer Punkte optimal profitieren.

B.2.2.2. Weitere Erkenntnisse

Die Wärme, die gesteigerte Durchblutung und die Muskelentspannung, die durch die Massage entstehen, und auch der direkte Hautkontakt sowie bestimmte Massagegriffe (wie FU-Strei-

Tabelle 2: Vegetative Steuerung der inneren Organe

innere Organe	vegetative Steuerung	Zustimmungspunkte
Bronchien	sympath.: T 1–4 parasym.: N. vagus	B 13
Herz	sympath.: T 1–4 parasym.: N. vagus	B 15
Magen, Dünn- u. Dickdarm (bis Colon transversum)	sympath.: T 5–L 1 parasym.: N. vagus	B 21 / B 25 / B 27
Pankreas/Leber Gallenblase	sympath.: T 7–9 parasym.: N. vagus	PaM 62 / B 18
Dickdarm (ab Colon descendens) und Mastdarm	sympath.: L 1–2 parasym.: S 2–4	B 25
Harnblase / Genitalien	sympath.: L 2–3 parasym.: S 2–4	B 28

chen und MO-Reiben) wirken körperlich und auch psychisch auf den gesamten Organismus angenehm entspannend. In Kombination mit gezielter Punktauswahl kann man daher durch die chinesische Massage bei vielen psychosomatischen und -funktionellen Beschwerden deutliche Linderung und Besserung erreichen.

Auch diese psychisch und körperlich entspannende und harmonisierende Wirkung sowie die Lumen-Erweiterung der peripheren Gefäße und bestimmte Massagegriffe, die wie eine Verstärkung der Muskelpumpe funktionieren, können den arteriellen Blutdruck senken und das Herz bei seiner Arbeit entlasten.

Klinische Untersuchungen haben gezeigt, daß die Anzahl der roten und weißen Blutkörperchen nach der Massage deutlich erhöht wird. Auch eine Steigerung der Phagozytose und eine Vermehrung des Komplementes im Serum, die für die Infektionsabwehr von Bedeutung sind, wurden beobachtet.

Ferner wurde eine Erhöhung des Endorphingehalts*) im Serum um ca. 7% bei 9 von 10 Probanden nach der Behandlung durch die chinesische Heilmassage festgestellt. Hingegen läßt sich nur eine geringe Erhöhung von 0,5% bei Probanden einer Kontrollgruppe feststellen, die eine halbe Stunde unter gewöhnlichen Bedingungen ohne Massage ausgeruht haben. Dieses mag auch ein Grund für den guten Erfolg bei Schmerzbehandlung durch die chinesische Massage**) bzw. durch die Massage allgemein sein.

---

*) Endorphine: haben opiatähnliche Eigenschaften = endogene Opiate; neben opiatähnlichen Wirkungen besitzen diese Peptide analgetische Eigenschaften. Sie beeinflussen (überwiegend hemmend) die Synthese und Ausschüttung von Neurotransmittern z. B. Noradrenalin und Dopamin.

**) *Die Wirkungsweise der Chinesischen Massage (CM) – empirisch und wissenschaftlich gesehen*

Die Forschungsarbeiten über den Wirkungsmechanismus der CM auf den menschlichen Körper waren und sind in China sehr intensiv. Die CM hat auch eine analgetische Wirkung. Man hat vor und nach der Massage die Endorphine*) – morphinoide Substanzen – bestimmt und hat ein qualitatives und quantitatives Ansteigen dieser Substanzen feststellen können, welches den analgetischen Effekt zur Folge hat.

Weiters hat man den Cholinesterasespiegel Blut (= parasympathische Wirkung) und den VMS-Spiegel im Harn (= sympathische Wirkung ~ DOPA) bestimmt und dabei festgestellt, daß es nach der Massage zu einem Abfallen des VMS-Spiegels im Harn kommt. Das erklärt die Anregung des parasympathischen Nervensystems und die Hemmung des sympathischen Nervensystems. Der Patient fühlt sich nach der CM ruhig, entspannt, sehr angenehm. Schlaf und Appetit sind besser.

Schließlich wird die körpereigene Kortisonproduktion angeregt, wodurch der CM eine entzündungshemmende und heilende Aufgabe zukommt.

Aus einer amerikanischen Studie geht hervor, daß es nach der CM zum Anstieg der sog. Killerzellen (Granulozyten und Lymphozyten) kommt.

Im Gespräch mit Prof. WENG während meines Studienaufenthaltes 1985.

C. GEISTIGE HALTUNG UND KÖRPERLICHE VORAUSSETZUNG FÜR DIE CHINESISCHE MASSAGE (TUI-NA)

Neben dem allgemeinen Wissen in der Medizin sollte ein Massagearzt eine positive bzw. aufgeschlossene geistige Haltung gegenüber dem Patienten einnehmen und eine objektive Einstellung zur Massage besitzen sowie einwandfreie Massagetechnik / Manipulationsarten (siehe S. 43 ff) beherrschen und Ausdauer haben.

C.1. GEISTIGE HALTUNG

Geistige Haltung zum Patienten: Man sollte den Patienten ernst nehmen und ihn bei der Bewältigung seiner Erkrankung als mündigen und gleichberechtigten Partner akzeptieren, dem Patienten gegenüber auch hinsichtlich der Prognose und Aufklärung ehrlich sein und ihn sorgfältig und gewissenhaft behandeln.

Objektive Einstellung zur Massage: Man sollte die breiten Einsatzmöglichkeiten der chinesischen Massage als Haupt- und ergänzende Therapie kennen, bewußt einsetzen und ihre Grenze erkennen.

Nur so kann man dem Vertrauen, das der Patient der Behandlung und dem Behandler entgegenbringt, gerecht werden.

Der Arzt sollte bei der Behandlung, besonders bei der Massage, gesund d. h. physisch und psychisch ausgeglichen sein. Erst in diesem Zustand kann er durch seinen optimalen körperlichen Einsatz und durch seine positive geistige Ausstrahlung – was die chinesische Medizin gutes SHENG-QI nennt – dem Patienten am besten helfen.

Bei der Massagebehandlung setzt man selbstverständlich keine stumpfe Gewalt ein, um den Patienten zu traktieren. Jedoch braucht eine optimale Massagebehandlung nicht nur eine zutreffende Diagnose und eine technische Beherrschung der Massagegriffe, sondern auch eine dem Patienten und der Erkrankung passend dosierte Intensität und Dauer der Behandlung.

Gerade bei der Dosierung der optimalen Massage-Intensität benötigt der Arzt eine gut steuerbare innere Kraft, die chinesische Medizin sagt NEI-JING dazu. Diese dosierte innere Kraft, die zum Teil eine Art isometrische Spannkraft ist, wird meist durch Anspannung eines bestimmten Körperteiles, z. B. eines Armes oder eines Fingers, erzeugt. Dazu müßte der Arzt bestimmte Körperhaltungen neben, vor oder hinter dem Patienten einnehmen und während der Behandlung bewahren; sie dienen auch einem besseren Effekt der Behandlung. Oft sieht man diese körperliche Arbeit von außen wenig oder gar nicht, jedoch spürt der Patient die „innere Arbeit“, dieses NEI-JING. Er spürt eine bis in die tief liegenden Muskeln, Knochen oder inneren Organen reichende wohltuende, teilweise vibrierende oder anspannende Kraft.

In dem folgenden Kapitel werden einige NEI-GONG-Übungen („innere Übungen“), auch QI-GONG („QI-Übungen“ bzw. „meditative Übungen mit vitaler Kraft“) genannt, vorgestellt. Bei diesen Übungen ist es wichtig, die 5 Hauptkriterien: innere Gelassenheit / Ruhe, geistige Konzentration, körperliche Entspannung, Körperhaltungen bzw. Bewegungen und bewußte Atmung in Einklang zu bringen. Diese Übungen trainieren nicht nur das NEI-JING (passend dosierte innere Kraft), sondern fördern außerdem auch die physische Stabilität und das psychische Gleichgewicht.

Zusätzlich ist für den Erfolg der Massagebehandlung auch die körperliche Geschicklichkeit, insbesondere die der Hände und der Finger wichtig. Der Arzt sollte nicht nur die Grundtechnik der Massagegriffe und die speziellen Massagemanipulationen, die in einem weiteren Kapitel vorgestellt werden, sorgfältig erlernen. Er sollte außerdem einige spezielle Übungen (teils bereits bei den NEI-GONG-Übungen und teils unter den Geräteübungen vorgestellt), regelmäßig praktizieren, die die Geschicklichkeit und zugleich die Kräftigung des Körpers und der Hände / der Finger fördern.

C.2. ÜBUNGEN IN RUHESTELLUNG

Bei den hier vorgestellten 8 Übungen sollte man folgendes beachten:

1. Man bleibt während der Übungsdauer innerlich ruhig und gelassen. Den Blick richtet man, wenn nicht anders empfohlen wird, friedlich geradeaus in die Ferne, ohne einen Punkt zu fixieren und ohne geistlos stumpf zu werden bzw. herumzuschweifen (wenn nichts anderes verlangt wird). Vielmehr sollte man dabei das Umfeld, soweit der Blick reicht, bewußt, aber gelassen aufnehmen und bewahren.

2. Man schließt den Mund locker und legt die Zungenspitzen an die Innenseite des Oberkiefers, knapp oberhalb der Zähne.

3. Man setzt nur die benötigten Körperteile mit minimalem Kraftaufwand ein, um bestimmte Körperhaltungen einzunehmen. Die restlichen Teile des Körpers werden ganz locker losgelassen, ohne dabei schlaff zu werden. Man vermeidet dabei tunlich die überflüssige Kraftanwendung, Hochstellung der Schultern, Überstreckung des Brustkorbs und Krümmung des Rückens (Buckel).

4. Ob man die sogenannte Bauchatmung bzw. Zwerchfellatmung oder die normale bzw. Brustatmung einsetzt, wird bei den jeweiligen Übungen angegeben. Auf jeden Fall atmet man durch die Nase ein und aus. Die Atmung sollte gleichmäßig, fein (geräuschlos), ruhig (nicht hastig die Luft hinein pressend und hinaus pustend), natürlich (nicht forcierend) und bewußt (unter anderem die Luftströme in den und aus dem Körper verfolgend) durchgeführt werden. Man vermeidet eine absichtlich gewollte tiefe Atmung, die die momentane Fähigkeit des Körpers überfordert. Die natürliche tiefe Atmung kommt allein zustande, wenn man bei der Übung gelassen und bewußt atmet. Sollte diese bewußte Atmung irgendwann während der Übung anstrengend werden, kann man beliebig oft jeweils nach einer Ausatmung Pause machen. Danach atmet man wieder in Ruhe ein und aus.

5. Die geistige Aufmerksamkeit lenkt man während der Übung zum DAN-TIAN hin. Das DAN-TIAN (wörtlich „Zinnober-Feld" übersetzt) wird bei NEI-GONG bzw. QI-GONG als das Zentrum der vitalen Energien angesehen. Es gibt mehrere Stellen des DAN-TIAN im menschlichen Körper. Bei den hier vorgestellten Übungen ist das untere DAN-TIAN im Bauch gemeint. Die Lokalisation dieses DAN-TIAN ist individuell, jedoch bleibt es gewöhnlich im Bereich unter dem Bauchnabel, über dem Beckenboden, hinter der Bauchdecke und vor der Lendenwirbelsäule bzw. dem Kreuzbein gelegen. Wenn man geduldig in diesem Bereich sucht, dann findet man eine Stelle, an der die Aufmerksamkeit am leichtesten bleibt. Das ist die Stelle von DAN-TIAN; topographisch häufig in der Nähe von oder direkt an der Bifurkation der Bauchaorta. Nach einer gewissen Anfangsphase kann man dort das QI spüren. Es wird von dem Übenden als besonderes Gefühl wie Wärme, Kribbeln, Spannung, Druck, Schwere, Luftiges oder Kälte empfunden, das jedoch individuell anders und unterschiedlich intensiv sein kann.

Am Anfang kann die gleichzeitige Steuerung der Aufmerksamkeit auf die Körperhaltungen (inklusive der Blickführung), die bewußte Atmung und das DAN-TIAN häufig Schwierigkeiten bereiten. In diesem Fall empfiehlt sich folgende Vorgangsweise: Zuerst sollte man sich nur auf die Körperhaltungen konzentrieren. Wenn es mühelos gelingt, die korrekten Körperhaltungen einzunehmen und zu bewahren, dann geht man auf die bewußte Atemführung über. Man übt solange, bis diese bewußte Atmung ohne großen Aufwand der Aufmerksamkeit praktisch allein zustande kommt und bleibt. Dann geht man in die 3. Etappe über, in der man nun die geistige Aufmerksamkeit zum DAN-TIAN im Bauch hin führt.

1. Übung: JING-LI JI-SHENG

(In Ruhe stehen, den Geist sammeln)

Ausgangsposition

Man steht natürlich aufrecht (Abb. 1). Man stellt den linken Fuß seitwärts mit einem Abstand von der Breite zwischen den beiden Schultern. Die beiden Füße zeigen parallel nach vorne. Das ganze Körpergewicht wird auf die beiden Füße übertragen, so daß sie mit dem Boden fest verwurzeln. Alle Gelenke, insbesondere die Schulter und Knie werden locker gelassen. Die Arme und Hände hängen entspannt neben dem Körper.

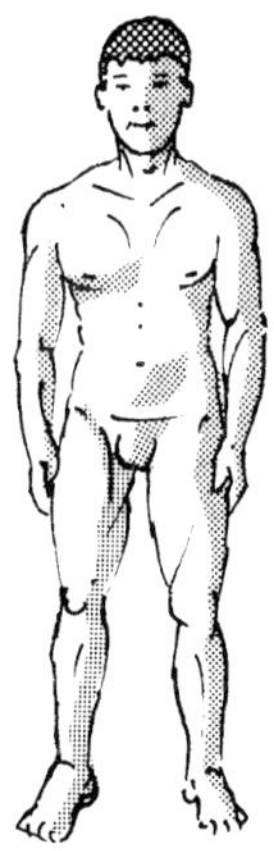

Abb. 1

Übungsweise

Man atmet natürlich und gleichmäßig, richtet den Blick geradeaus und konzentriert sich auf einen Punkt in der Ferne, ohne steif zu werden. So bleibt man ruhig 1–2 Minuten, ohne irgendeinen Gedanken. Danach bringt man den linken Fuß neben den rechten Fuß zurück.

Funktion

Den Geist beruhigen und die Konzentration trainieren.

Anmerkung

Den Körper und auch den Kopf ganz entspannt, aber aufrecht halten; mit voller Aufmerksamkeit die Konzentration mobilisieren.

2. Übung: AN-ZHANG RAO-ZHI

(Die Hände drücken und die Finger heben)

Ausgangsposition

Man stellt den linken Fuß seitwärts so breit wie oder etwas breiter als die Schulter. Die beiden Füße zeigen möglichst parallel nach vorne. Man beugt die Knie in die Tiefe (maximal bis sich die beiden Oberschenkel waagrecht zum Boden befinden), der Oberkörper bleibt aufrecht (Abb. 2). Das Gesäß bzw. das Kreuz wird locker heruntergelassen. Alle Finger schließt man dicht zusammen und richtet die Fingerspitzen zur Seite. Dann hebt man die Finger, soweit man kann, nach oben.

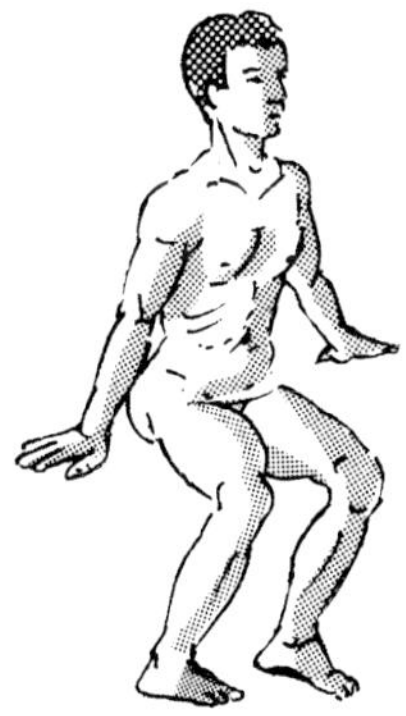

Abb. 2

Übungsweise

Man atmet mit dem Bauch, d. h. beim Einatmen senkt man das Zwerchfell in den Bauchraum, damit der Bauch gefüllt wird; beim Ausatmen bringt man das Zwerchfell in den Brustkorb zurück, damit der Bauch sich entleert. Während der Ausatmung drückt man die Handwurzeln durch Anspannung („innere Kraft" = NEI-JING bzw. AN-JING) nach unten, dabei wird der ganze Körper angespannt. Während der Einatmung behält man diese Spannung bei. Bei der nächsten Ausatmung erhöht man den Druck in den Handwurzeln ein bißchen mehr; man wiederholt 4–8mal. Danach entspannt man die Arme, die Handgelenke, die Finger und dann den ganzen Körper, steht langsam auf und nimmt den linken Fuß zum rechten Fuß zurück.

Funktion und Reaktion

Die Arme, die Handgelenke und die Finger kräftigen; die Beine stabilisieren. Bei der Übung, besonders während der Ausatmung, kann man eine Wärmeströmung spüren, die sich in die Hände und Füße ausbreitet.

Anmerkung

Während der Einatmung sollte man die Spannung auf keinen Fall vermindern. Die Atmung sollte trotz zusätzlichen Körpereinsatzes ruhig und gleichmäßig bleiben. Die Atmungsphasen und die Anspannung der Hände sollten miteinander koordiniert und die Spannung bei jedem weiteren Atemzug stärker werden.

3. Übung: ZHANG-ZHANG GUANG-XIONG

(Die Hände seitwärts strecken und die Brust erweitern)

Ausgangsposition

Man steht natürlich aufrecht. Den linken Fuß stellt man in Schulterbreite seitwärts. Die beiden Füße richten sich parallel gerade aus. Die Arme hebt man seitwärts in Schulterhöhe, dabei werden alle Finger dicht zusammen und mit der Spitze nach oben gehalten.

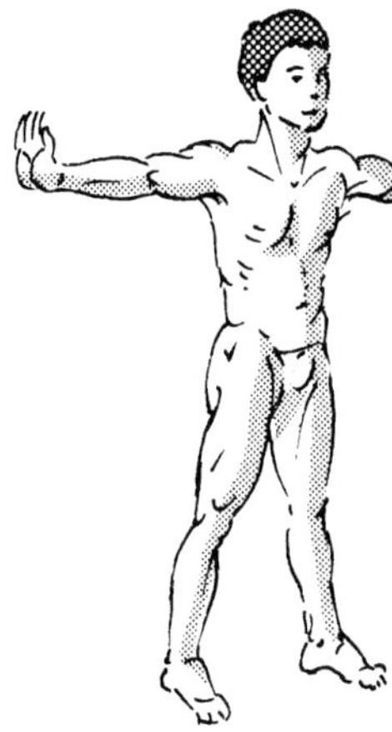

Abb. 3

Übungsweise

Atemtechnik wie bei der 2. Übung. Während der Ausatmung drückt man die Handwurzeln mit der „inneren Kraft" (NEI-JING bzw. AN-JING) nach außen hin, als ob man einen schweren Gegenstand seitwärts schieben würde, dabei wird der ganze Körper angespannt (Abb. 3). Während der Einatmung behält man die Spannung bei. Man wiederholt 4–8mal, und die Spannung wird mit jeder weiteren Atmung stärker. Danach entspannt man die Arme, Handgelenke und Finger, läßt die Arme langsam neben dem Körper hinunter und nimmt den linken Fuß zurück zum rechten.

Funktion und Reaktion

Die Brust erweitern und die Elastizität des Brustkorbs verbessern; die Arme, Handgelenke und Finger kräftigen. Bei der Übung kann man ein deutliches Wärme- und/oder Dehnungsgefühl in den Armen (besonders in den Unterarmen) spüren, das manchmal bis zu den Fingerspitzen ausstrahlen kann.

Anmerkung

Die „innere Kraft" (AN-JING) konzentriert sich in den Handwurzeln; sonst wie 2. Übung.

4. Übung: XIA-ZUN GU-PAN

(Hinunterbeugen und den Stand festigen)

Ausgangsposition

Ähnlich wie bei der 3. Übung. Aber die Arme werden bei dieser 4. Übung vor dem Körper in Schulterhöhe gebracht. Die beiden Hände nehmen einen Abstand in Schulterbreite ein und zeigen mit den Handflächen zueinander (Abb. 4a).

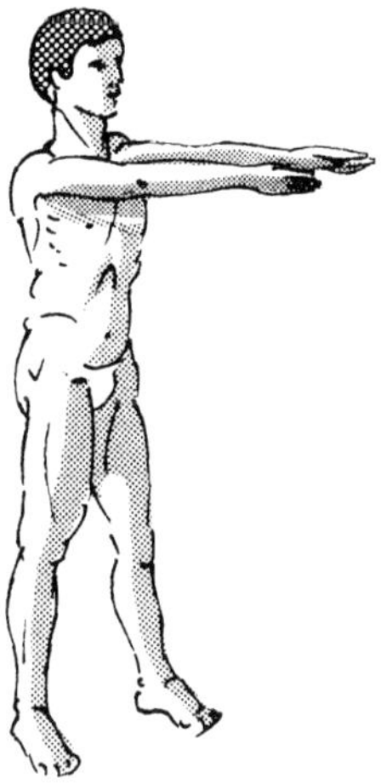

Abb. 4a

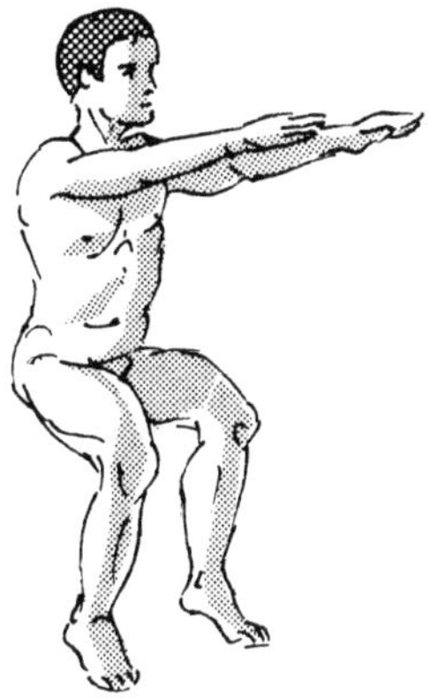

Abb. 4b

Übungsweise

Natürliche Brustatmung oder sogenannte Bauchatmung. Während der Ausatmung dreht man die Hände so um, daß sie mit der Handfläche nach unten zeigen, und gleichzeitig beugt man die Beine langsam hinunter (maximal bis die Oberschenkel sich waagrecht zum Boden befinden) (Abb. 4b). Während der Einatmung kommt man langsam in die Ausgangsposition zurück. Man wiederholt 4–8mal. Danach läßt man die Arme langsam neben dem Körper hinunter und nimmt den linken Fuß zum rechten zurück.

Funktion

Die Beine kräftigen; die Standausdauer trainieren.

Anmerkung

Das Beugen und das Aufstehen sollten gleichmäßig und synchron zu den Atemzügen gestaltet werden.

5. Übung: SHANG-ZHANG XIA-CHUI

(Die Arme nach oben und unten strecken)

Ausgangsposition

Man steht aufrecht, stellt den linken Fuß zur Seite mit einem Abstand von einer Fußlänge, und unter Beibehaltung dieses Abstandes zwischen den beiden Füßen macht man mit dem linken Fuß einen Schritt vorwärts. Dann beugt man den linken Fuß und streckt das rechte Bein locker gerade, dabei wird der rechte Fuß mit der Spitze ca. 30–45 Grad seitwärts nach außen gedreht. Der Schwerpunkt des Körpers befindet sich ungefähr in der Mitte zwischen den beiden Beinen. So bildet man eine „Schütze-Stellung". Man führt die linke Hand bei aufrechtem Oberkörper schräg hinauf vor und über den Kopf, dabei zeigen die Fingerspitzen nach rechts zur Seite und die Handfläche schräg nach oben. Den rechten Arm führt man seitwärts hinter den Körper, dabei zeigen die Handfläche nach unten und die Fingerspitzen nach rechts (Abb. 5).

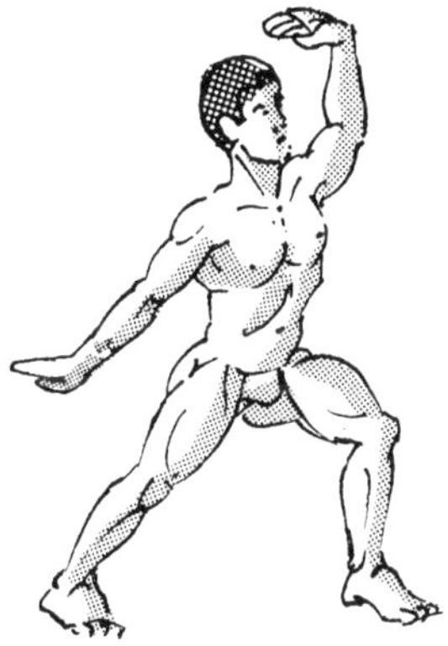

Abb. 5

Übungsweise

Atemtechnik wie 2. Übung. Während der Ausatmung dehnt man die Arme mit der „inneren Kraft" (NEI-JING bzw. AN-JING) in die beiden Richtungen, als ob man die Arme und Schultern gegen einen Widerstand auseinanderstrecken würde. Während der Einatmung behält man die Spannung bei. Man wiederholt 4–8mal. Danach entspannt man sich in Ruhe und wechselt die Beine und die Arme spiegelbildlich wie oben beschrieben. Ebenfalls 4–8mal wiederholen. Zum Schluß entspannt man den ganzen Körper, führt die beiden Arme langsam neben den Körper zurück und bringt den rechten Fuß neben den linken zurück.

Funktion

Die Hände, die Arme kräftigen; die Spannkraft in den Schultern und im Brustkorb erhöhen.

Anmerkung

Bei der gesamten Übungsdauer soll der Schwerpunkt des Körpers weiterhin unten zwischen den Beinen bleiben; sonst wie bei 2. und 3. Übung.

6. Übung: XU-BU GOU-SHOU

(Hacken-Hand bei leerem Schritt)

Ausgangsposition

Man steht mit dicht nebeneinander gestellten Füßen aufrecht, verlagert das Gewicht ganz auf den rechten Fuß und beugt das rechte Bein (maximal: die Kniescheibe befindet sich senkrecht über der Fußspitze). Dann streckt man den linken Fuß einen halben Schritt geradeaus nach vorne, wobei der linke Fuß nur mit dem vorderen Fußballen den Boden locker berührt. So bildet man einen „leeren“ Schritt. Man beugt den linken Arm zu einem Halbkreis und führt die linke Hand hinauf vor und über die linke Schläfe, dabei werden alle Fingerspitzen zusammengeschlossen, so bildet man eine „Hakken-Hand“. Die Fingerspitzen zeigen geradeaus nach hinten. Ebenfalls macht man mit dem rechten Arm einen Halbkreis und die rechte Hand zu einer „Hacken-Hand“. Man führt die rechte Hand hinter den Körper, wobei die Handspitze nach rückwärts zeigt (Abb. 6).

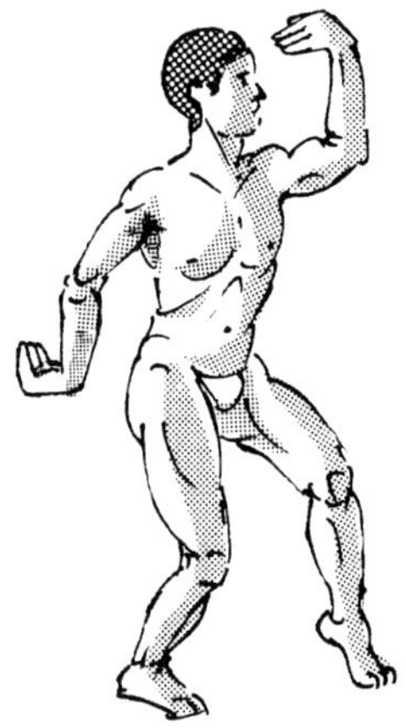

Abb. 6

Übungsweise

Atemtechnik wie 2. Übung. Während der Ausatmung spannt man die beiden Arme, Hände und die Schulterblätter mit der „inneren Kraft“ (NEI-JING bzw. AN-JING), als ob man die beiden „Hacken-Hände“ gegen einen Widerstand in Richtung der Handspitze nach hinten führen würde. Während der Einatmung behält man die Spannung bei. Bei der gesamten Übungsdauer beobachtet man das Handgelenk, das sich vor dem Kopf befindet. Man wiederholt 4–8mal. Dann entspannt man sich, wechselt die Arme und die Beine spiegelbildlich wie oben beschrieben und wiederholt den Vorgang ebenfalls 4–8mal. Zum Schluß entspannt man den ganzen Körper und kommt in die Ausgangsposition zurück.

Funktion

Die Beine kräftigen und die Standausdauer trainieren; die Arme, Hände kräftigen und die Beweglichkeit der Handgelenke, Ellenbogen und Schultergelenke verbessern.

Anmerkung

Das Körpergewicht sollte während der gesamten Übungsdauer auf dem Standbein bleiben. Der Oberkörper sollte aufrecht bleiben und das Kreuz nicht überstreckt werden. Sonst wie 2. bzw. 3. Übung.

7. Übung: YOU-SHENG HUI-WANG

(Sich drehen und zurückschauen)

Ausgangsposition

Man steht aufrecht und macht mit dem rechten Fuß eine „Schütze-Stellung". Man dreht den Oberkörper nach rechts zurück und bringt die rechte Hand hinter den Körper, dabei zeigt die Handfläche nach hinten, die Fingerspitzen zur Seite nach außen und beugt den Arm leicht. Die linke Hand bringt man vor und knapp über die linke Stirnseite mit einem Abstand etwa von einer Faust, zeigt die Handfläche schräg nach vorne und oben und beugt den linken Arm zu einem Halbkreis. Man dreht den Kopf auch zurück nach rechts und richtet den Blick hinunter zur linken Ferse. Die beiden Füße bleiben voll auf dem Boden und der Schwerpunkt des Körpers befindet sich zwischen den beiden Beinen (Abb. 7).

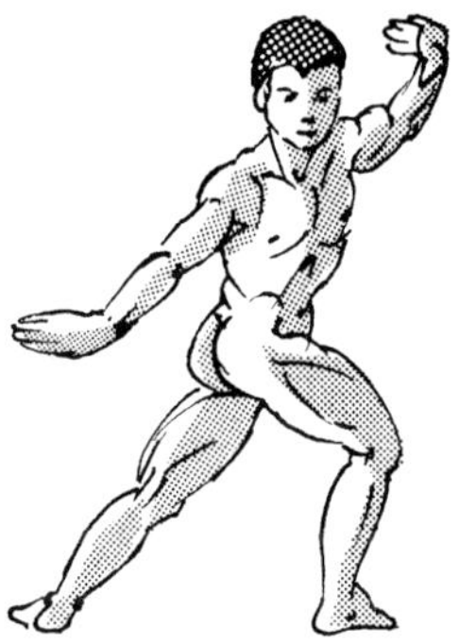

Abb. 7

Übungsweise

Atemtechnik wie 2. Übung. Während der Ausatmung dreht man den Körper ein wenig weiter zurück, um eine Spannung im Rumpfbereich zu erzeugen. Während der Einatmung behält man diese Spannung bei. Man wiederholt 4–8mal. Dann läßt man die Spannung ganz los, dreht sich langsam zurück nach vorne und wechselt die Beine und Arme spiegelbildlich, wie oben beschrieben. Man wiederholt die Übung ebenfalls 4–8mal. Zum Schluß entspannt man sich in Ruhe und kommt zurück in die Ausgangsposition.

Funktion

Die Spannkraft und Elastizität des Rückens, insbesondere der Lendengegend erhöhen.

Anmerkung

Während der gesamten Übungsdauer sollte der Schwerpunkt weiterhin unten zwischen den Beinen und der Blick konzentriert auf die hintere Ferse bleiben. Das Kreuz und die Brust dürfen nicht überstreckt werden. Sonst wie 2. bzw. 3. Übung.

8. Übung: GONG-BU QIAN-LI

(In Schütze-Stellung die Kraft reservieren)

Ausgangsposition

Man steht aufrecht und macht mit dem linken Fuß eine „Schütze-Stellung". Man formt die linke Hand locker zur Faust und bringt sie vor den Kopf hinauf, zeigt dabei die Handfläche zum Gesicht, bringt die Faust in Augenhöhe und beugt den Arm an (Abb. 8). Die rechte Hand formt man ebenfalls locker zur Faust und bringt sie hinter den Körper, etwa in Höhe der Lendenwirbelsäule, die Handfläche zeigt nach oben und der Arm ist leicht gebeugt.

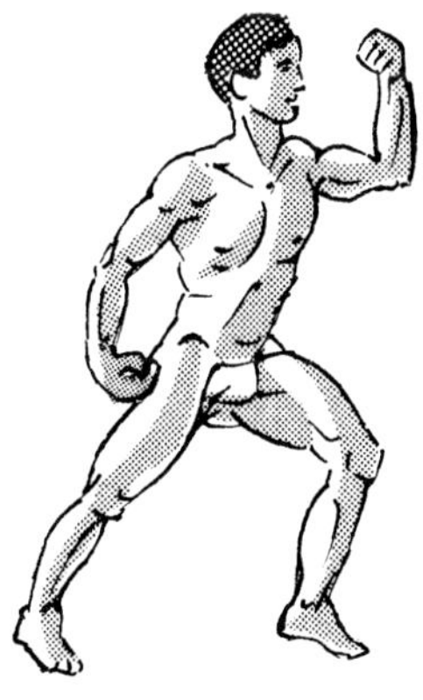

Abb. 8

Übungsweise

Atemtechnik wie 2. Übung. Während der Einatmung spannt man die beiden Fäuste an mit der „inneren Kraft“ (NEI-JING bzw. AN-JING) und kippt dabei das Kreuzbein mit seiner Spitze leicht nach vorne herauf, d. h. in Gegenrichtung zum sog. Hohlkreuz. Den linken Arm bringt man dabei leicht zum Körper heran und dreht die Faust so um, daß die Handfläche mehr oder weniger nach vorne gerichtet wird. Den rechten Arm bringt man ebenfalls ein wenig zum Körper heran und dreht gleichzeitig die rechte Faust so um, daß die Handfläche mehr oder weniger nach hinten gerichtet wird. Man schaut währenddessen konzentriert zur linken Faust. Während der Ausatmung läßt die ganze Spannung wieder nach. Man wiederholt 4–8mal. Dann wechselt man die Füße und Hände spiegelbildlich, wie oben beschrieben und wiederholt die Übung ebenfalls 4–8mal. Zum Schluß, nachdem die ganze Spannung nachgelassen hat, kommt man in die Ausgangsposition zurück.

Funktion

Die Kraftreserve der Beine, Arme und des Rumpfes vergrößern; die Greifkraft der Finger vermehren.

Anmerkung

Die Anspannung und Entspannung sollten im Einklang mit der Ein- und Ausatmung bleiben. Wichtig ist hier nicht nur die größtmögliche Anspannung, sondern auch der rhythmische Wechsel zwischen der An- und Entspannung. Bei der Einatmung sollte die Anspannung so ausgeführt werden, daß man sie auch bis zu den Schulterblättern spürt. Sonst wie 2., 3. und 7. Übung.

C.3. ÜBUNGEN MIT BEWEGUNGEN

Die folgenden 8 Übungen kann man wahlweise mit der natürlichen Brustatmung oder mit der sog. Bauchatmung ausführen. Wichtig ist, daß man nach der Einatmung die Luft nicht anhält. Nach einer Übung sollte man eine kurze Erholungspause einlegen, bevor man die nächste Übung weitermacht.

1. Übung: HU-XI SHEN-ZAN

(Mit der Atmung den ganzen Körper dehnen)

Ausgangsposition

Man steht ganz natürlich aufrecht, wobei die beiden Fersen dicht aneinander und die Fußspitzen etwas nach außen gestellt sind. Man bringt die beiden Arme seitwärts nach oben über den Kopf, verschränkt die Finger ineinander und dreht die Handfläche nach oben zum Himmel (Abb. 9).

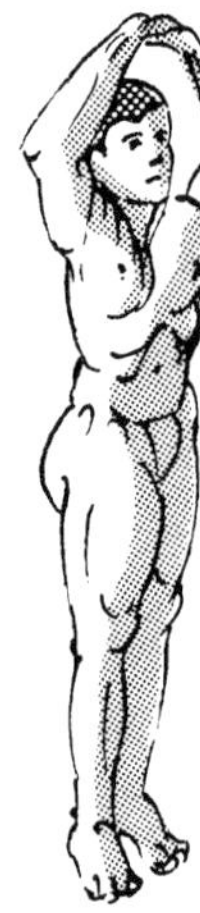

Abb. 9

Übungsweise

Während der Einatmung streckt man die Arme so weit wie möglich in die Höhe, dreht den Kopf etwas rückwärts und schaut konzentriert die Hände an (Abb. 9a). Gleichzeitig hebt man die zusammengehaltenen Fersen nach oben. Während der Ausatmung läßt man die Spannung los, bringt die verschränkten Hände vor den Körper herunter und dreht die Handflächen so um, daß sie zum Schluß wieder nach oben zeigen. Gleichzeitig dreht man den Kopf nach vorne und läßt die Fersen ganz sanft zum Boden herunter (Abb. 9b). Dann bereitet man erneut die Ausgangsposition vor wie oben beschrieben, um die Übung insgesamt 8mal zu wiederholen. Zum Schluß bleibt man stehen und gibt die Hände wieder auseinander.

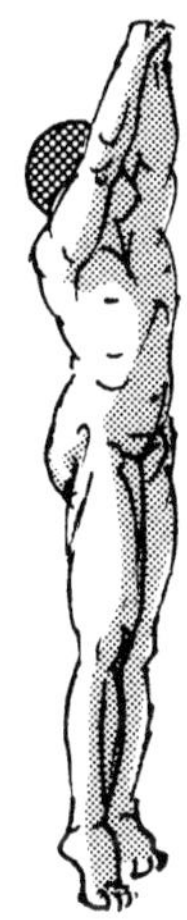

Abb. 9a

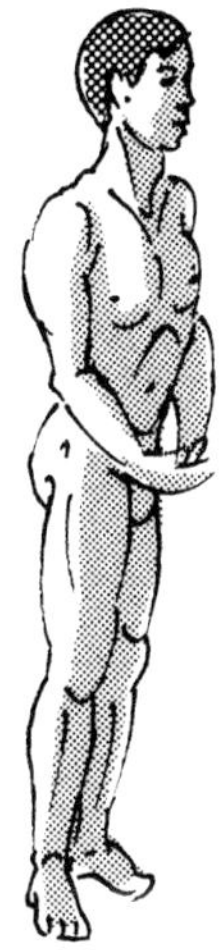

Abb. 9b

Funktion

Den ganzen Körper dehnen, um das QI zu regulieren.

Anmerkung

Bei der Dehnung sollte man den ganzen Körper so weit wie möglich strecken. Jedoch sollte man kein Hohlkreuz machen und die Fersen weiter zusammenhalten. Bei der Streckung der Arme sollte man eine dehnende Spannung in Armen, Schultern und im oberen Rücken spüren. Die Bewegungen sollten gleichmäßig durchgeführt werden und in Harmonie mit der Atmung bleiben. Man sollte ruhig, gleichmäßig und natürlich atmen.

2. Übung: DUI-ZHANG ROU-REN

(Die Hände gegenüber stellen und gegeneinander pressen)

Ausgangsposition

Man steht aufrecht und macht mit dem linken Fuß einen Schritt zur Seite, wobei die Entfernung zwischen den beiden Füßen eine Schulterbreite beträgt. Dann bringt man die beiden Arme seitlich in Schulterhöhe, wobei die Handflächen nach unten zeigen (Abb. 10).

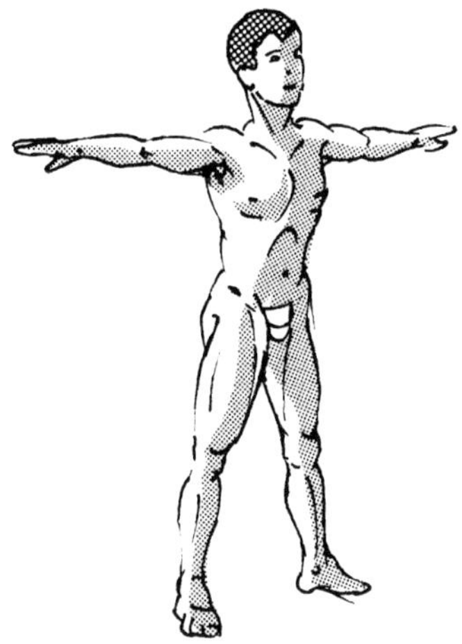

Abb. 10

Übungsweise

Man führt die beiden Hände waagrecht vor den Körper bis die Hände einen Abstand von Schulterbreite einnehmen und dreht dabei die Handflächen nach oben (Abb. 10a). Dann beugt man die Arme und führt die Hände zusammen und gleichzeitig zum Körper heran. Jetzt faltet man die Hände zusammen, die Fingerspitzen zeigen nach oben (Abb. 10b). Man preßt die Hände gegeneinander, dann dreht man die Fingerspitzen nach innen, sodaß sie zum Übergang zwischen dem Hals und der Brust zeigen (Abb. 10c). Anschließend läßt man die erzeugte Spannung los und trennt die Hände langsam, zuerst die Handwurzeln, dann den Handteller und zum Schluß die Finger, bis die Hände waagrecht in Schulterhöhe mit den Spitzen zueinander zeigen. Danach führt man die

Hände waagrecht zuerst nach vorne, dann zur Seite, bis die Hände wieder seitlich neben den Körper kommen wie bei der Ausgangsposition. Man wiederholt diesen Vorgang insgesamt 8mal. Zum Schluß läßt man die Hände neben dem Körper hinunter und stellt den linken Fuß neben den rechten Fuß zurück.

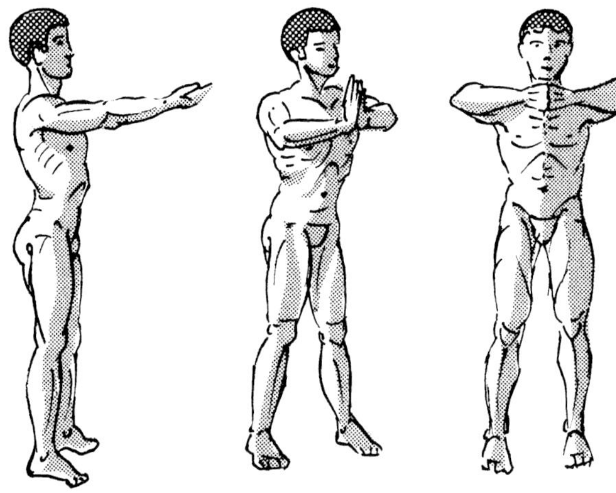

Abb. 10a **Abb. 10b** **Abb. 10c**

Funktion

Die Kraft, Elastizität und Ausdauer der Finger, Hände und Arme vermehren.

Anmerkung

Man sollte so kräftig wie möglich mit der „inneren Kraft" (NEI-JING bzw. AN-JING) die Hände gegeneinander pressen, sodaß die Spannung bis zum Nacken übertragen wird. Die Phase des Pressens inklusive der Dehnung der Hände dauert etwa 10–20 Sekunden.

3. Übung: PAN-HUAN QU-TI

(Hinunter greifen und Rumpf beugen)

Ausgangsposition

Man steht aufrecht, stellt die Fersen zusammen und die Fußspitzen etwas auseinander.

Übungsweise

Man führt die Hände seitwärts über den Kopf, die Handflächen zeigen nach oben und die Fingerspitzen mehr oder weniger nach hinten. Dabei werden die Ellenbogen leicht nach außen gebracht, die Hände nehmen einen Abstand von einer Schulterbreite ein und man schaut nach oben (Abb. 11a). Dann ballt man die Hände zur Faust, zieht sie kräftig mit der „inneren Kraft" (NEI-JING bzw. AN-JING) herunter in die Brusthöhe, als ob man einen schweren Gegenstand nach unten ziehen würde (Abb. 11b). Gleichzeitig steht man auf den vorderen Fußballen, bringt den Körper in die Höhe und schaut dabei nach vorne. Man läßt die Fersen danach wieder hinunter, beugt den Rumpf nach vorne und unten, öffnet die Fäuste und läßt die Arme und Hände herunterhängen, damit die Hände die Füße berühren. Die Beine werden dabei durchgestreckt (Abb. 11c). Dann greift man mit den Händen die Waden und bringt den locker hängenden Kopf bei Entspannung des Körpers und durchgestreckten Knien zu den Unterschenkeln heran (Abb. 11d). Anschließend kommt man in die Ausgangsposition zurück, wobei die Beine leicht angebeugt werden und der Rumpf langsam aufgerichtet wird und zwar in dieser Reihenfolge: Lenden-, Brust- und Halswirbelsäule. Man wiederholt die Übung 8mal.

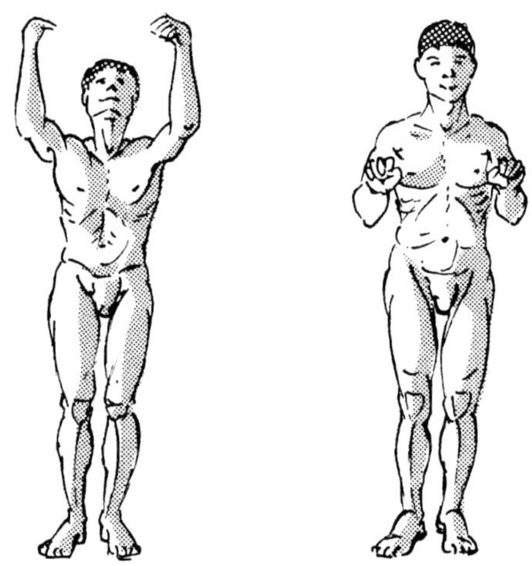

Abb. 11a **Abb. 11b**

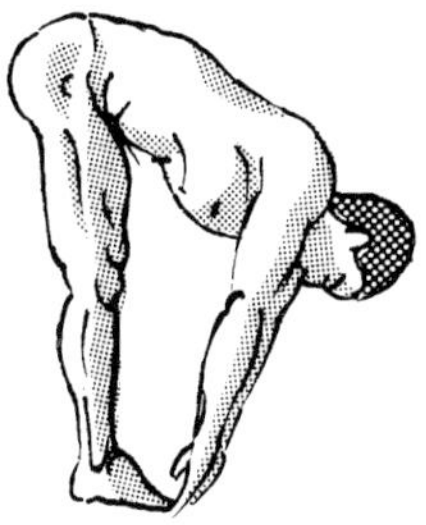

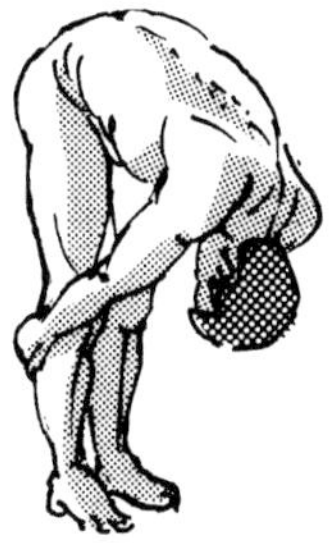

Abb. 11c Abb. 11d

Funktion

Die Arme, Hände, kräftigen und die Spannkraft der Beine und Lendengegend verbessern.

Anmerkung

Die Bewegungen sollen gleichmäßig und in Ruhe durchgeführt werden. Beim Rumpfbeugen sollte man den gesamten Körper ganz locker lassen, nicht wippen und den Kopf nicht gegen die Unterschenkel drücken, wenn Schmerzen auftreten.

4. Übung: MA-BU XIAN-BI

(In Reit-Stellung die Arme drehen)

Ausgangsposition

Man steht aufrecht, stellt den linken Fuß in Schulterbreite zur Seite und beugt die beiden Beine so tief wie möglich, wobei der Oberkörper aufrecht bleibt. Das ganze Körpergewicht wird auf die beiden Füße gleichmäßig verteilt. Man läßt die Hände und alle Finger locker und bringt sie bei gebeugten Ellenbogen vor den Körper in Brusthöhe, wobei die Hände einen Kreis beschreiben, als ob sie einen großen Ball hielten (Abb. 12).

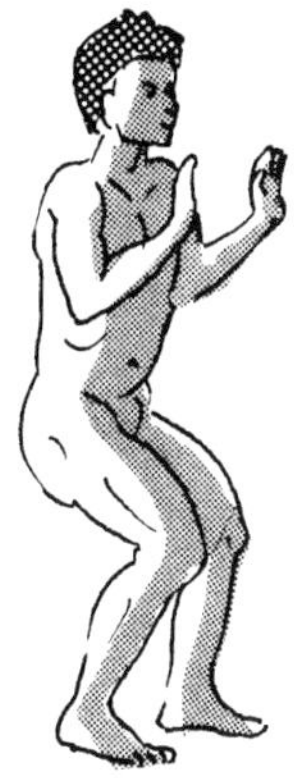

Abb. 12

Übungsweise

Man führt die linke Hand schräg nach vorne links leicht in die Höhe und dreht dabei die Hand nach innen, sodaß die Handfläche zum Gesicht gerichtet wird. Gleichzeitig führt man die rechte Hand zum Körper herunter und dreht die Hand nach außen, sodaß die Handfläche nach vorne gerichtet wird. Währenddessen dreht sich der Oberkörper leicht mit nach links, und man spannt den Arm und die Hände mit der „inneren Kraft" (NEI-ING bzw. AN-JING) so an, daß man diese Spannung auch zwischen den Schulterblättern spürt (Abb. 12a). Dabei schaut man die linke Hand konzentriert an. Dann läßt man die Spannung los und bringt die Hände wieder vor den Körper, wie bei der Ausgangsposition, zurück und macht die gleichen Bewegungen spiegelbildlich wie oben beschrieben. Diese Übung wiederholt man 8mal.

Zum Schluß steht man auf, läßt die Hände neben dem Körper herunterhängen und nimmt den linken Fuß neben den rechten zurück.

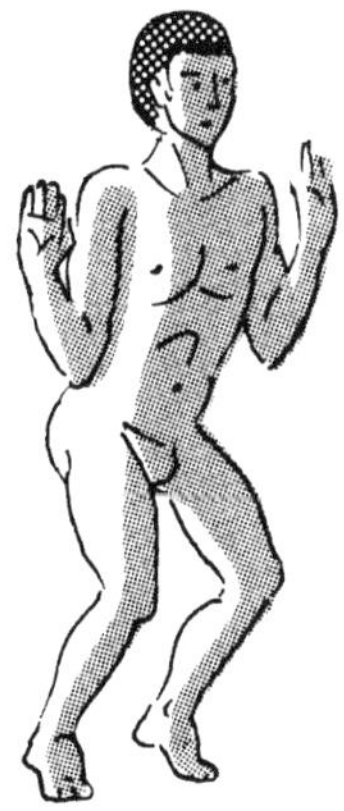

Abb. 12a

Funktion

Die Beine kräftigen, die Standausdauer verbessern, die Spannkraft der Hände, Arme und Schultern erhöhen und die allgemeine Koordinationsfähigkeit fördern.

Anmerkung

Der Wechsel zwischen der An- und Entspannung sollte sanft und harmonisch sein. Die Bewegungen sollten gleichmäßig ausgeführt werden und die Bewegungen der Hände und die Drehung des Körpers sollten im Einklang bleiben.

5. Übung: ZUO-BU TUI-JI

(Zurücksetzen und vorwärts schieben)

Ausgangsposition

Man steht aufrecht und stellt den linken Fuß mit einem großen Schritt zur Seite, wobei nur die Ferse den Boden berührt (Abb. 13). Dann dreht man den linken Fuß um 45–60 Grad nach links, so daß der linke Fuß und der Körper geradeaus nach links zeigen, beugt das rechte Knie tief hinunter und verlagert das ganze Körpergewicht damit auf den rechten Fuß herüber. Man bringt die Hände vor die Brust, wobei die beiden Hände etwa in Schulterbreite voneinander entfernt sind und die Handflächen mehr oder weniger nach vorne und die Fingerspitzen nach oben zeigen (Abb. 13a).

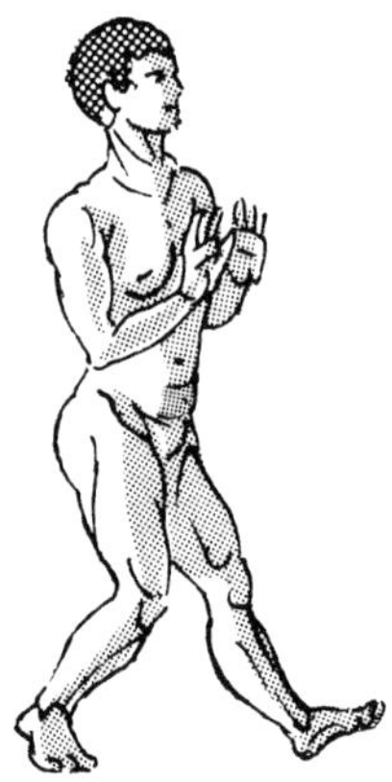

Abb. 13a

Übungsweise

Man beugt das linke Bein und verlagert damit das Gewicht nach vorne auf den linken Fuß. Gleichzeitig führt man die Hände unter Anspannung mit „innerer Kraft“ (NEI-JING bzw. AN-JING) vorwärts, als ob man einen schweren Gegenstand wegschieben würde. Dabei werden die Arme nicht ganz ausgestreckt. Dann vermindert man die Spannung und setzt sich zurück, indem man das linke Bein locker durchstreckt und die Fußspitze vom Boden weghebt sowie das rechte Bein anbeugt und damit das Gewicht wieder auf den rechten Fuß zurückverlagert. Gleichzeitig bringt man die Hände ebenfalls vor die Brust zurück. Nun dreht man den linken Fuß zurück, bis er parallel zum rechten Fuß kommt. Man verlagert das Gewicht auf den linken Fuß, indem das linke Bein gebeugt wird und hebt die rechte Fußspitze vom Boden weg, dreht den rechten Fuß anschließend um 45–60 Grad nach rechts, damit zeigen der rechte Fuß und der Körper geradeaus nach rechts. Man macht die gleiche Bewegung spiegelbildlich wie oben beschrieben. Insgesamt wiederholt man diese Übung 8mal. Zum Schluß dreht man sich nach vorne zurück, läßt die Hände neben dem Körper herunterhängen und nimmt den linken Fuß neben den rechten zurück.

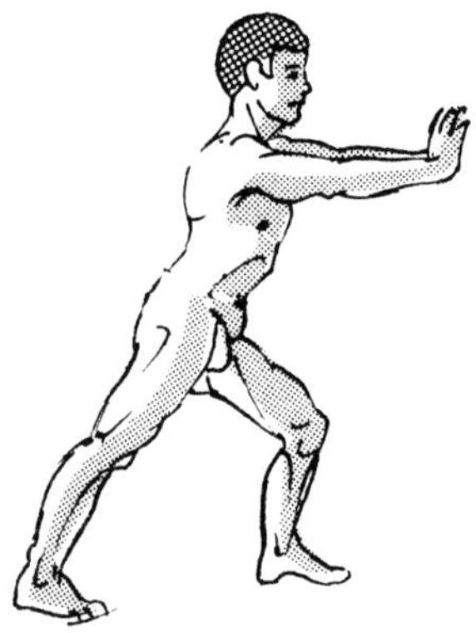

Abb. 13a

Funktion

Die Beine, Hände, Arme und den Rumpf kräftigen; die Standausdauer erhöhen.

Anmerkung

Die Vorwärts- und Rückwärtsbewegung des Körpers sollte aus dem Kreuz/Unterleib gesteuert werden; der Oberkörper bleibt dabei aufrecht. Die Verlagerung des Gewichts nach vorne und nach hinten sollte im Einklang mit der Schiebebewegung der Hände ausgeführt werden.

6. Übung: TIAO-BU CHONG-DING

(Springen und Fauststoßen)

Ausgangsposition

Man steht aufrecht und stellt die Fersen zusammen und die Fußspitzen leicht auseinander.

Übungsweise

Man verlagert das Körpergewicht auf den rechten Fuß, dabei wird das rechte Bein gebeugt und der linke Fuß neben den rechten gebracht, wobei die linke Fußspitze locker den Boden antippt. Man formt die beiden Hände locker zur Faust, bringt die rechte Faust neben und seitlich über den Kopf bei gebeugtem Arm und die linke Faust vor die linke Schulter, wobei der linke Arm gebeugt und zum Körper herangebracht wird (Abb. 14a). Die beiden Handflächen zeigen zueinander und die Schulter bleibt locker hängen. Dann springt man einen Schritt mit dem linken Fuß vorwärts und das Gewicht wird nach vorne auf den linken Fuß verlagert, das rechte Bein streckt man gerade, der ganze rechte Fuß bleibt aber voll auf dem Boden. Gleichzeitig stößt man mit beiden Fäusten kräftig nach vorne leicht in die Höhe, wobei die beiden Fäuste mit den Handflächen schräg nach vorne gerichtet werden. Der Oberkörper wird dabei leicht nach vorne gekippt, als ob man mit dem Kopf nach vorne mitstoßen würde (Abb. 14b).

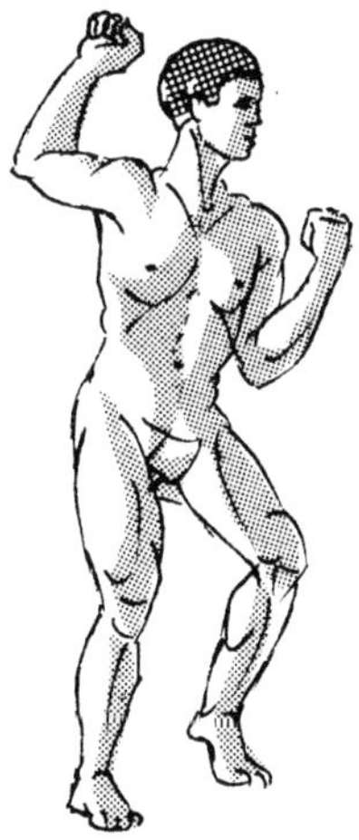

Abb. 14a

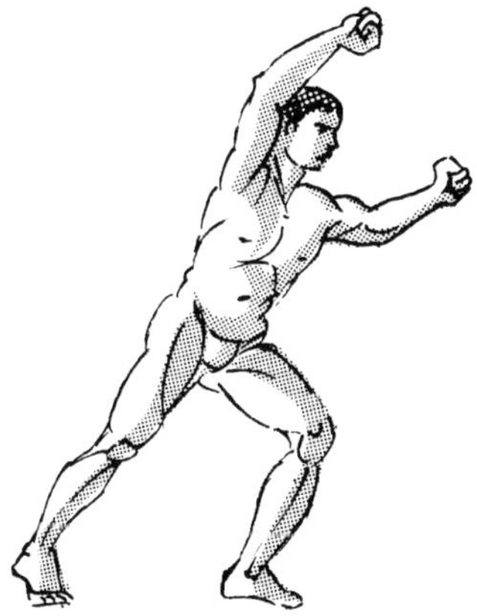

Abb. 14b

Weiter nimmt man die Fäuste zurück neben die Taille, wobei die Handflächen nach oben gerichtet werden. Gleichzeitig macht man mit dem rechten Fuß einen Schritt nach vorne links und unmittelbar danach springt man schnell einen Schritt mit dem linken Fuß nach vorne. Und währenddessen stoßen die Fäuste wieder nach vorne in die Höhe, wie oben beschrieben (Abb. 14c, 14d).

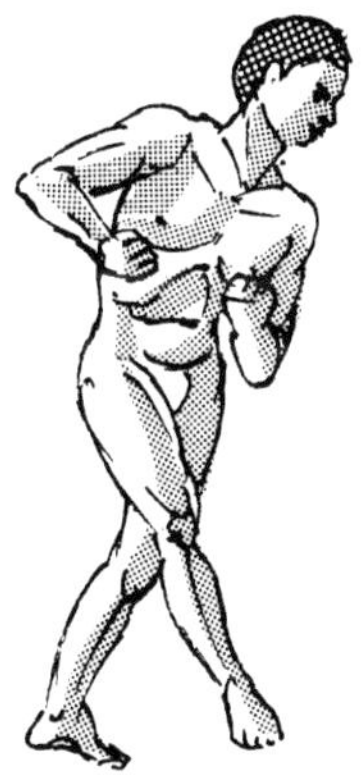

Abb. 14c

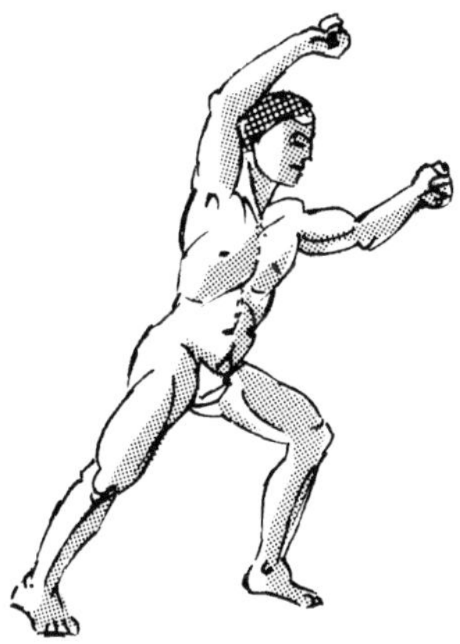

Abb. 14d

Danach dreht man den linken Fuß ca. 135 Grad nach innen, beugt das Knie und verlagert das Gewicht ganz auf den linken Fuß und nimmt anschließend den rechten Fuß neben den linken zurück, wobei die rechte Fußspitze den Boden locker antippt. Gleichzeitig stellt man die Fäuste so wie am Beginn der Übung, nur seitenverkehrt (siehe auch Abb. 14a). Dann macht man die Übung in ähnlicher Weise spiegelbildlich nach rechts, wie oben beschrieben. Diese Übung wiederholt man insgesamt 8mal. Zum Schluß läßt man die Hände neben dem Körper herunterhängen, dreht den Körper nach vorne zurück und nimmt den linken Fuß neben den rechten zurück.

Funktion

Die Arme, Beine kräftigen die Hüft- und Kniegelenke mobilisieren.

Anmerkung

Das Springen und das Fauststoßen sollten durch das stoßende Strecken des hinteren Beines (wie die Schubkraft einer Rakete) gestaltet werden. Beim Stoßen der Fäuste sollte gewisse Spannung der „inneren Kraft“ (NEI-JING bzw. AN-JING) spürbar sein. Die Bewegungen der Fäuste und Beine sollten harmonisch abgestimmt sein.

7. Übung: FU-WO QU-ZHANG

(Liegestütze)

Ausgangsposition

Durch Stützen auf Handflächen und Zehen bringt man den Körper waagrecht zum Boden (der Körper berührt den Boden nicht). Dabei befinden sich die Hände direkt neben dem Brustkorb und der ganze Körper inklusive des Kopfes befindet sich in einer Geraden, so wie man sonst aufrecht stehen würde (Abb. 15).

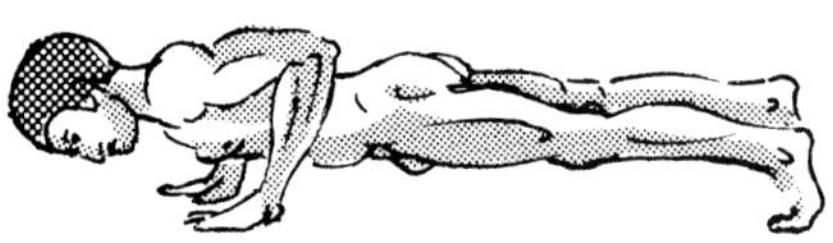

Abb. 15

Übungsweise

Während der Ausatmung stützt man die Hände gegen den Boden, damit die Arme langsam gestreckt werden, ohne sie vollständig durchzustrecken (Abb. 15a). Während der Einatmung kommt man allmählich in die Ausgangsposition zurück. Am Anfang sollte man die momentane Belastbarkeit akzeptieren und nur so oft wiederholen, ohne sich allzu sehr anzustrengen (Pulsfrequenz sollte nach dieser Übung nicht mehr als 20 Schläge höher sein als vor dieser Übung). Allmählich erhöht sich die Anzahl der Liegestütze auf 36 bis 48. Zum Schluß steht man wieder auf.

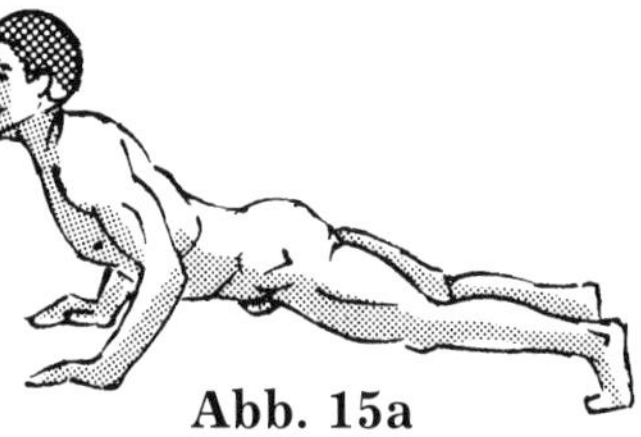

Abb. 15a

Später, um die Finger zusätzlich zu kräftigen, kann man diese Übung statt mit den Handflächen mit 10 Fingern und anschließend mit 6 Fingern (Daumen, Zeige- und Mittelfingern) durchführen (Abb. 15b).

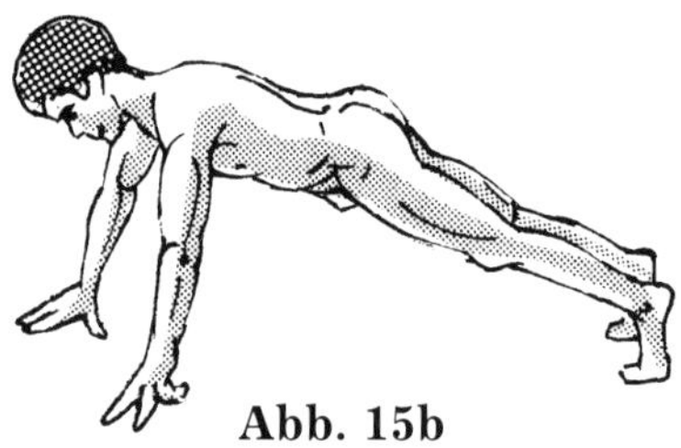

Abb. 15b

Funktion

Die Arme und Finger kräftigen; die Ausdauer der Arme und Finger trainieren.

Anmerkung

Man sollte darauf achten, daß bei den Liegestützen der ganze Körper weiterhin linear bleibt. Der Kopf sollte weder heruntergebeugt noch hinaufgestreckt werden. Man sollte das Belastungspensum allmählich erhöhen; nicht überstürzen! Die Übungsvariationen mit den Fingern sollte man erst in späteren Phasen (ca. nach 6 Monaten regelmäßiger Übung) versuchen, nachdem die Arme genügend trainiert sind.

8. Übung: QI-ZHONG RAO-BI

(Arme kreisen und Ferse heben)

Ausgangsposition

Man steht aufrecht mit zusammengestellten Fersen, Fußspitzen zeigen nach außen.

Übungsweise

Man kreuzt die Hände vor dem Unterbauch und führt sie kreisend von unten nach oben über den Kopf (Abb. 16a). In der letzten Phase des Kreisens macht man die Hände zur Faust und führt sie dann seitwärts auseinander bis sie in Augenhöhe neben und leicht vor den Kopf kommen, dabei zeigen die Handflächen schräg nach unten. Gleichzeitig spannt man die Fäuste an, hebt den linken Oberschenkel hoch, bis er waagrecht zum Boden kommt und steht mit dem rechten Fuß auf dem vorderen Fußballen, spannt zugleich die Wadenmuskeln an (Abb. 16b). Dann verringert man die Spannung, bringt die rechte Ferse und den linken Fuß zurück auf den Boden, öffnet die Fäuste und führt die Hände seitwärts herunter und kreuzt sie erneut vor dem Unterbauch. Die gleichen Bewegungen macht man spiegelbildlich, wie oben beschrieben und wiederholt sie insgesamt 8mal. Zum Schluß führt man die Hände neben den Körper zurück und steht aufrecht wie bei der Ausgangsposition.

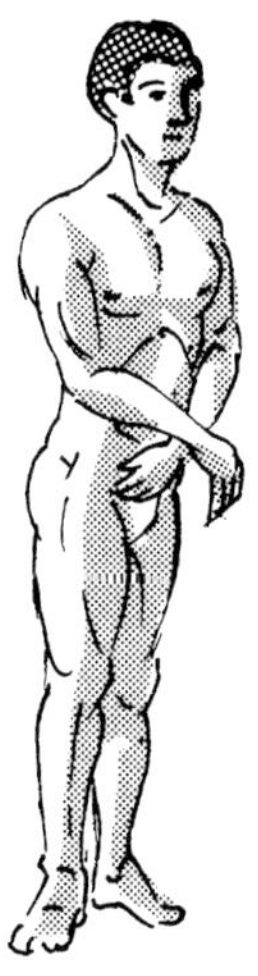

Abb. 16

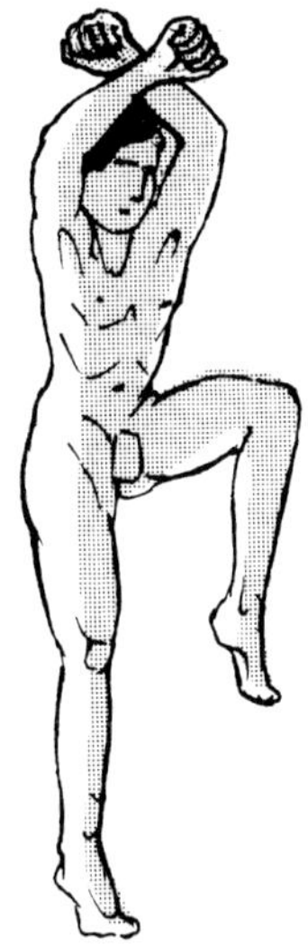

Abb. 16a

Funktion

Die Hände, Arme und Beine kräftigen; die Koordinationsfähigkeit verbessern.

Anmerkung

Die Bewegungen der Arme und Beine sollten gleichmäßig und harmonisch ausgeführt werden. Die Armbewegungen sollten einen großen runden Kreis beschreiben.

Anhang: Allgemeine Anmerkungen zu den beiden Übungsreihen

1. Diese NEI-GONG- bzw. QI-GONG-Übungen sollte man regelmäßig, möglichst täglich machen. Wenn man körperlich nicht gut trainiert ist, sollte man diese Übungen am Anfang mit weniger als den empfohlenen Wiederholungen machen. Man sollte hier Geduld mit sich haben und die Belastbarkeit langsam mit der Zeit erhöhen. Sollte man dies nicht beachten und das Training gleich mit dem maximalen Belastungspensum beginnen, kann es leicht zu Mikroverletzungen der Weichteile kommen, was sich in Form von Muskelschmerzen („Muskel-Kater") bemerkbar macht. Diese Mikroverletzungen können bei Wiederholungen eher schaden als nutzen. Merke: Mäßig und regelmäßig ist besser als übermäßig und unregelmäßig!

2. Wenn man genug Zeit und entsprechende Räumlichkeiten hat, sollte man alle hier empfohlenen Übungen trainieren. Denn sie beanspruchen unterschiedliche Muskelgruppen und haben verschiedene Funktionen. Wäre dies nicht machbar, dann sollte man einige Übungen nach eigenen Bedürfnissen aussuchen; d. h. welche Körperteile und was man noch trainieren muß, z. B. die Kraft und Ausdauer der Finger und Hände. Wenn man die ganzen Übungen ein paarmal versucht hat, kann man selbst leicht herausfinden, welche Übungen davon für einen selbst wichtig sind.

3. Nach dem Training mit diesen Übungen sollte man genug Zeit zur Erholung nehmen. Wenn man schwitzt, sollte man sich abtrocknen und frische Wäsche anziehen. Gut wäre, wenn man anschließend im Raum bei frischer Luft (ohne direkten Luftzug) oder im Freien in Ruhe einige Minuten spazieren und zwischendurch ein paar tiefe Atemzüge machen, die Arme und Beine öfter schütteln oder eine Selbstmassage (Beine, Arme, Schulter und Nacken) betreiben könnte, bis sich die Atmung und der Herzschlag normalisiert haben. Erst jetzt ist es empfehlenswert, sich durch Dusche frisch zu machen. Gegebenenfalls die Puls- und Atemfrequenz am Übungsbeginn messen, um den Vergleich ziehen zu können.

4. Man sollte nicht mit vollem Magen und voller Blase üben. Nach der Übung nicht sofort übermäßig trinken und essen. Wenn man Durst hat, sollte man zuerst nur ein Glas Mineralwasser oder Tee trinken, nachdem der Puls normalisiert ist. Erst eine Stunde später sollte man ein zweites oder drittes Glas Mineralwasser bzw. Tee trinken und mäßig essen.

5. Man sollte sich zum Training den Jahreszeiten entsprechend anziehen; wichtig ist nicht einengende und eventuell schweißabsorbierende Kleidung. Wenn man Schuhe anziehen möchte oder müßte, dann möglichst weiches Schuhzeug wie Turn-, Gymnastikschuhe oder ähnliches.

6. Frauen sollten während der Menstruation darauf achten, daß keine vermehrte Blutung oder Schmerzen durch übermäßiges Belastungspensum provoziert werden. Das Pensum kann während der Menstruation individuell reduziert werden. Gegebenenfalls kann das Training auch vorübergehend unterbrochen werden.

C.4. ÜBUNGEN MIT GERÄTSCHAFT

Übungen für die Arme

Man benutzt dazu einen Expander aus Metallfedern, den man in jedem Sportgeschäft erwerben kann. Man stellt die individuelle Stärke ein. Die folgenden Übungen kann man im Sitzen oder im Stehen jeweils mit 10–20 Wiederholungen ausführen.

1. Übung

Man greift mit den Händen die Griffe bei gebeugten Armen vor der Brust, wobei die Handflächen nach vorne gerichtet werden und zieht den Expander auseinander, bis die beiden Arme linear waagrecht werden.

2. Übung

Man greift mit beiden Händen die Griffe bei gestreckten Armen vor der Brust, wobei die Handflächen diesmal zueinander gerichtet werden und zieht den Expander auseinander bis die beiden Arme eine waagrechte Linie bilden.

3. Übung

Man greift mit den Händen die Griffe wie bei der zweiten Übung, wobei die Arme vor dem Bauch herunterhängen und zieht den Expander auseinander bis die beiden Arme eine waagrechte Linie bilden.

4. Übung

Man bringt den Expander hinter dem Kopf auf die Schulter und greift mit den Händen die Griffe so, daß die Handflächen nach außen zur Seite gerichtet werden. Man zieht den Expander auseinander bis die beiden Arme eine waagrechte Linie bilden.

5. Übung

Man greift mit den Händen die Griffe. Die linke Hand hängt neben dem Körper mit locker gestrecktem Arm herunter und nach rechts gerichteter Handfläche; die rechte Hand befindet sich neben dem Brustkorb mit gebeugtem Arm und schräg nach unten gerichteter Handfläche. Man zieht mit der rechten Hand den Expander diagonal in die Höhe, bis der rechte Arm auch gerade gestreckt wird. Danach Seitenwechseln.

6. Übung

Man hält einen der Griffe mit dem linken Fuß und greift mit der linken Hand den anderen Griff mit gebeugtem Arm und nach oben gerichteter Handfläche. Man zieht den Expander nach oben, bis die linke Hand vor die linke Schulter kommt. Danach Seitenwechsel.

Übung für die Hand

Man nimmt einen festen Gummiball mit einem Durchmesser von ca. 5 cm in die Hand, greift ihn mit der ganzen Hand und drückt den Ball kräftig zusammen, als ob man etwas herauspressen wollte. Dann läßt man die Hand wieder lost. Man wiederholt die Übung mit beiden Händen öfter. Den kleinen Gummiball kann man überall mitnehmen, sobald man Zeit hat z. B. bei Bus- und Bahnfahrt, beim Warten, beim Musikhören oder Fernsehen usw. kann man damit üben.

Übungen für die Finger

1. Übung: für AN-Drücken

Mit allen Fingern, die relativ senkrecht auf einen harten Gegenstand wie eine Tischplatte gestellt werden, drückt man kräftig nach unten für 30–60 Sekunden (5–6mal); ebenfalls mit einzelnen Fingern.

2. Übung: für ROU-Friktion

Mit dem Daumen oder einem anderen Finger macht man auf dem harten Gegenstand mit Druck Friktionsbewegungen, so kräftig und so lange wie möglich.

3. Übung: für TUI-Schieben

Man legt die beiden Daumen auf eine harte Gummiplatte (ca. 30 cm lang, 20 cm breit und 2–3 cm dick) und schiebt sie gleichzeitig linear und kräftig vorwärts. Man wiederholt es 50–60mal.

4. Übung: für MO-Reiben

Mit den Fingerbeeren oder den ganzen Flächen der vier Finger ohne Daumen reibt man kreisend die Oberfläche einer harten Gummiplatte so kräftig und so lange wie möglich.

5. Übung: für NA-Greifen

Man nimmt eine dickbauchige Flasche, deren Öffnung ca. 8 cm Durchmesser beträgt und füllt sie mit Wasser oder Sand bis das Gewicht ca. 5 kg erreicht. Man greift das Mundstück mit allen Fingern ganz fest, hebt die Flasche in die Höhe und dann läßt man sie wieder herunter. Man wiederholt es 30–40mal (Abb. 17). Später sollte man eine größere Flasche nehmen; Flaschenöffnung mit einem Durchmesser von 12 cm und einem Gewicht von 8 kg; danach Durchmesser der Öffnung von 15 cm und Gewicht von 12 kg.

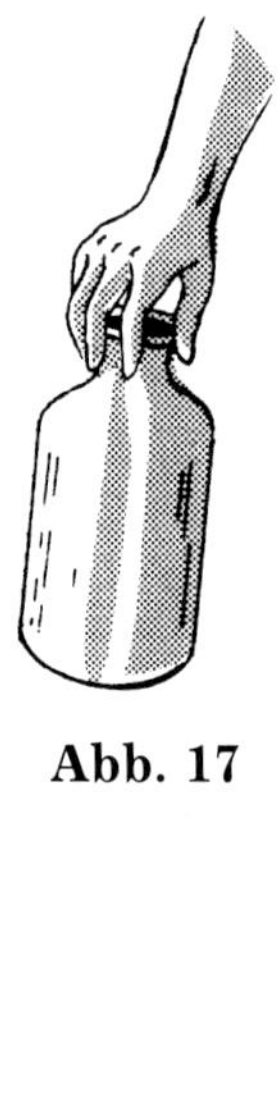

Abb. 17

6. Übung: für die Geschicklichkeit der Finger

Man nimmt 2 Kugeln aus Metall oder schwerem Holz mit einem Durchmesser von ca. 3 cm in eine Hand, hält sie mit den Fingern locker zusammen und dreht sie mit den Fingern so, daß sie nach links oder nach rechts kreisen (Abb. 18). Man macht es so oft wie möglich. Man sollte diese Übung beidhändig im Wechsel oder gleichzeitig machen.

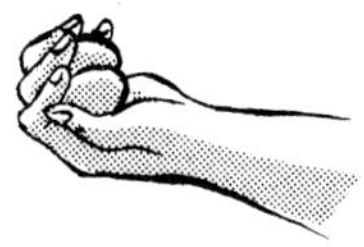

Abb. 18

D. GRUNDGRIFFE UND SPEZIELLE MANIPULATIONEN IN DER CHINESISCHEN HEILMASSAGE

Es gibt zahlreiche Grundgriffe der Massagetechnik und vielfältige Möglichkeiten bei der Gestaltung der Manipulationen durch diese Grundgriffe. Ähnlich wie bei den anderen Massagen haben diese verschiedenen Grundgriffe und speziellen Manipulationen eigene Funktionen, die neben anderen Kriterien, wie richtige Diagnose, passende Auswahl der Massagemanipulationen, die Bestimmung der Stärke, Dauer und Häufigkeit der Behandlung etc. für die Gewährleistung der optimalen Behandlung notwendig sind.

Um diese technische Voraussetzung zu erfüllen, muß man nicht nur die unterschiedlichen Einsatzmöglichkeiten dieser verschiedenen Griffe und Manipulationen kennen, sondern sie auch mit handwerklicher Routine gut beherrschen.

Das heißt:

- Man sollte ruhig, sanft, stabil, gewandt und ohne Gewalt die Massage durchführen können.

- Man sollte gleichmäßig (was Rhythmus, Geschwindigkeit und Intensität angeht) massieren können, wenn es nicht anders verlangt wird.

- Man sollte kraftvoll massieren können. Die Stärke wird von der Konstitution des Patienten, dem Krankheitssyndrom, der Massagetechnik und den anatomischen Gegebenheiten bestimmt.

- Man sollte eine gewisse Ausdauer bei der Massage haben, damit der notwendige Fluß in der Massage nicht beeinträchtigt wird.

Um solche handwerkliche Routine zu erwerben, muß man wiederholt die Handgriffe üben und Erfahrungen in der Praxis sammeln. Es ist aber auch notwendig, die geistigen und körperlichen Voraussetzungen dafür zu schaffen (siehe Kap. I.C. / Seite 25).

Ergänzend zu erwähnen ist, daß die Wirkungen der Griffe und der speziellen Manipulationen nur zur Geltung kommen, wenn sie unter anderem in Verbindung mit der richtigen Lokalisation der Akupunkturpunkte bzw. der Meridiane und mit passender Stärke und Dauer stehen (siehe auch Kap. I.E. Klinische Erkenntnisse / Seite 123).

Bedingt durch ihre lange Tradition und ihre eigene Entwicklungsgeschichte werden viele Handgriffe oft mit verschiedenen Namen angegeben und manchmal auch mit gewisser feiner Unterscheidung in ihrer Ausführung praktiziert. Auch in den Kombinationen der Griffe gibt es je nach Schule und Region unterschiedliche Bevorzugungen. Hier beschränkt man sich nur auf die in diesem Buch eingesetzten Griffe und Manipulationen zur Behandlung der verschiedenen Erkrankungen. Und sie werden mit den gängigen Namen bezeichnet.

D.1. GRUNDGRIFFE DER CHINESISCHEN MASSAGE

In diesem Kapitel werden die verschiedenen Grundgriffe der chinesischen Massage dargestellt. Viele Handgriffe ähneln denen der klassischen westlichen Heil- und Sportmassage; nicht wenige sind jedoch aufgrund ihrer Feinheiten in der Manipulation anders. Um dies zu verdeutlichen und auch um die Griffe genau zu verstehen, wird neben der ausführlichen Beschreibung dieser Grundgriffe eine doppelte Benennung verwendet, chinesisch und deutsch.

Die verschiedenen Massagegriffe werden zwecks bestimmter Manipulationen manchmal in Kombination eingesetzt. Nach Auffassung der traditionellen chinesischen Medizin besitzt jeder Handgriff bestimmte Grundwirkungen. Im Zusammenhang der Kombination mit anderen Griffen und dem Einsatzort (Meridiane und Punkte) können sie verstärkt werden bzw. weitere spezielle Wirkungen hervorrufen. Dazu werden Angaben bei der Darstellung dieser Grundgriffe und der speziellen Manipulationen (Kap. I.D.2. / Seite 59) gemacht. In der Tat müssen mehrere verschiedene Handgriffe/Manipulationen bei einer Behandlung, abhängig vom Krankheitssyndrom nach der traditionellen chinesischen Medizin und von der Konstitution des Patienten in der Regel kombiniert eingesetzt werden, um eine optimale Wirkung zu erzielen.

Entscheidend für die Effektivität einer Massagebehandlung sind nicht nur die richtige Diagnose, die zutreffende Auswahl der angewandten Manipulation (Griffe und Punkte) und die passende Intensität der Massage (Kap. I.E. / Seite 124 und Kap. II.A. / Seite 135), sondern auch die fachgerechten Handgriffe selbst. Daher sollte man die hier und im nächsten Kapitel vorgestellten Grundgriffe und speziellen Manipulationen sorgfältig erlernen und wiederholt üben bis man dieses handwerkliche Können beherrscht.

1. TUI-Schieben

Beim TUI-Schieben bewegt man häufig den Daumen oder den Handteller in einer Geraden. Die Massagewirkung wird hauptsächlich durch das Hinschieben (weg vom Masseur) bzw. Seitwärtsschieben (von der Mitte zur Seite) hervorgerufen; d. h. beim Schieben wird die Kraft betont eingesetzt und beim Zurücknehmen des Daumens bzw. der Hand wird kaum massiert. Durch das TUI-Schieben werden die oberflächlichen Weichteile manipuliert. Man wendet diesen Handgriff gewöhnlich bei muskelreichen Körperregionen an. Die allgemeinen Wirkungen dieses Massagegriffes sind: das QI zirkulieren und die Meridiane durchlässig machen, die Muskeln entspannen, die Blutzirkulation anregen und die Stagnation auflösen. Damit die Haut nicht verletzt wird und um die Wirkung zu verstärken, benutzt man oft alkoholhältiges bzw. öliges Gleitmittel mit einem Auszug verschiedener Kräuter mit durchblutungsfördernder Wirkung.

In der Praxis werden folgende Arten von TUI-Schieben unterschieden:

1.a. TUI-Schieben gerade

Man benutzt dazu Daumen (Abb. 19), mehrere Finger gleichzeitig, Handteller oder -wurzel (Abb. 20) und schiebt in einer bestimmten Richtung gerade. Wenn es nicht anders angegeben wird, versteht man unter dem TUI-Schieben in der Regel dieses Schieben in gerader Richtung. Der zu behandelnde Körperteil wird auf eine stabile Unterlage gelegt und der Masseur steht oder sitzt daneben bzw. am Kopfende des Patienten. Im erkrankten bzw. muskelarmen Körperteil und Bauchbereich, besonders im unteren Abdomen, massiert man weniger kräftig. Man kann ein- und beidhändig gleichzeitig oder im Wechsel massieren. Das TUI-Schieben mit Handteller bzw. Handwurzel wird überwiegend am Rücken und am Bein, wo genug Muskeln vorhanden sind, eingesetzt.

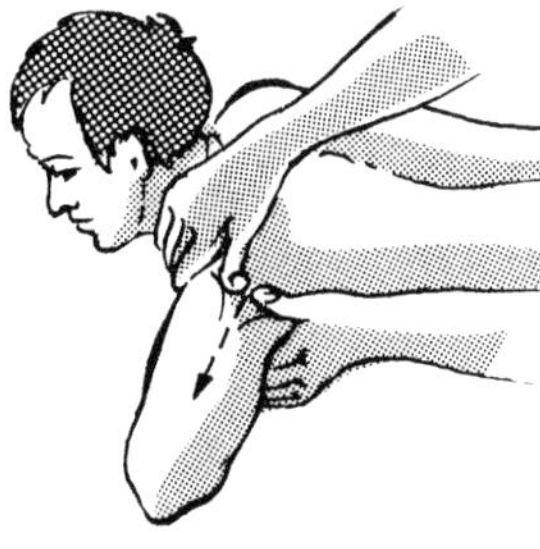

Abb. 19

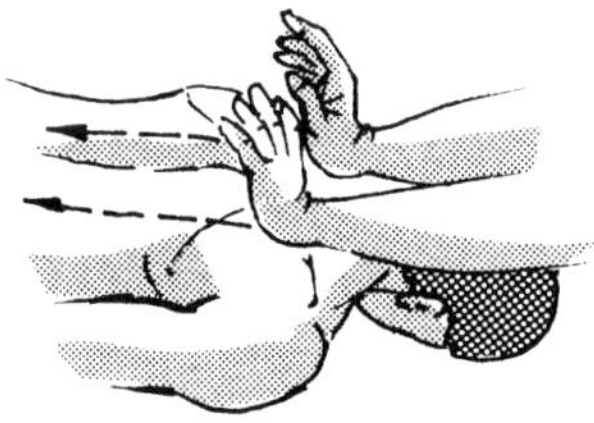

Abb. 20

1.b. FEN-TUI-Seitwärtsschieben

FEN heißt Teilen bzw. Trennen. Bei diesem Handgriff schiebt man mit den beiden Daumen (Abb. 21) oder mit den beiden Handtellern bzw. Handwurzeln (Abb. 22) die oberflächlichen Weichteile nach links und rechts von der Mitte. Beim Schieben bleiben die Daumen bzw. Hände fest an der Haut haften. Dieser Handgriff wird auch **MA-Wischen** genannt. Das FEN-TUI-Seitwärtsschieben mit den Daumen wird am Rücken, Kreuz, Thorax, Kopf und an der Hand, das mit den Handtellern (mit stärkerer Intensität) überwiegend am Rücken, Lenden- und Kreuzbereich eingesetzt. Dabei liegt der Patient gewöhnlich auf einer Liege und der Masseur steht neben ihm bzw. am Kopfende des Patienten.

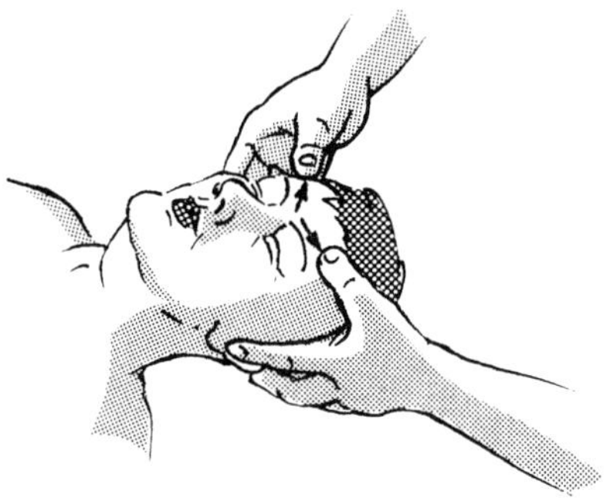

Abb. 21

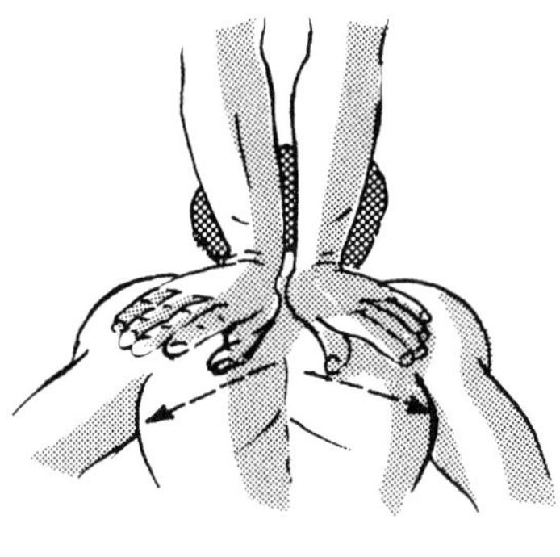

Abb. 22

1.c. JI-Drücken und TUI-Schieben

JI-Drücken heißt, mit den Fingern das Haut- und Muskelgewebe zusammenzudrücken bzw. gegeneinander zu pressen (Abb. 23). Bei diesem Handgriff preßt man zuerst das Haut- und Muskelgewebe mit den beiden Daumen zusammen bzw. gegeneinander und unter Beibehaltung dieses Griffes schiebt man die Daumen langsam vorwärts. Zweck dieser Kombination ist, den Druck im Muskelbereich zu verstärken. Die Stärke wird jedoch von der individuellen Verträglichkeit des Patienten bestimmt. Man hört mit der Massage auf, wenn die Haut deutlich gerötet wird. Diese Methode wird häufig am Rücken, im Bauch, Arm und Bein angewendet. Der Patient liegt entweder auf einer Liege oder bringt den Arm bzw. das Bein auf eine stabile Unterlage.

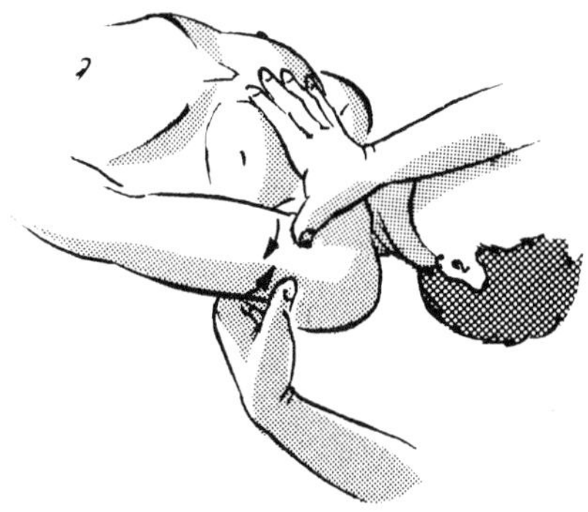

Abb. 23

1.d. TUI-Schieben diagonal

Die gleiche Art und Weise der Massage wie beim 1.a. TUI-Schieben, gerade (Seite 44); nur wird es von einer Seite über die Medianlinie auf die andere Seite des Körpers (Abb. 24) massiert. Dieser Handgriff wird oft am Hinterkopf, Nakken und Rücken eingesetzt.

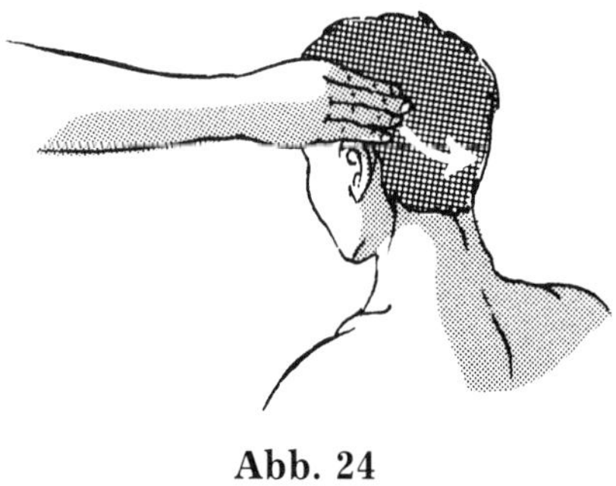

Abb. 24

2. NA-Greifen

Mit Daumen und einem anderen Finger bzw. mehreren anderen Fingern greift man ein- oder beidhändig die Muskeln oder Bänder und übt den Druck aus durch Zusammenpressen. Je nach anatomischer Gegebenheit und dem Körperbau des Patienten sollte der Kraftaufwand richtig dosiert werden. Während der Manipulation spürt man typische Empfindungen, wie drükkendes Schwellungs-, Schwere- und taubes Gefühl. Nach der Massage fühlt man die behandelte Stelle jedoch erleichtert und angenehm entspannt. Wenn nach der Behandlung Schmerz auftritt bzw. sich verstärkt, heißt das oft, daß der Kraftaufwand zu groß war oder die Muskeln oder Bänder nicht korrekt gegriffen wurden. Neben der Lockerung der Muskeln wirkt das NA-Greifen durchblutungsfördernd, krampflösend, schmerzlindernd und geistig auffrischend.

In der Praxis werden folgende Arten von NA-Greifen häufig angewendet:

2.a. Einfaches NA-Greifen

Wie oben beschrieben (Abb. 25). Es wird schlichtweg als NA-Greifen angegeben. Das Zusammenpressen kann man dauernd oder mit Intervall gestalten; d. h. nach einer Weile verringert man die Kraft beim Pressen und macht eine kurze Pause von 2–3 Sekunden. Danach wiederholt man den Vorgang. Dieser Handgriff wird meist auf der Schulter, am Rükken, aber auch an den Extremitäten eingesetzt.

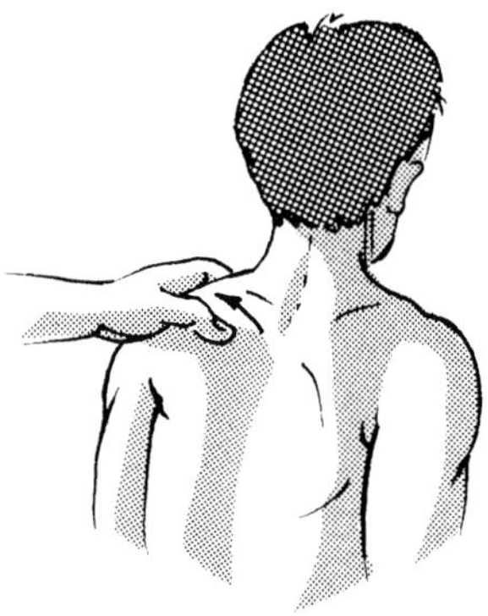

Abb. 25

2.b. AN-Greifen und TI-Anheben

Nachdem man die Muskeln oder Bänder – wie oben beschrieben – fest gegriffen hat, hebt man das Gewebe fern vom Körper des Patienten ziehend und relativ kräftig in die Höhe (Abb. 26). Dabei kann man entweder mit dem Daumen und dem Zeigefinger oder mit den restlichen 4 Fingern greifen. Der Kraftaufwand richtet sich nach dem Umfang des Gewebes und nach der individuellen Empfindlichkeit des Patienten. Diese kombinierte Technik hat stärkere Wirkung als einfaches NA-Greifen. Nach dem Greifen massiert man die Stelle gewöhnlich abschließend zur Beruhigung des Gewebes mit sanfter Technik wie FU-MO-Streichen und leichter ROU-Friktion. Man setzt diese Methode in der Regel auf der Schulter, am Rücken und an Muskelansätzen an den Extremitäten an.

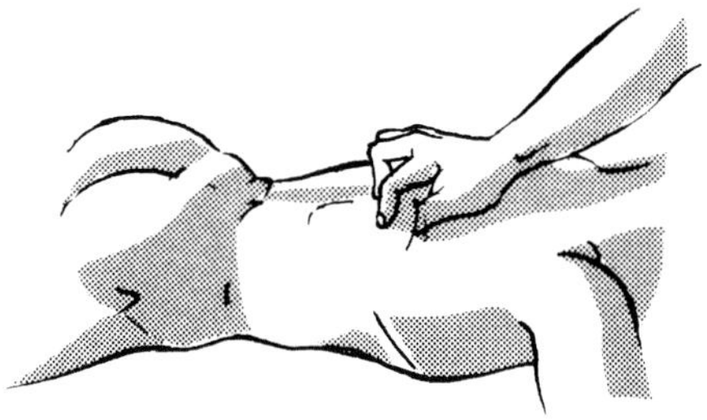

Abb. 26

3. AN-Drücken

Beim AN-Drücken drückt man mit einem Finger, gewöhnlich Daumen, bzw. mehreren Fingern oder dem Handteller bestimmte Stellen, meist Akupunkturpunkte in die Tiefe. Dabei spürt der Patient die typischen Empfindungen des DE-QI*) bzw. TONG-QI*), wie Wärme, Schwellung, Taubheit und Kribbeln. Bei Schmerzbehandlung sucht man dazu in der Regel Punkte der indizierten Meridiane fern

---

*) DE-QI heißt wörtlich das QI bekommen bzw. erreichen; und TONG-QI das QI verbinden, fließen bzw. ausstrahlen. Gemeint sind hier die typischen Empfindungen bei Akupunktur und chinesischer Massage als deutliches Zeichen dafür, daß der Meridian bzw. der Punkt stimuliert wird und auch in dem Sinne, daß die Behandlung (Lokalisation und Manipulation) richtig ist.

außerhalb der Schmerzstelle aus und versucht, das typische DE-QI-Gefühl in die Schmerzstelle ausstrahlen zu lassen. Da nur eine bestimmte, relativ eng begrenzte Stelle dadurch behandelt wird, hängt die Wirksamkeit dieses Handgriffes ganz von der genauen Lokalisation der massierten Punkte ab. Neben den Akupunkturpunkten benutzt man diesen Handgriff auch im Abdomen; dabei sollte man den Kraftaufwand stufenweise erhöhen und am Ende der Manipulation ebenfalls stufenweise reduzieren. Dieser Handgriff bewirkt: das QI zu zirkulieren und das Blut-XUE zu beleben, die Blockade aufzulösen und den Schmerz zu lindern.

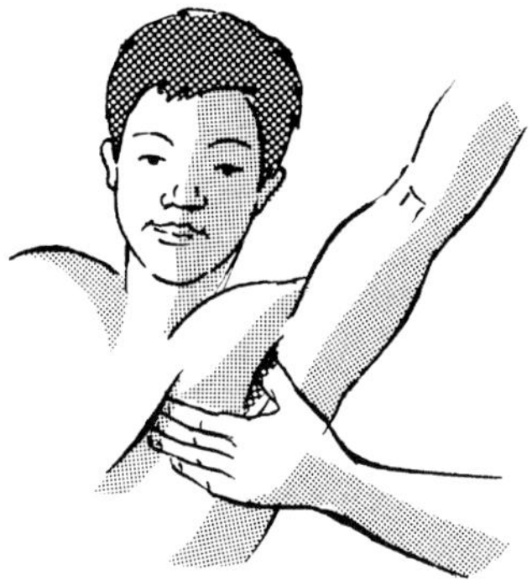

Abb. 27

In der Praxis sind folgende Arten von AN-Drükken bekannt:

3.a. CHANG-AN-Langdrücken

Beim CHANG-AN-Langdrücken wird die Körperstelle für eine Weile ohne Intervall (mindestens über 1 Minute, manchmal bis zu 10 Minuten) dauernd gedrückt. Zweck dieser Manipulation ist, die Muskeln für die Dauer der Manipulation ständig unter konstanten Druck zu setzen, um nach der Massage das QI und das Blut-XUE besser in die Zirkulation zu bringen. An den Akupunktur-Punkten benutzt man oft den Daumen oder einen anderen Finger (Abb. 27), am Rücken und Bauch oft mehrere Finger zusammen (Abb. 28) oder mit dem Handteller, unter Umständen beidhändig übereinander (Abb. 29).

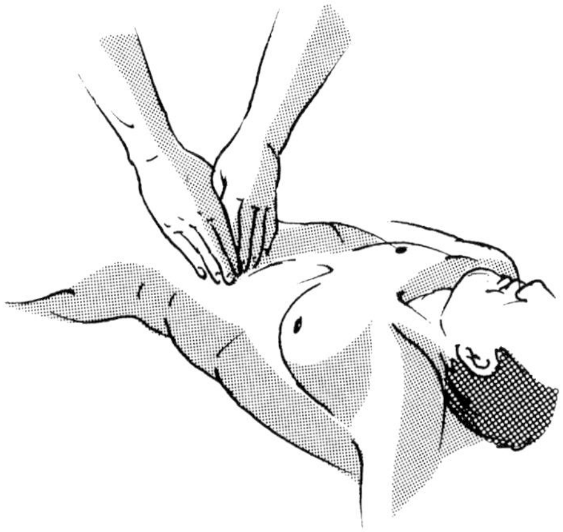

Abb. 28

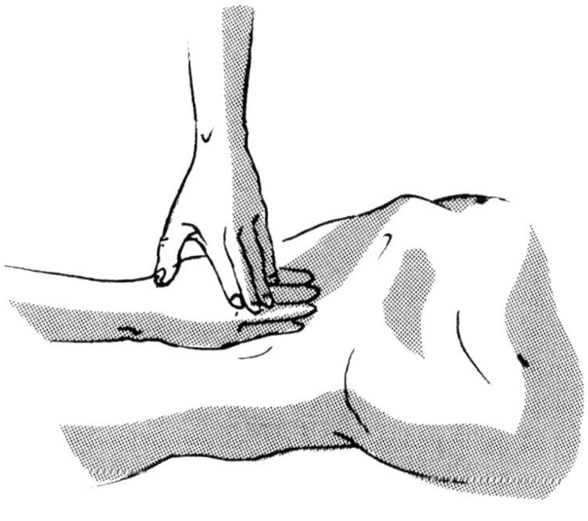

Abb. 29

3.b. AN-Drücken beidseitig

Beim AN-Drücken beidseitig preßt man 2 Punkte, die am Kopf oder häufiger an der Extremität gegenüber jeweils an Innen- und Außenseite liegen, mit Daumen und Zeigefinger (Abb. 30) bzw. mehreren Fingern zusammen. Am Oberarm bzw. Oberschenkel, wenn die Hand den Umfang des Gliedes nicht umfassen kann, benutzt man auch die beiden Daumen bzw. die beiden Handwurzeln (Abb. 31), um die Punkte von beiden Seiten aus zusammenzudrücken. Häufig kombiniert man mit ROU-Friktion (siehe 3.e. / Seite 49). Wichtig ist, daß die Kraft auf beiden Seiten gleich stark sein sollte.

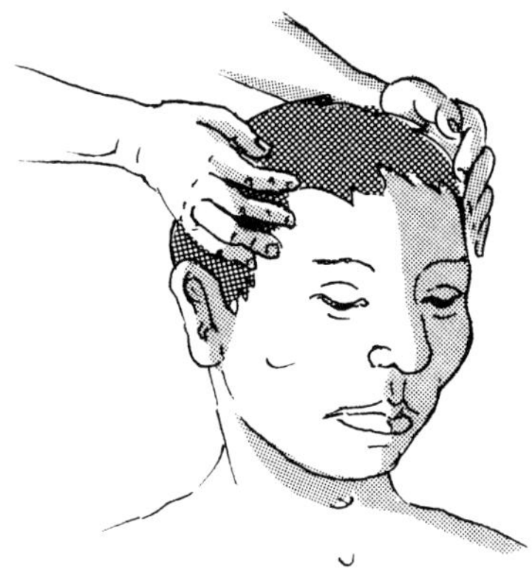

Abb. 31

3.c. ZHANG-AN-Drücken mit dem Handteller

Man benutzt dabei den gesamten Handteller oder nur die Handwurzel (Abb. 32), um das AN-Drücken meist am Rücken und Thorax durchzuführen. Beim AN-Drücken mit dem Handteller bzw. der Handwurzel sollte der Patient ruhig weiter ein- und ausatmen. Wenn man die Hände vorher ganz warm reibt, kann man die Wirkung zur Behandlung vom Kälte-HAN-Syndrom steigern. Im Lenden-Kreuzbereich setzt man oft die beiden Hände gleichzeitig (übereinander) ein (Abb. 33).

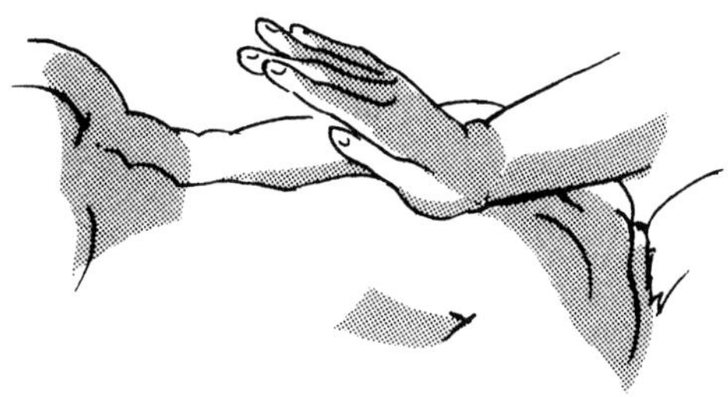

Abb. 32

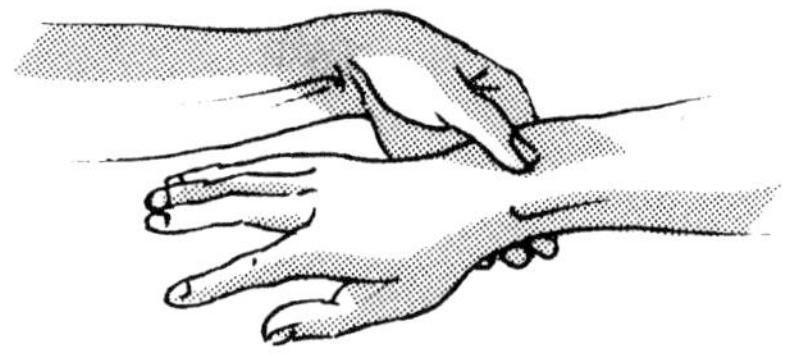

Abb. 30

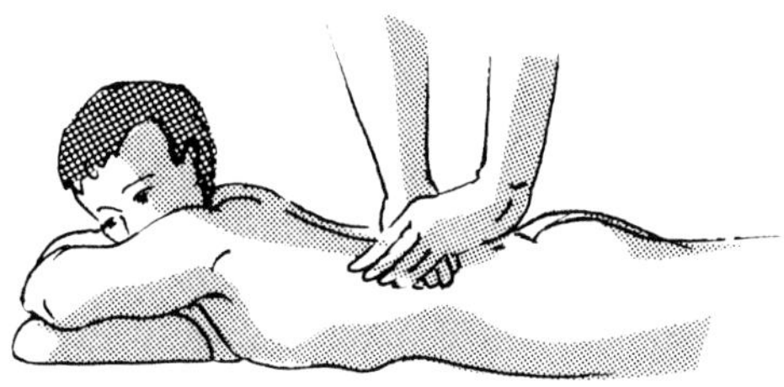

Abb. 33

3.d. DIAN-AN-Punktdrücken

In der Regel benutzt man dazu den Daumen (Abb. 34) oder die 4 Finger (ohne Daumen) zusammen (Abb. 35), um den Weichteil der behandelten Stelle zu drücken. Die Dauer des Drückens ist relativ kurz, aber man wiederholt es nach einem kurzen Intervall (5–10mal pro Minute). Manchmal richtet man sich dabei nach der Atmungsphase, z. B. im Thorax, Abdomen, Rücken und an der Schulter; d. h. man drückt die Stelle während der Ausatmung und macht während der Einatmung die Pause. Dabei sollte der Patient nicht sprechen und ruhig atmen.

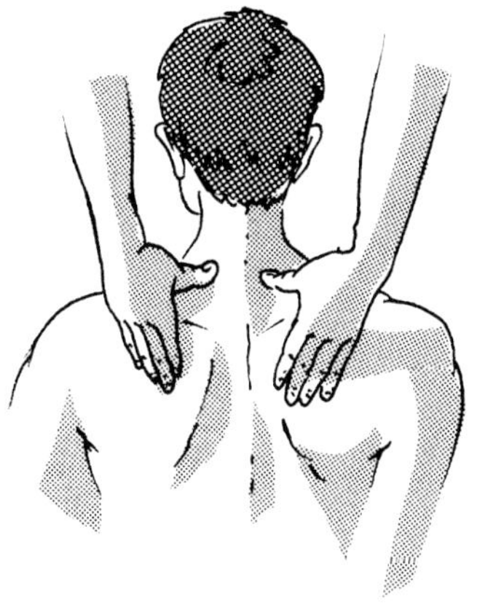

Abb. 34

3.e. AN-Drücken und ROU-Friktion

Nachdem man eine Stelle mit einem Daumen oder einem anderen Finger eine kurze Weile gedrückt hat, massiert man die Stelle weiter mit ROU-Friktion (Abb. 36), bis die durch AN-Drücken entstandene Delle wieder verschwindet. Und man wiederholt diesen Vorgang ein paarmal. Der Kraftaufwand beim AN-Drücken ist deutlich stärker als bei der ROU-Friktion. Diese Kombination wird gern an allen Punkten (im Bauch seltener) angewandt.

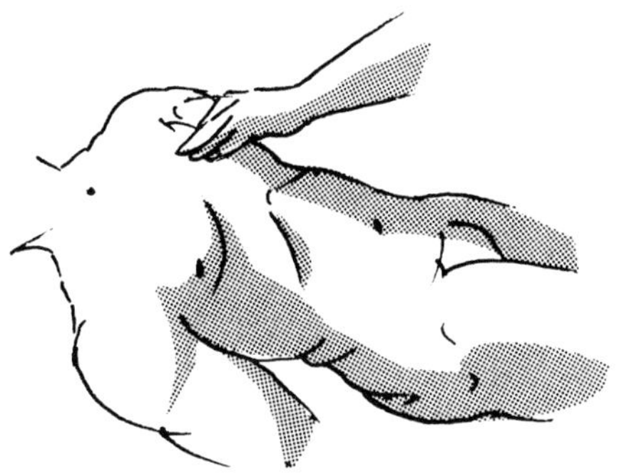

Abb. 35

4. MO-Reiben

MO-Reiben ist neben dem AN-Drücken der am meisten gebrauchte Handgriff der chinesischen Massage. Viele verschiedene Griffe bzw. Manipulationen wie TUI-Schieben und CA-Hinundherreiben sind aus dem MO-Reiben weiter entwickelt. Man reibt die Haut und das unmittelbare Unterhautgewebe mit dem Handteller oder dem Finger flächenmäßig, linear oder kreisend. Kraftaufwand, Intensität und Richtung der Massage kann man nach der Notwendigkeit der Behandlung unterschiedlich, von Streichen bis zu Warmreiben, bestimmen. Diese Methode wird gewöhnlich am Anfang und am Ende einer Massagebehandlung eingesetzt. MO-Reiben wirkt im allgemeinen beruhigend, entspannend, schmerzlindernd und durchblutungsfördernd.

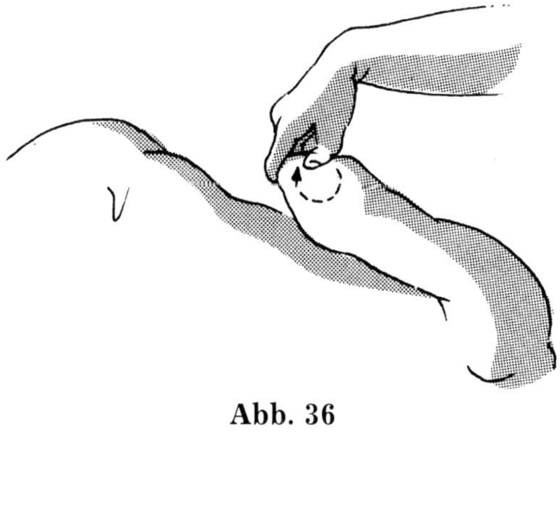

Abb. 36

4.a. ZHE-MO-Reiben linear

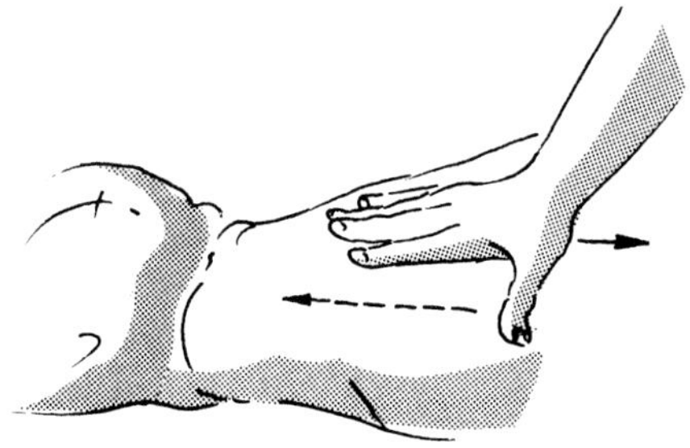

Abb. 37

Je nach der zu massierenden Körperoberfläche benutzt man bei MO-Reiben linear den Daumen oder mehrere Finger bzw. den ganzen Handteller (Abb. 37). Es wird schlicht MO-Reiben genannt. Man reibt die Haut in einer Richtung, und beim Zurücknehmen der Hand wird kaum massiert. Wenn man die Hand locker an der Haut des Patienten beläßt, ergibt sich eine eher sanfte streichende Reibung; wenn die Hand fest an der Haut des Patienten haftet, ergibt sich eine eher stärkere wärmende Reibung. Dieser Handgriff wird überall eingesetzt. Wichtig ist, den zu behandelnden Körperteil auf eine feste Unterlage (Behandlungsliege oder Tisch) zu bringen.

4.b. TUAN-MO-Reiben kreisend

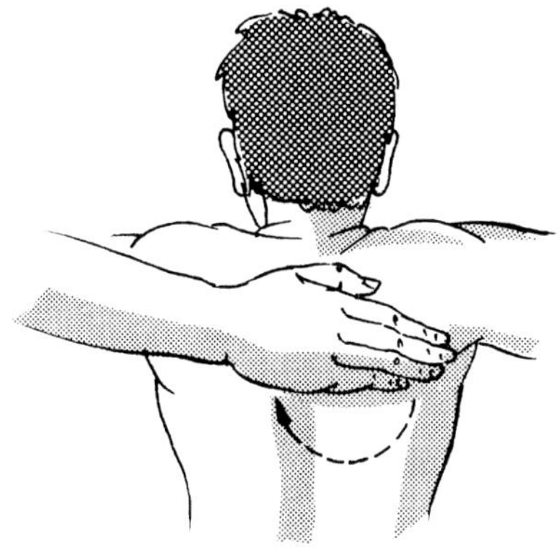

Abb. 38

Beim MO-Reiben kreisend benutzt man hauptsächlich die ganze Handfläche (selten nur die Finger). Nachdem der Handteller auf eine Stelle gebracht ist, reibt man die Haut des Patienten kreisend um diese Stelle herum (Abb. 38). Nach Auffassung der traditionellen chinesischen Massage spielt die Richtung des Kreises eine untergeordnete Rolle. Entscheidend ist die Intensität der Reibung selbst (siehe ZHE-MO-Reiben linear, oben). Der Massagevorgang wird in der Regel beendet, wenn die massierte Haut leicht schwitzt bzw. gerötet wird, jedoch kaum weniger als 2–3 Minuten. MO-Reiben kreisend wird meist zur Massage am Rücken, Kreuz, Thorax und am Bauch gebraucht.

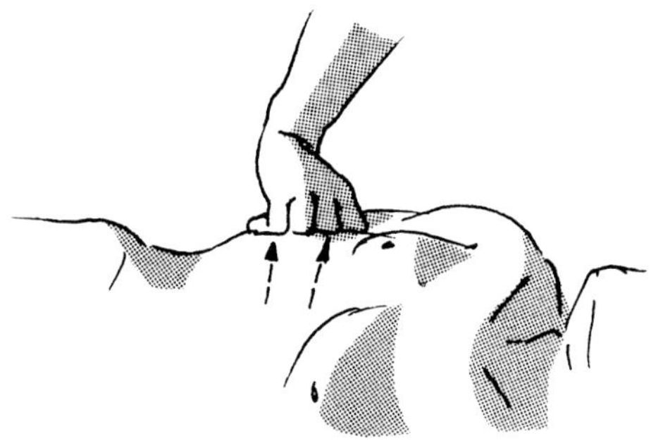

Abb. 39

4.c. SHU-MO-„Kämmendreiben“

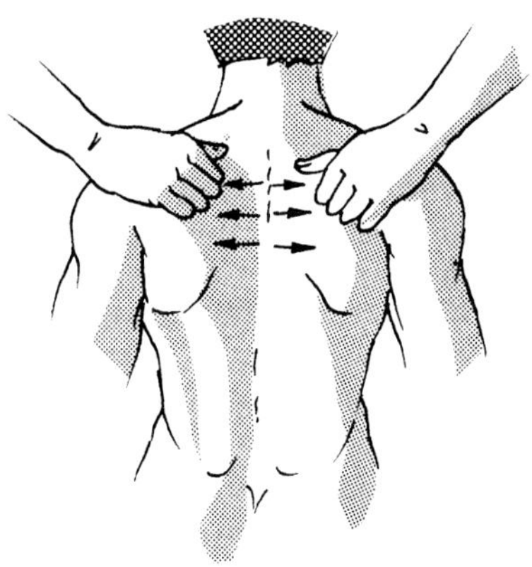

Abb. 40

Man massiert die Haut des Patienten in einer Richtung reibend mit den Fingerknöcheln (Abb. 39) oder Fingern (Abb. 40). Da die Finger dabei gewöhnlich relativ senkrecht zur Haut gehalten werden und aussehen wie ein Kamm, nennt man diesen Handgriff kämmendes Reiben (SHU-MO) und als SHU-„Kämmen“ verkürzt. Dieser Handgriff wird oft am Kopf, Rücken und Thorax eingesetzt. Am Rücken und Thorax werden die Finger gewöhnlich zwischen die Rippen gebracht. Der Kraftaufwand am Thorax ist in der Regel geringer als am Rücken. Und dabei sollte der Patient ruhig ein- und ausatmen und nicht sprechen.

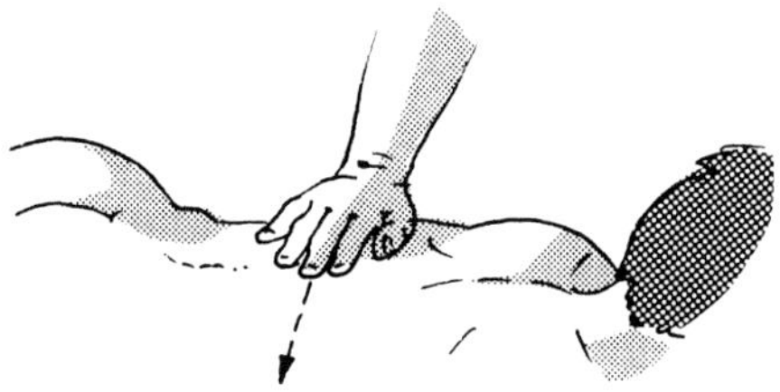

Abb. 41

4.d. MO-Reiben quer

Mit einer Hand oder beiden Händen (gleichzeitig oder abwechselnd nacheinander) massiert man die Haut des Patienten quer zur länglichen Körperachse des Patienten (Abb. 41). Meist wird er am Rücken-, Lenden- und Kreuzbereich sowie am Bauch angewendet. Beim MO-Reiben quer setzt man relativ viel Kraft ein, um die tiefliegenden Gewebe bzw. Organe (besonders im Bauch- und Lendenbereich) auch mit zu behandeln.

4.e. MO-Reiben diagonal

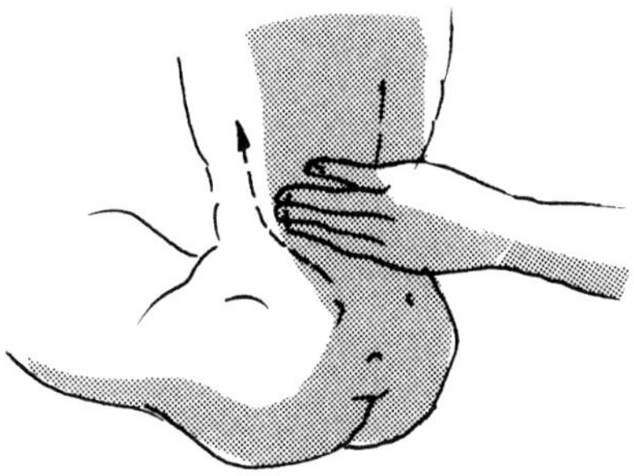

Abb. 42

Beim MO-Reiben diagonal, massiert man die Haut gewöhnlich von einer Seite (über die Mittellinie) diagonal auf die andere Seite des Körpers hin (Abb. 42). Dabei benutzt man entweder 4 Finger oder den ganzen Handteller (ein- oder beidhändig). Dieser Handgriff wird oft am Rücken, im Lenden-Kreuzbereich, am Thorax und am Bauch eingesetzt. Am Thorax sollte man nach Möglichkeit den Verlauf der Rippen berücksichtigen.

4.f. MO-Reiben beidseitig

Das MO-Reiben beidseitig wird meist am Rumpf gebraucht. Dabei legt man die Hände jeweils auf eine Seite des Rumpfes, massiert den Rumpf beidseitig (Abb. 43) linear oder kreisend. Der Kraftaufwand auf der Vorderseite ist geringer als auf der Rückseite des Rumpfes. Das MO-Reiben beidseitig hat eine deutlicher entspannende Wirkung als die anderen Arten des MO-Reibens.

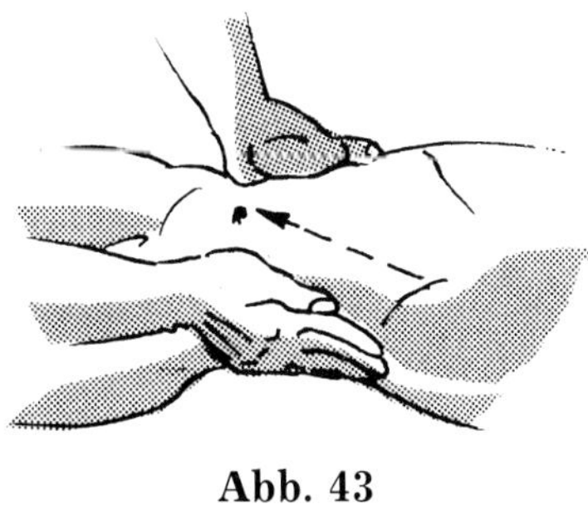

Abb. 43

4.g. SHU-MO-„Schnürendreiben"

SHU bedeutet schließen, schnüren, binden, bzw. zusammenziehen. Beim SHU-MO-„Schnürendreiben" massiert man mit beiden Händen die Brust oder den Bauch reibend von der Wirbelsäule über die seitliche Partie zu der vorderen Medianlinie (Abb. 44). Zum Schluß treffen die beiden Hände zusammen oder gehen weiter aneinander vorbei auf die andere Seite des Körpers. Dieser Handgriff erinnert an Schnüren eines Bündels, daher nennt man ihn „Schnürendreiben" und abgekürzt SHU-„Schnüren". Beim MO-Reiben sollten die beiden Hände gleichmäßig bewegt und die Kraft gleich verteilt werden.

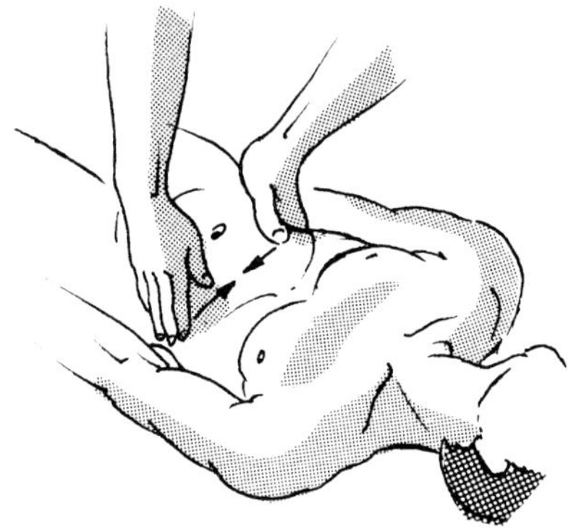

Abb. 44

4.h. FU-MO-Streichen

FU-MO-Streichen wird gewöhnlich als einleitende oder abschließende Massage bei der Behandlung angewendet. Er kann überall benutzt werden. Man sollte sanft, locker und gleichmäßig die Haut mit Fingern oder Handinnenfläche (Abb. 45) (im seltenen Fall mit dem Daumen) streichen und dabei wenig Kraft einsetzen. Dieser Handgriff wirkt sehr beruhigend und entspannend, sodaß der Patient dadurch ganz leicht einschlafen wird.

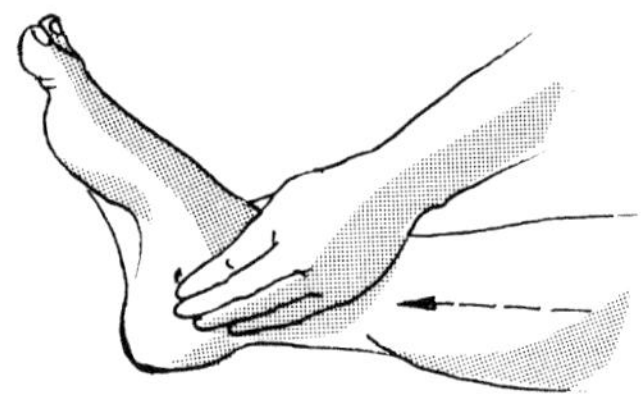

Abb. 45

4.i. MO-Reiben und AN-Drücken

Man drückt zuerst mit dem Daumen oder 4 Fingern (ein- oder beidhändig) an einer Stelle für eine kurze Weile, dann massiert man mit den Fingern reibend in einer Richtung (Abb. 46) relativ zügig. Diesen Vorgang wiederholt man öfter. Man benutzt diesen Handgriff an den Armen, Beinen, am Rücken und insbesondere am Bauch. Der Kraftaufwand ist relativ stark, sollte jedoch durch die gleichmäßige Kraftverteilung und durch die gleitende Bewegung nicht unangenehm wirken. Im unteren Abdomen massiert man weniger kraftvoll als im oberen Abdomen.

5. ROU-Friktion

Mit dem Daumen, Handteller oder mit der Faust massiert man kreisend eine Stelle, wobei die Haut nicht gerieben wird und der Finger bzw. die Hand an der Haut haften bleibt, um das Unterhaut- und Muskelgewebe zu stimulieren. Neben dem AN-Drücken und MO-Reiben ist ROU-Friktion der dritthäufigste Handgriff in

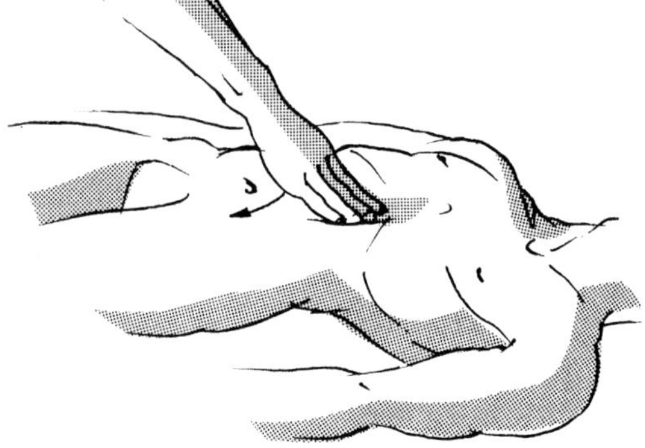

Abb. 46

der chinesischen Massage. Er wird auch oft mit einem anderen Handgriff wie AN-Drücken und QIA-Tiefdrücken kombiniert (siehe auch entsprechende Beschreibungen). Die Kraft bei der ROU-Friktion sollte zwar tief zur Muskelschicht reichen, aber nicht so stark sein, daß die Muskeln verletzt werden. Wichtig ist auch die gleichmäßige, ruhige kreisende Bewegung. Dieser Handgriff wird unter anderem auch gerne zum Ausgleichen der vorangehenden kräftigeren Massage eingesetzt. ROU-Friktion wirkt im allgemeinen entspannend auf die Muskeln, anregend auf den Blutkreislauf, regulierend auf das QI und auflösend auf Schwellung oder Blockade.

In der Praxis kennt man folgende Arten von ROU-Friktion:

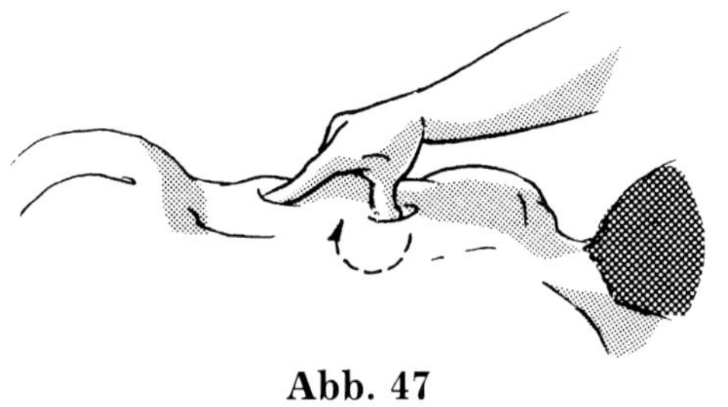

Abb. 47

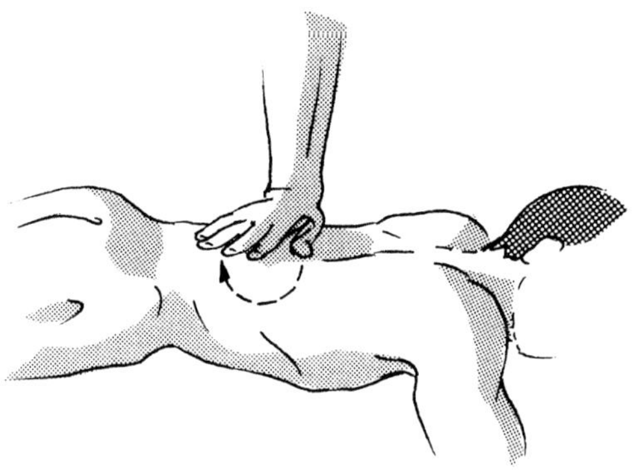

Abb. 48

5.a. ROU-Friktion mit den Fingern

Bei einer kleinflächigen ROU-Friktion, z. B. an Akupunkturpunkten oder kleineren Muskelbündeln in den Extremitäten benutzt man gerne den Daumen (Abb. 47) oder einen anderen Finger.

5.b. ROU-Friktion mit dem Handteller

Bei einer großflächigen ROU-Friktion, z. B. am Rücken, an der Schulter, nimmt man gern dazu den Handteller oder die Handwurzel (Abb. 48).

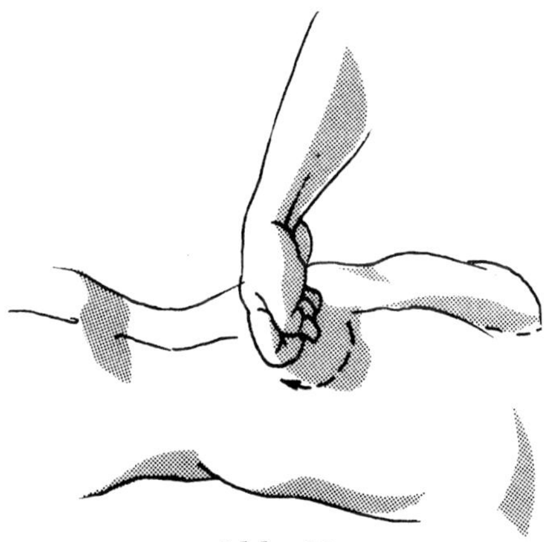

Abb. 49

5.c. ROU-Friktion mit der Faust

Bei besonders muskelreicher Stelle benutzt man häufig auch die Faust (Abb. 49). Bei der letzteren kann man die Massage-Intensität durch die Faust zusätzlich regulieren. Bei Fülle-SHI-Syndrom drückt man die Faust kräftig und bei Leere-XU-Syndrom eher locker.

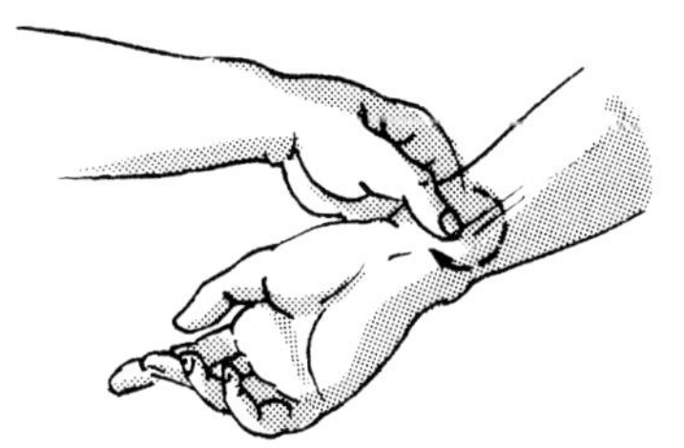

Abb. 50

5.d. ROU-Friktion beidseitig

Nachdem man die zu massierenden Stellen, die gegenüber jeweils auf der Vorder- und auf der Rückseite eines Körperteiles lokalisiert sind, mit dem Daumen und dem Zeigefinger (Abb. 50) oder mit den beiden Händen gegriffen hat, massiert man mit ROU-Friktion. Die Kraft auf der Innen- bzw. Vorderseite ist in der Regel schwächer als die auf der Außen- bzw. Rückseite des Körperteiles. Wichtig ist die ruhige, gleichmäßige Friktionsbewegung.

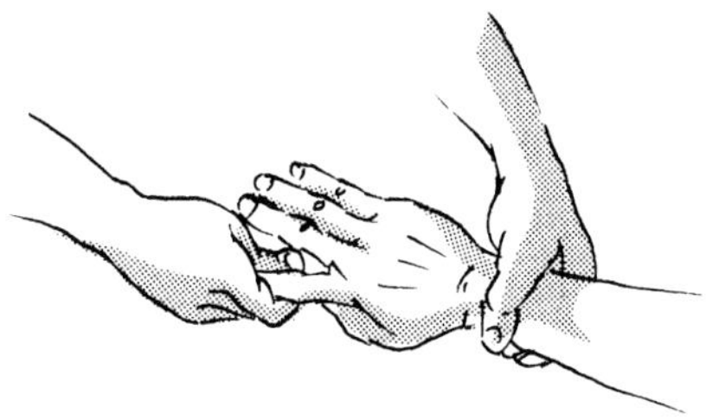

Abb. 51

6. NIE-Kneten

NIE-Kneten wird als eine Variation des NA-Greifens angesehen. In der Regel wird dabei ein Muskelbündel, ein Band oder ein Finger bzw. eine Zehe zwischen die Finger genommen und dann mit Druck hin und her geknetet. Dabei können die Finger an der gleichen Stelle bleiben oder sich vorwärts bewegen. An Weichteilen wird relativ kräftig und an den Fingern bzw. Zehen weniger kräftig massiert. Der Patient spürt dabei deutliches DE-QI-Gefühl wie beim NA-Greifen: Wärme, Schwellung, Dehnung und Taubheit. NIE-Kneten wirkt allgemein regulierend auf die Meridiane, anregend auf den Blutkreislauf und erfrischend auf das Bewußtsein.

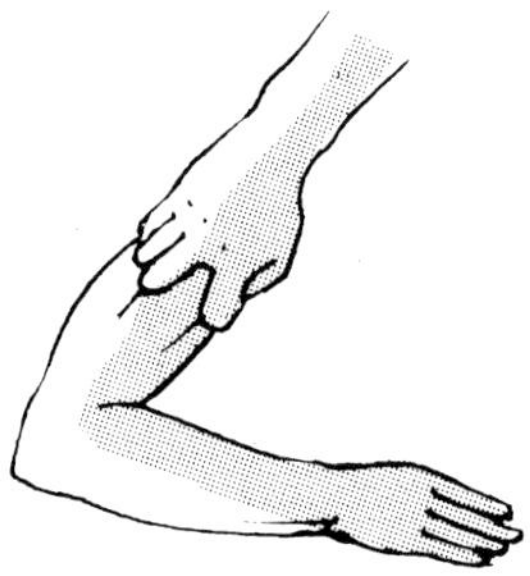

Abb. 52

In der Praxis unterscheidet man folgende Arten von NIE-Kneten:

6.a. NIE-Kneten mit den Fingern

Entweder greift man mit dem Daumen oder dem Zeigefinger (Abb. 51) oder mit den mittleren Gliedern des gebeugten Zeige- und Mittelfingers (Abb. 52) das ausgesuchte Muskelbündel an seinem Ansatz bzw. den Finger. Dann bleibt man an Ort und Stelle und massiert weiter knetend bzw. kneifend dauernd oder mit Intervall. Häufiger jedoch bewegt man die Finger kneifend und knetend entlang des Muskelbündels oder des Fingers des Patienten in einer bestimmten Richtung. Man benutzt diesen Handgriff meist bei kleineren Muskeln oder an Fingern bzw. Zehen.

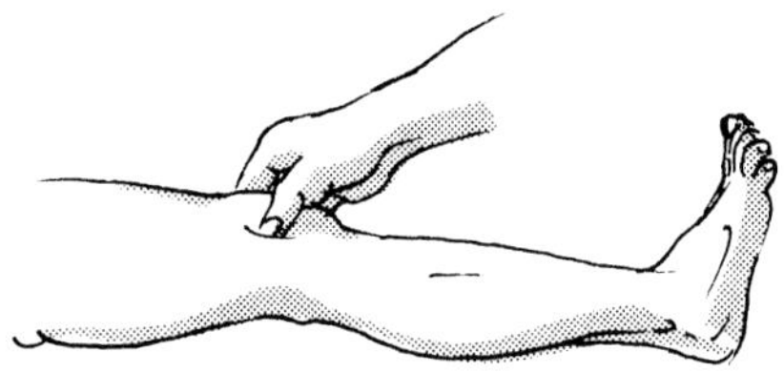

Abb. 53

6.b. NIE-Kneten mit den Händen

Bei größeren Muskeln greift man oft mit einer Hand (Abb. 53) oder beiden Händen (Abb. 54), wobei der Daumen an einer Seite und die

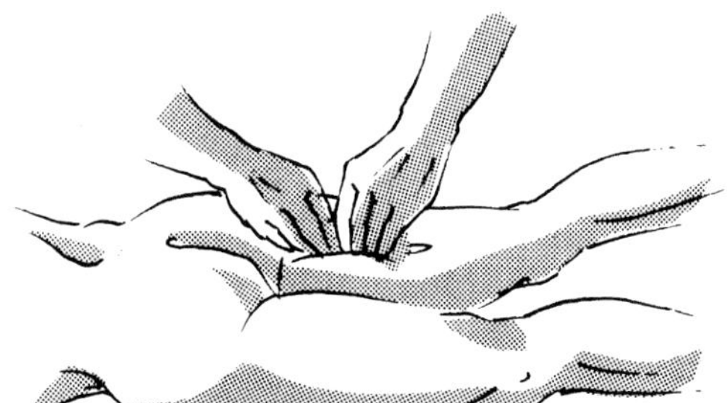

Abb. 54

restlichen Finger an der anderen Seite zangenartig die Muskeln zusammenhalten. Ähnlich bei NIE-Kneten mit den Fingern kann man auf der Stelle bleiben oder sich vorwärts bewegen.

Daher wird dieser Handgriff oft einfach **QIE-Schneiden** bezeichnet. Er wird häufig bei Schwellung oder Ödem z. B. am Gelenk, eingesetzt.

7. QIA-Tiefdrücken

QIA-Tiefdrücken ist eine spezielle Variation des AN-Drückens. Statt die Fläche der Fingerbeere setzt man den Fingernagel oder die -kuppe dazu, wobei das letzte Fingerglied senkrecht zur Hautoberfläche des Patienten steht und drückt meist die Akupunkturpunkte in die Tiefe. Bedingt durch seine Technik und seine starke Wirkung wird dieser Handgriff auch **„Fingernadeln" (ZHI-ZHEN-FA)** genannt. Der Patient spürt in der Regel auch die typischen DE-QI-Empfindungen wie beim NA-Greifen: Schwellung, Dehnung, Schwere und Taubheit. QIA-Tiefdrücken wirkt im allgemeinen regulierend auf die Meridiane, anregend auf die Blutzirkulation, entspannend auf die Muskeln und erfrischend auf das Bewußtsein.

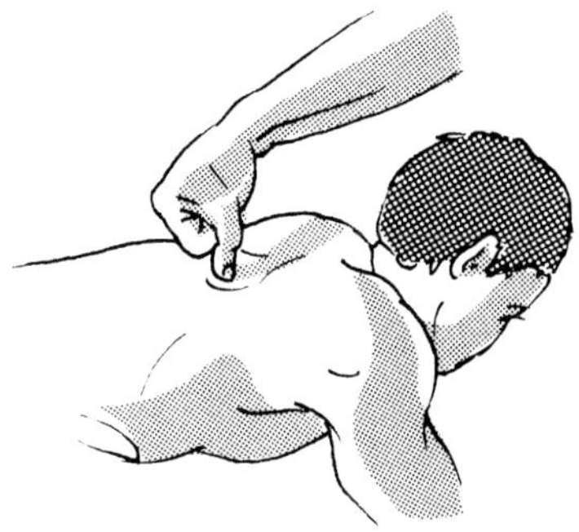

Abb. 55

In der Praxis unterscheidet man folgende Arten von QIA-Tiefdrücken:

7.a. Einfaches QIA-Tiefdrücken

Wie oben beschrieben, drückt man mit dem Daumen (Abb. 55) oder Zeigefinger (ein- oder beidhändig) die Stelle in die Tiefe. Dieses einfache QIA-Tiefdrücken mit einem Finger wird meist an Punkten an den Extremitäten angewandt. Man sollte dabei aufpassen, daß nicht zu kräftig gedrückt wird, damit die Haut nicht verletzt wird.

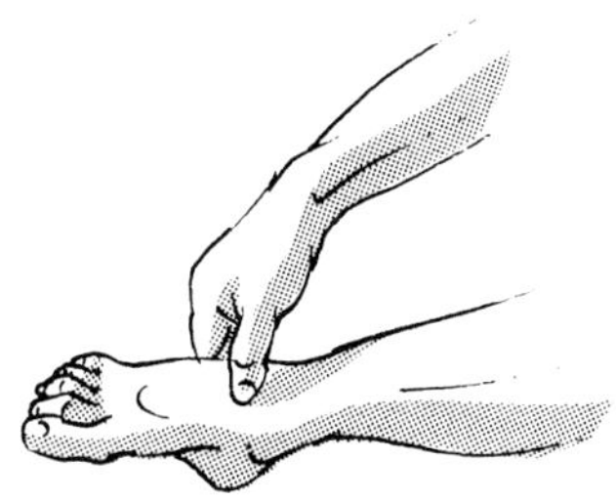

Abb. 56

7.b. QIE-QIA-Tiefdrücken schneidend

Ähnlich wie bei 7.a. einfachem QIA-Tiefdrücken bringt man die Kuppe oder den Nagel auf eine Stelle und dann massiert man Schritt für Schritt (meist kranialwärts) mit dem Nagel bzw. der Kuppe quer zu der länglichen Achse des Körpers bzw. der Extremität vorsichtig (nicht zu tief bzw. zu kräftig) (Abb. 56) schneidend vorwärts.

7.c. QIA-Tiefdrücken und ROU-Friktion

Nachdem man die zu massierende Stelle mit der Daumenkuppe für eine Weile in die Tiefe gedrückt hat, massiert man anschließend mit ROU-Friktion weiter (Abb. 57). Es wird dann wiederholt auf diese Art und Weise massiert. Zur Behandlung von Bewußtlosigkeit massiert man die entsprechenden Punkte wie LG 20 (Ch)*), LG 26 und N 1 gleichzeitig mit QIA-Tiefdrücken und ROU-Friktion.

8. Reiben

8.a. CA-Hinundherreiben

Mit den Fingern, dem Handteller bzw. der Handwurzel oder Handkante reibt man die Haut des Patienten relativ kräftig und linear hin und her (Abb. 58), in der Regel bis die Haut ganz warm wird. Man sollte darauf achten, daß sich die Hand linear hin und her bewegt. Zur Vermeidung der Hautverletzung empfiehlt es sich, vorher Gleitmittel auf die Haut des Patienten aufzutragen. Mit der Handkante und -wurzel kann mehr Wärme als mit den Fingern und dem Handteller produziert werden. Dieser Handgriff ist hervorragend (bedingt durch die Wärme) geeignet für die Entspannung der Muskel, die Förderung der Blutzirkulation, die Entschwellung, die Schmerzlinderung und die Auflösung der Blockade.

8.b. CUO-Reiben beidseitig

Anders als beim CA-Hinundherreiben reibt man hier mit den beiden Händen oder Fingern an zwei gegenüberliegenden Seiten des Körperteils hin und her und zwar mit beiden Händen jeweils in verschiedene Richtung (Abb. 59). Die Wärme-Produktion ist beim CUO-Reiben, beidseitig etwas geringer als beim CA-Hinundherreiben. Dieses wirkt aber intensiver auf Lockerung der Muskulatur, Drainage der Meridiane und Förderung der QI- und Blutzirkulation.

Genau genommen sind diese beiden Handgriffe Variationen des MO-Reibens.

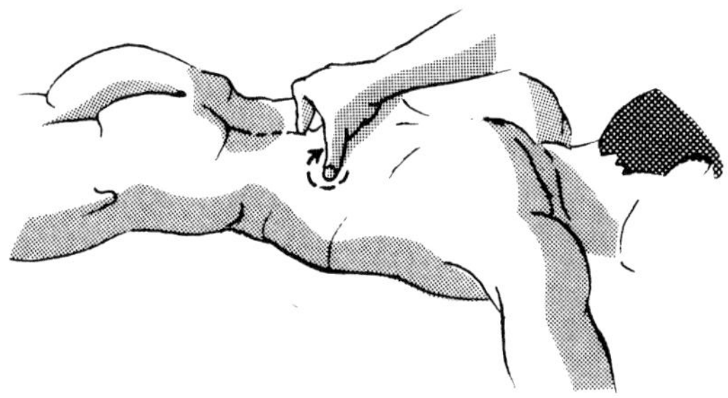

Abb. 57

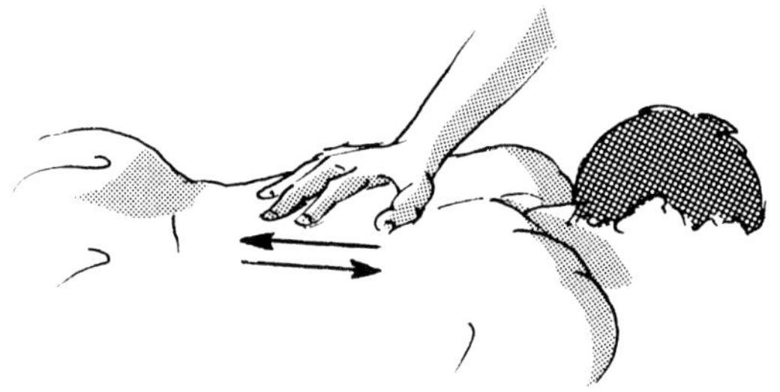

Abb. 58

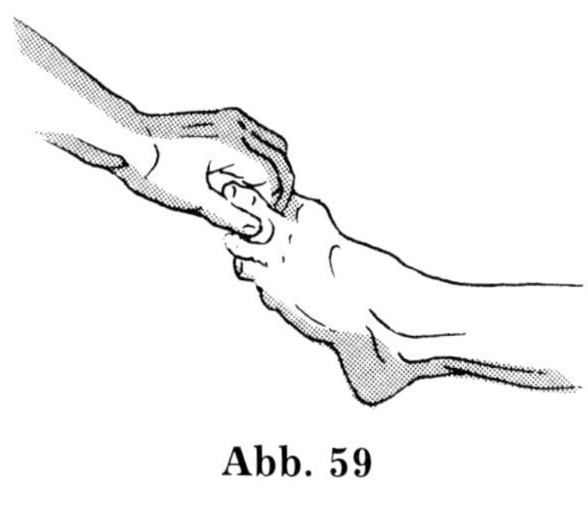

Abb. 59

*) (Ch) bedeutet: Die Punktangabe enspricht dem chinesischen Benennungssystem. Diese Abkürzung wird im gesamten Text des Buches verwendet.

9. YAO-Rotation

YAO-Rotation ist im Grunde genommen ein Handgriff der passiven Bewegungstherapie, die in der chinesischen traditionellen Medizin bei der Heilmassage eingegliedert wird. Man fixiert einen Körperteil, meist den Kopf, einen Arm oder ein Bein mit den beiden Händen und bewegt ihn dann kreisend, gewöhnlich in beiden Richtungen (links- und rechtsherum), ruhig und gleichmäßig. Am Anfang macht man, angepaßt an die momentane Bewegungsmöglichkeit des betroffenen Gelenks, recht kleine Rotationen, nach und nach werden die Rotationen dann vergrößert, jedoch nicht größer als die physiologische Beweglichkeit. Dabei sollte man die Körperregionen distal und proximal des betroffenen Gelenks stabil halten und nicht gegen den Schmerz oder die Sperrung und mit Gewalt die Rotation zwingen. Man sollte diesen Handgriff erst nach einer einleitenden aufwärmenden bzw. lockernden Massage des betroffenen Bereichs anwenden. YAO-Rotation wirkt muskellockernd und gelenksmobilisierend. Man benutzt diesen Handgriff bei degenerativen bzw. chronisch-entzündlichen Erkrankungen und bei Bewegungseinschränkungen der Gelenke, wie Schulter- und Hüftgelenke (Abb. 60, siehe auch spezielle Manipulation Nr. 83 / Seite 68, Abb. 61, siehe auch spezielle Manipulation Nr. 112 / Seite 83). YAO-Rotation ist kontraindiziert bei Knochenbrüchen und Luxationen.

Wichtig ist, daß der Patient dabei eine passende, aber entspannte Haltung einnehmen sollte, daß man die Dehnung sehr behutsam, ruhig und schrittweise ausführen und nicht mit Gewalt oder plötzlich ziehen sollte. Man macht vor diesem Handgriff zuerst eine einleitende, aufwärmende und lockernde Massage des betroffenen Bereichs. Die genauen Vorgangsweisen der einzelnen Behandlungen werden bei speziellen Manipulationen beschrieben; z. B. Nacken (Nr. 18 / Seite 67), Schulter (Nr. 20 / Seite 68 bzw. Nr. 84. / Seite 101) und Hüftgelenk (Nr. 49 / Seite 83 bzw. Nr. 102 /Seite 110).

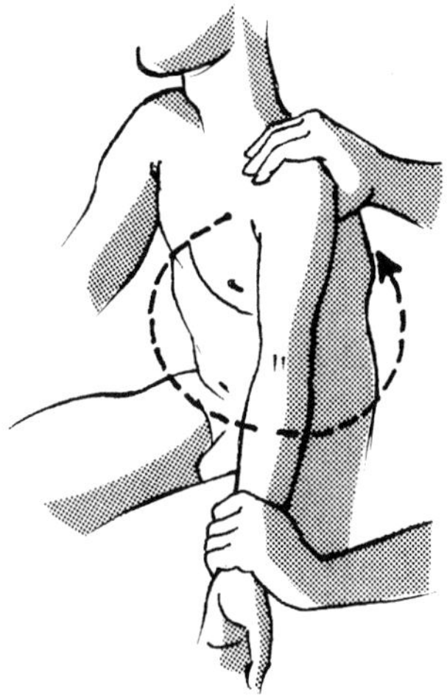

Abb. 60

10. YIN-Dehnen

Ähnlich wie YAO-Rotation gehört das YIN-Dehnen bzw. -Strecken zum Handgriff der passiven Bewegungstherapie, die bei der chinesischen traditionellen Medizin in der Heilmassage integriert ist. Die Wirkungen sind ähnlich: die Muskeln entspannen, die Blockade auflösen und die Gelenke öffnen. Neben der einfachen Dehnung im Sinne der Extension kombiniert man auch oft mit Drehung und Beugung. Man setzt diesen Handgriff oft bei verschiedenen Gelenken ein, um die Beweglichkeit wieder zu erlangen oder zu verbessern.

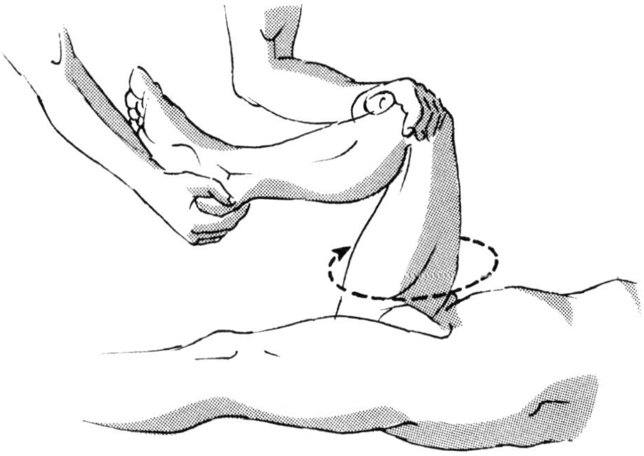

Abb. 61

11. Weitere Handgriffe

An bestimmten Stellen kann man durch gewöhnliche Handgriffe die erwünschte Wirkung, bedingt durch die anatomischen Gegebenheiten, z. B. an tiefliegenden Punkten im muskelreichen Körperteil, nicht erzielen. Hierfür muß man einen speziellen Handgriff mit gezielter Tiefenwirkung anwenden. Da sich dadurch gewöhnlich eine kräftigere Massage ergibt, gibt man diesem Handgriff oft das Zusatzattribut ZHONG-kräftig. Diese kräftigen bzw. schweren Massagegriffe sollte man nicht bei Patienten mit schwachem Körperbau oder Kleinkindern einsetzen.

11.a. ZHONG-YA-Kräftigdrücken

Beim ZHONG-YA-Kräftigdrücken benutzt man die Füße, um den Rücken oder das Bein des Patienten gegen eine stabile Unterlage zu drükken (Abb. 62 und Abb. 63). Damit man ruhig stehenbleiben und auch die Dosierung der Kraft zum Drücken genau gestalten kann, nimmt man zum Halten gerne Holz- bzw. Bambusstäbe oder andere Vorrichtungen. Am Anfang wird ganz leicht gedrückt, allmählich steigert man den Kraftaufwand so, wie es der Patient ohne Schwierigkeiten vertragen kann. Um eine optimale Wirkung zu erzielen, sollte man mit den Füßen langsam, aber rhythmisch den Körper bzw. das Bein drücken. Man sollte dabei aufpassen, daß der Patient nicht durch zu starken oder plötzlichen Druck eine Verletzung der Weichteile (Prellung oder Riß) oder des Knochens (Bruch) erleidet.

11.b. ZHONG-ROU-Kräftigfriktion

Diese Sonderform der ROU-Friktion mit einer tiefen und kräftigen Wirkung benutzt man oft an Körperregionen, wo die Punkte durch die üppige oder kräftige oder verspannte Muskulatur schwer zugänglich sind, z. B. am Rücken, Lebensbereich oder an der Hüfte. Dazu kann man den Ellenbogen (Abb. 64) oder die Ferse benutzen. Man drückt den Ellenbogen oder die Ferse in die Tiefe und gleichzeitig wendet man die ROU-Friktion an. Auch hier richtet sich der Kraftaufwand nach der Verträglichkeit des Patienten bzw. danach, daß dabei keinerlei Verletzungen der Weichteile verursacht werden.

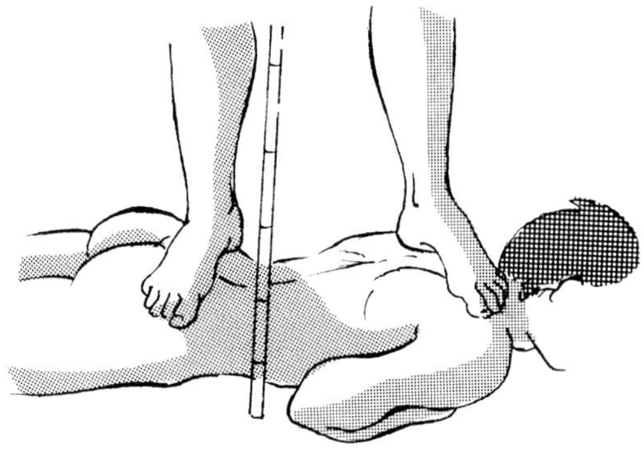

Abb. 62

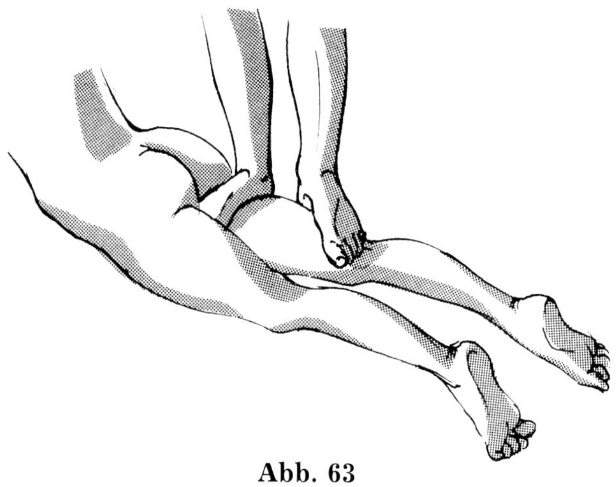

Abb. 63

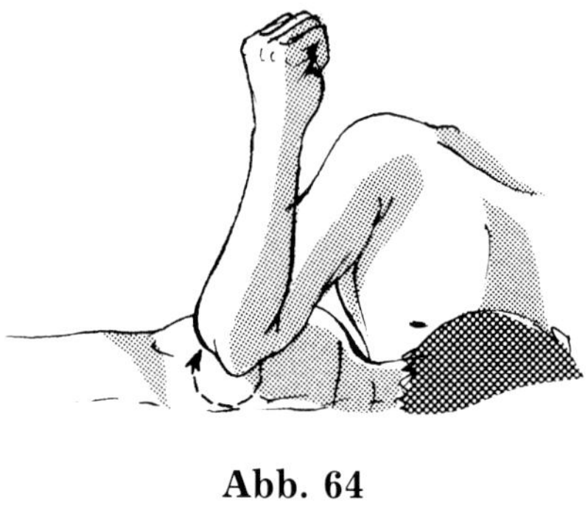

Abb. 64

D.2. CHINESISCHE MASSAGE-MANIPULATIONEN

In diesem Kapitel werden die speziellen Manipulationen der chinesischen Heilmassage vorgestellt. Neben der technischen Unterweisung werden die Wirkung, die Indikationen und die Kombinationsmöglichkeiten mit den anderen Massage-Manipulationen angegeben. Die Benennung der Manipulationen richtet sich nach der chinesischen Fachliteratur „Praktisches Lehrbuch der traditionellen chinesischen Massage“ (SHI-YONG ZHONG-YI TUI-NA-XUE) von Herrn Dr. LUO, JING-HONG aus Chong-Qing, der aus einer traditionellen Ärztefamilie stammt. Dazu werden die im deutschen Sprachraum gängigen Nomenklaturen des chinesischen Meridiansystems gebraucht. Es wird empfohlen, sich vorher über den Verlauf der Meridiane und die Lokalisation der eingesetzten Punkte anhand einschlägiger Literatur*) und über die Grundgriffe der chinesischen Massage in Kap. D.1. (Seite 43) zu informieren.

Kopf – Nacken

1. QIA-Tiefdrücken von LG 26 (Ch)

Technik: Der Patient liegt auf dem Rücken oder sitzt aufrecht. Der Masseur sitzt daneben. Der Masseur fixiert mit einer Hand den Kopf des Patienten an der Stirn oder am Hinterkopf, mit Fingerkuppen (Daumen und Zeigefinger der anderen Hand) wird LG 26 (Ch) mit QIA-Tiefdrücken ca. 1–2 Minuten (Abb. 65), dann mit den beiden Daumen auf der Oberlippe, ausgehend aus LG 26 (Ch) mit FEN-TUI-Seitwärts-Schieben ebenfalls 1–2 Minuten massiert.

Anmerkungen: Nach QIA-Tiefdrücken kann man die Massage an LG 26 (Ch) mit ROU-Friktion ergänzen.

*) Die Autoren haben hierfür das Lehrbuch „Neue Chinesische Akupunktur“ von G. KÖNIG und I. WANCURA, Maudrich, Wien–München–Bern, benutzt.

Wirkungen: Hitze-RE vertreiben und die Nase durchlässig machen; das YANG tonisieren und die Kälte-HAN austreiben.

Indikationen und Kombinationen:

- Ohnmacht und Krämpfe, oft kombiniert mit 94. QIA-Tiefdrücken von Di 4 und 23. ZHANG-TUI-Schieben am Schulterblatt.
- Lumbago, oft kombiniert mit 43. ROU-Friktion im Lumbalbereich und 40. ZHANG-FEN-Seitwärtsschieben mit Handwurzel im Lumbalbereich.

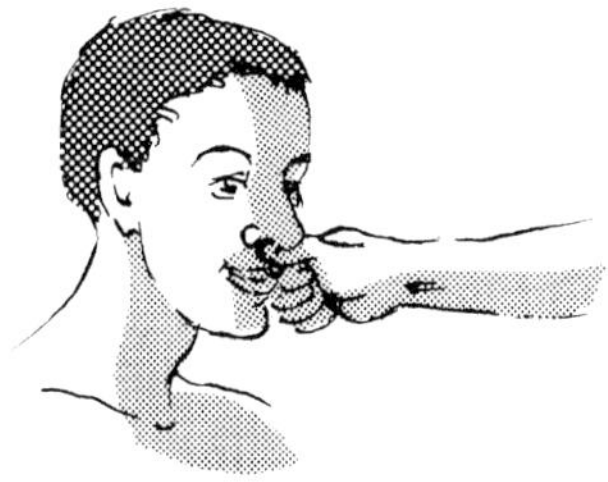

Abb. 65

2. MO-Reiben und QIA-Tiefdrücken im Gesicht

Technik: Der Patient liegt auf dem Rücken, und der Masseur sitzt am Kopfende des Patienten. Mit beiden Daumen wird, beginnend von Di 20 neben den Nasenflügeln über Dü 18, entlang der Jochbein-Unterkante und M 7 am Unterrand des Arcus zygomaticus und zu Dü 19 vor dem Tragus (Gehörgang) zuerst QIA-Tiefdrücken und dann mit MO-Reiben massiert (Abb. 66).

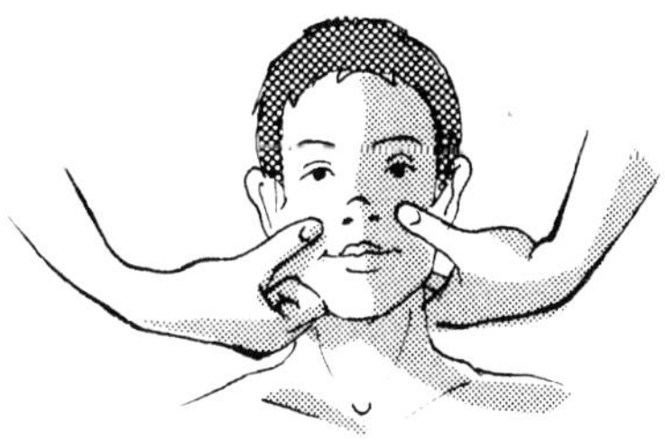

Abb. 66

Anmerkungen: Die Intensität des Fingerdruckes soll langsam gesteigert werden, so wie es der Patient vertragen kann.

Wirkungen: Den Wind-FENG vertreiben und die Nase durchlässig machen; den Meridian beleben und den Schmerz stillen.

Indikationen und Kombinationen:

- Erkältungen mit Wind-FENG-, Kälte-HAN- und Außen-BIAO-Syndromen; kombiniert mit 5. FEN-TUI-Seitwärtsschieben im Stirnbereich und 94. QIA-Tiefdrücken von Di 4 bei begleitenden Kopfschmerzen und verstopfter Nase.
- Schmerzen, Lähmungen im Gesichtsbereich, oft kombiniert mit 6. ROU-Friktion von PaM 9.

3. MO-Reiben von PaM 3

Technik: Der Patient liegt auf dem Rücken oder sitzt aufrecht. Der Masseur sitzt oder steht daneben. Mit dem Daumen wird PaM 3 zuerst mit TUAN-MO-Kreisendreiben ca. 1 Minute und dann zum Stirnhaaransatz ZHE-MO-Linearreiben 1–2 Minuten massiert (Abb. 67).

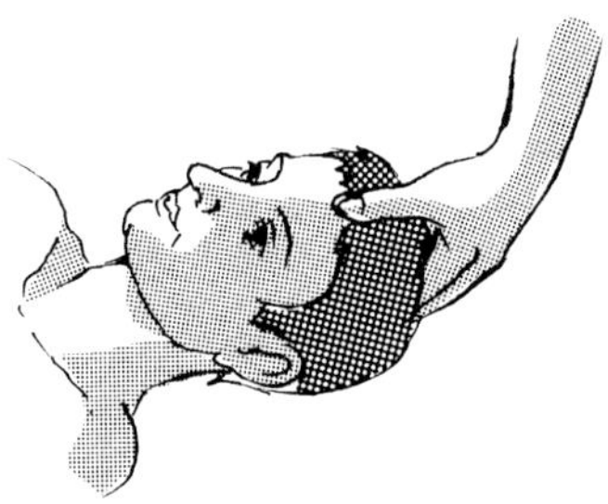

Abb. 67

Anmerkungen: Das MO-Reiben sollte man ruhig, aber kraftvoll durchführen; der Druck soll gleichmäßig verteilt werden.

Wirkungen: Den Wind-FENG und Hitze-RE austreiben und den Geist-SHEN beruhigen.

Indikationen und Kombinationen:

- Erkältungen mit Wind-FENG-, Kälte-HAN- und Außen-BIAO-Syndrom; bei Sinusitis frontalis oft kombiniert mit 5. FEN-TUI-Seitwärts-Schieben im Stirnbereich und 17. ROU-Friktion von G 20.
- Erkältungen mit Wind-FENG- und Hitze-RE-Syndrom; bei Konvulsionen (bei Kindern) oft kombiniert mit 95. ROU-Friktion von KS 8 und 18. NIE-Kneten der Nacken-Muskulatur.

4. TUI-Schieben von Augenbrauen

Technik: Der Patient liegt auf dem Rücken; der Masseur sitzt am Kopfende des Patienten. Mit beiden Daumen wird an B 2 mit QIA-Tiefdrükken, dann entlang der Augenbrauen zu PaM 9 mit MO-Reiben und anschließend zu G 5 im Schläfenbereich mit FU-MO-Streichen massiert, insgesamt 2–3 Minuten (Abb. 68).

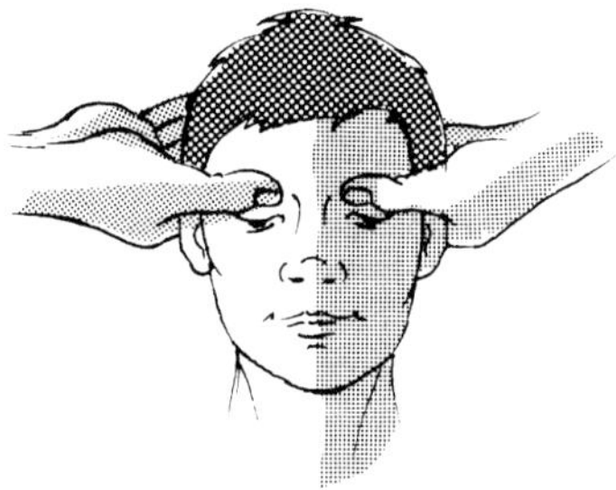

Abb. 68

Wirkungen: Die Hitze-RE aus den TAI-YANG-Meridianen austreiben; die Meridiane beleben und die Sehkraft verbessern.

Indikationen und Kombinationen:

- Beschwerden in Augen wie Rötung, Schmerzen, Juckreiz, Licht-Empfindlichkeit und verschwommenes Sehen; oft kombiniert mit 6. ROU-Friktion von PaM 9 und 94. QUI-Tiefdrücken von Di 4.
- Stirn-Kopfschmerzen; oft kombiniert mit 13. TUI-Schieben im Schläfenbereich.

5. FEN-TUI – Seitwärtsschieben im Stirnbereich

Technik: Der Patient liegt auf dem Rücken oder sitzt aufrecht; der Masseur sitzt am Kopfende des Patienten oder daneben. Mit den beiden Daumen oder 4 Fingern (ohne Daumen) wird von der Stirnmitte nach außen hin seitwärts mit TUI-Schieben 2–3 Minuten und dann von M 8 (Ch) im Schläfenbereich zum Hinterkopf mit MO-Reiben 1–2 Minuten massiert.

Anmerkungen: Die Druckintensität der beiden Hände sollte gleich verteilt sein. Am Hinterkopf kann man – die Hände kreuzend – ein paarmal massieren.

Wirkungen: Den Kopf aufklaren und die Sehkraft stärken; die Konzentration verbessern und den Geist-SHEN beruhigen.

Indikationen und Kombinationen:

- Erkältungen mit Wind-FENG- und Kälte-HAN-Syndrom, bei Kälte-Empfindlichkeit, Fieber, Kopfschmerzen und verstopfter Nase oft kombiniert mit 17. ROU-Friktion von G 20 und 30. NA-Greifen und TI-Anheben über die Wirbelsäule.
- Neurasthenische Symptome, wie Schwindel, Kopfschmerzen, Herzklopfen, Schlafstörungen, oft kombiniert mit 92. AN-Drücken von H 7 und 99. FEN-Teilen von Handteller.
- Sinusitiden; bei Stirn-Kopfschmerzen, verstopfter oder laufender Nase, oft kombiniert mit 2. MO-Reiben und QIA-Tiefdrücken im Gesichtsbereich und 3. MO-Reiben im Stirnbereich.

6. ROU-Friktion von PaM 9

Technik: Der Patient liegt auf dem Rücken oder sitzt aufrecht; der Masseur sitzt daneben. Mit beiden Daumen wird an PaM 9 mit ROU-Friktion 1–2 Minuten massiert, dann wird der Kopf mit einer Hand fixiert und mit dem Daumen der anderen Hand wird von M 7 im Schläfenbereich über PaM 9 zu Dü 19 vor dem Tragus (Gehörgang) bogenförmig mit MO-Reiben 2–3 Minuten massiert (Abb. 69).

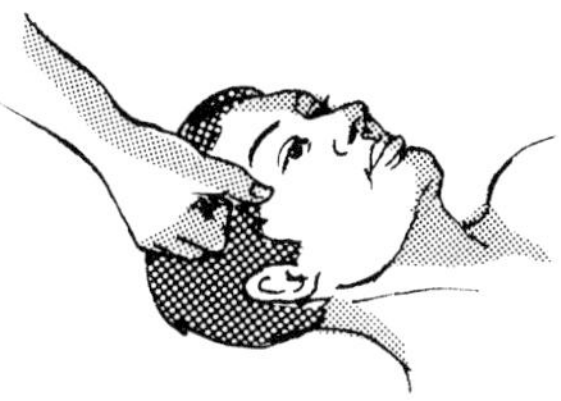

Abb. 69

Anmerkungen: Die ROU-Friktion sollte man mit nicht zu intensivem Kraftaufwand durchführen; bei MO-Reiben darf man ruhig die Kraft intensiver dosieren.

Wirkungen: Den Wind-FENG und die Hitze-RE vertreiben; den Kopf aufklaren und die Sehkraft stärken.

Indikationen und Kombinationen:

- Kopfschmerzen bei Erkältungen mit Wind-FENG- und Kälte-HAN-Syndrom, bei Neurasthenie, Sinusitis, Migräne; oft kombiniert mit 11. TUI-Schieben in Scheitelmitte und 13. TUI-Schieben im Schläfenbereich.
- Augenrötung und -schwellung bzw. Tränen infolge von Erkältungen mit Wind-FENG- und Hitze-RE-Syndrom; oft kombiniert mit 91. AN-Drücken von KS 6 und 3E 5.

7. AN-Drücken von G 3 und M 7 (Ch)

Technik: Der Patient liegt auf dem Rücken oder sitzt aufrecht; der Masseur sitzt daneben. Beidseitig wird mit dem Daumen und Zeigefinger jeweils an G 3 und M 7 (Ch) am Jochbeinbogen (Arcus zygomaticus) (Abb. 70) mit DIAN-AN-Punktdrücken, dann mit dem Daumen von M 8 im Schläfenbereich über G 3 und M 7 zu M 6 (Ch) am Kieferwinkel mit TUI-Schieben insgesamt 2–3 Minuten massiert.

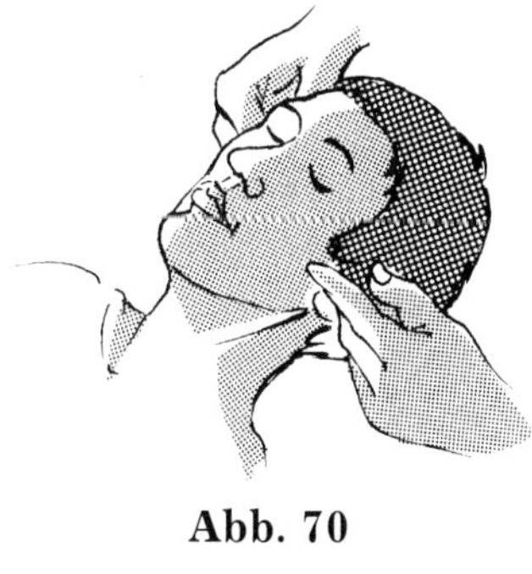

Abb. 70

Anmerkungen: Die Massage sollte mit dem gleichen Kraftaufwand auf beiden Seiten und langsam durchgeführt werden. Bei örtlichen entzündlichen Prozessen (auch Akne) sollte vorsichtig massiert werden.

Wirkungen: Den Wind-FENG vertreiben und den Kopf aufklaren; den Schmerz stillen und Sinnesorgane (Nase und Ohr) schärfen.

Indikationen und Kombinationen:

- Erkrankungen der Ohren wie Tinnitus. Schwerhörigkeit und Mittelohrentzündungen; oft kombiniert mit 17. ROU-Friktion von G 20 und 91. AN-Drücken von KS 6 und 3E 5.
- Zahnschmerzen und Trigeminus-Neuralgien, oft kombiniert mit 94. QIA-Tiefdrücken von Di 4.

8. AN-Drücken von LG 20 (Ch)

Technik: Der Patient sitzt aufrecht; der Masseur steht daneben oder vor dem Patienten. Mit dem Daumen an LG 20 (Ch) wird mit CHANG-AN lang gedrückt, dann mit dem Daumen die Scheitelmitte (Lenkergefäß) vom Stirnhaaransatz bis LG 17 (Ch) (Protuberantia occipitalis) (Abb. 71) und danach von G 8 im Schläfenbereich über dem Ohr über LG 20 (Ch) zu dem G 8 auf der anderen Seite mit MO-Reiben insgesamt 3–5 Minuten massiert.

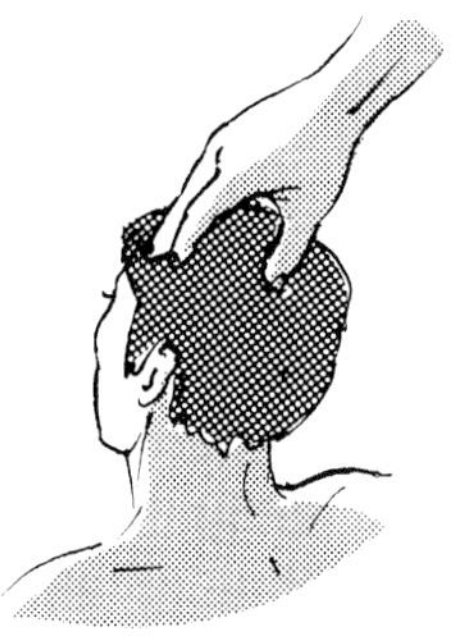

Abb. 71

Anmerkungen: Der Kraftaufwand soll nur so groß sein wie es der Patient vertragen kann. Bei Patienten mit schwacher Konstitution sollte man im Liegen massieren.

Wirkungen: Die Konzentration fördern und den Geist-SHEN beruhigen; das YANG tonisieren und festigen.

Indikationen und Kombinationen:

- Schwindel bei Blut-XUE-Leere-XU, Scheitelkopfschmerzen, kombiniert oft mit 15. TUI-Schieben am Hinterkopf, diagonal.
- Bewußtlosigkeit und Apoplexie, kombiniert oft mit 1. QIA-Tiefdrücken von LG 26 (Ch) 114. ROU-Friktion von M 36.
- Analprolaps, Metrorrhagie oder Hypermenorrhoe, kombiniert oft mit 120. ROU-Friktion von MP 6 und 44. AN-Drücken im Lumbalbereich, beidseitig vertikal.

9. AN-Drücken im Schläfenbereich beidseitig

Technik: Der Patient sitzt aufrecht, der Masseur steht hinter dem Patienten. Mit den 4 Fingern (ohne Daumen) wird beidseitig von M 8 (Ch) zu LG 17 (Ch) am Hinterkopf mit MO-Reiben insgesamt 1–3 Minuten massiert (Abb. 72). Dann wird der Kopf beidseits mit den Handtellern im Schläfenbereich 1–2 Minuten kräftig gedrückt. Anschließend werden die beiden Ohren ebenfalls mit den Handtellern 1–2 Minuten gedrückt.

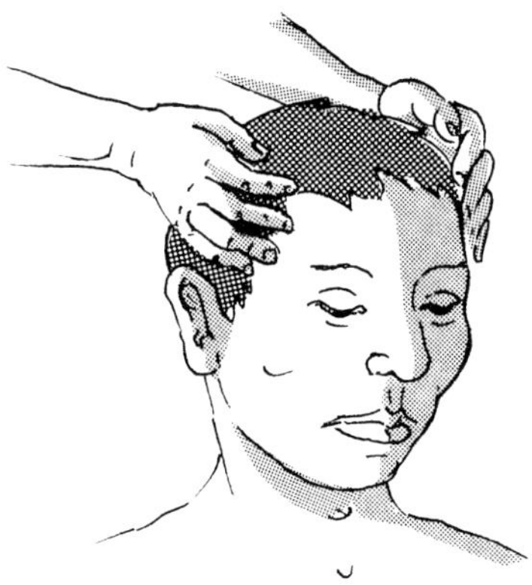

Abb. 72

Anmerkungen: Der Kraftaufwand der beiden Hände sollte gleich groß sein.

Wirkungen: Den Wind-FENG vertreiben und den Schmerz stillen; den Kopf aufklaren und den Geist-SHEN beruhigen.

Indikationen und Kombinationen:

- Kopfschmerzen und Schwindel bei Blut-XUE-Leere-XU, hypotonische Beschwerden; oft kombiniert mit 5. FEN-TUI-Seitwärtsschieben im Stirnbereich und 91. AN-Drükken von KS 6 und 3E 5.
- Neurasthenische Symptomatik wie Kopfschmerzen, Schwindel, Schlaflosigkeit und Tachykardie; oft kombiniert mit 92. AN-Drücken von H 7 und 99. FEN-Teilen von Handtellern.

10. CONG-„Schärfen" von Ohren

Technik: Der Patient sitzt aufrecht; der Masseur sitzt oder steht vor bzw. hinter ihm. Mit den Daumen werden die Gehörgänge festgedrückt und der Patient sollte jetzt tief einatmen, dann wird die Nase mit den Mittelfingern (an Nasenflügeln) geschlossen. Nun sollte der Patient kräftig ausatmen, dabei werden Daumen und Mittelfinger plötzlich losgelassen. So wird es 3–5mal wiederholt. Danach werden die Ohren mit den Handtellern festgedrückt. Die Mittelfinger des Masseurs werden auf der Schädelbasis angelegt, und die Zeigefinger werden jeweils auf dem Mittelfinger mit Druck aufgelegt und auf die Schädelbasis für 1–2 Minuten geschnalzt, sodaß der Patient lautes „Trommeln" hört (Abb. 73).

Anmerkungen: Auf die zeitliche Übereinstimmung zwischen der Ausatmung (des Patienten) und dem Loslassen der Finger (des Masseurs) sollte geachtet werden.

Wirkungen: Die Sinnesorgane (Nase und Ohren) durchlässig machen und den Gehörsinn schärfen.

Indikationen und Kombinationen:

- Beschwerden der Ohren wie Tinnitus, Schwerhörigkeit, oft kombiniert mit 91. AN-Drücken von KS 6 und 3E 5.
- Sinusitiden, oft kombiniert mit 94. QIA-Tiefdrücken von Di 4 und 5. FEN-TUI-Seitwärtsschieben im Stirnbereich.

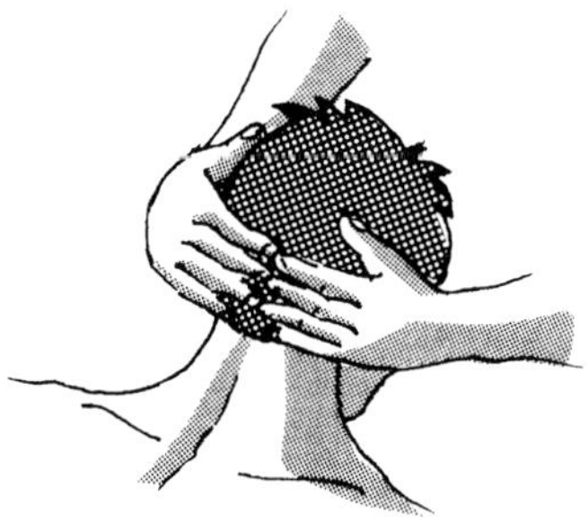

Abb. 73

11. TUI-Schieben in Scheitelmitte

Technik: Der Patient sitzt aufrecht oder liegt auf dem Bauch mit leicht rückwärts geneigtem Kopf; der Masseur sitzt oder steht daneben. Mit dem Daumen wird die Mittellinie des Kopfes von LG 25 (Ch) an der Nasenspitze über PaM 3, LG 20 (Ch) bis zu LG 15 (Ch) an der Schädelbasis mit TUI-Schieben insgesamt 2–3 Minuten massiert (Abb. 74).

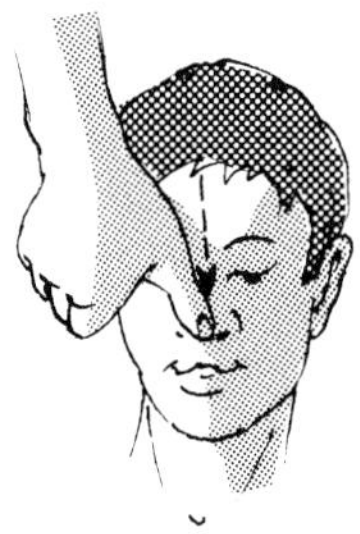

Abb. 74

Anmerkungen: An den Punkten PaM 3, LG 20 (Ch) und LG 15 (Ch) sollte zusätzlich mit DIAN-AN-Punktdrücken kombiniert werden.

Wirkungen: Den Geist-SHEN und das YANG der Leber-GAN beruhigen.

Indikationen und Kombinationen:

- Stirnkopfschmerzen bei Sinusitis frontalis, Spannungskopfschmerzen und Migräne, kombiniert oft mit 5. FEN-TUI-Seitwärtsschieben im Stirnbereich und 17. ROU-Friktion von G 20.
- Erkältungen mit Wind-FENG- und Kälte-HAN-Syndrom, bei verstopfter Nase, Augenrötung und -schwellung, oft kombiniert mit 2. MO-Reiben und QIA-Tiefdrücken im Gesicht und 94. QIA-Tiefdrücken von Di 4.
- Schwindel und Kopfschmerzen bei Leere-XU von Blut-XUE, oft kombiniert mit 8. AN-Drücken von LG 20 (Ch) und 91. AN-Drücken von KS 6 und 3E 5.

12. TUI-Schieben am Kopf temporal

Technik: Der Patient nimmt eine Seitenlage im Liegen ein. Der Masseur sitzt daneben. Mit dem Daumen wird an M 8 (Ch) und mit dem Zeige- oder Mittelfinger an G 20 mit ROU-Friktion, dann mit dem Daumen von M 8 (Ch) temporal am Kopf über dem Ohr zu G 20 mit TUI-Schieben (Abb. 75) insgesamt 2–4 Minuten massiert.

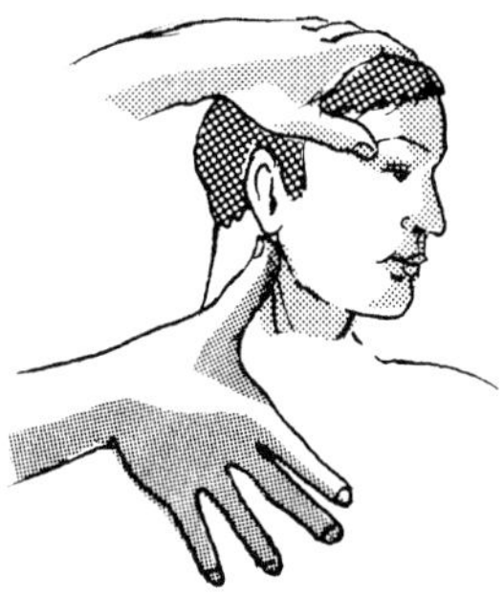

Abb. 75

Anmerkungen: Das zeitliche Verhältnis zwischen der Massage im temporalen und okzipitalen Bereich steht 2 : 1. Das TUI-Schieben kann kombiniert werden mit AN-Drücken.

Wirkungen: Die Meridiane regulieren und die Leber-GAN beruhigen.

Indikationen und Kombinationen:

- Kopfschmerzen und Schwindel bei Hypertonie, oft kombiniert mit 45. MO-Reiben auf Kreuzbein, quer und 124. QIA-Tiefdrücken von Le 3.
- Schmerzen im Schulter-Armbereich und Zervikalsyndrom, oft kombiniert mit 17. ROU-Friktion von G 20 und 22. ROU-Friktion von Dü 13.

13. TUI-Schieben im Schläfenbereich

Technik: Der Patient sitzt aufrecht oder liegt in Seitenlage; der Masseur sitzt oder steht daneben. Mit den beiden Daumen wird von G 14 im Stirnbereich über den Gallenblasenmeridian zu G 12 hinter dem Proc. mastoideus (Abb. 76) mit TUI-Schieben insgesamt 2–3 Minuten massiert.

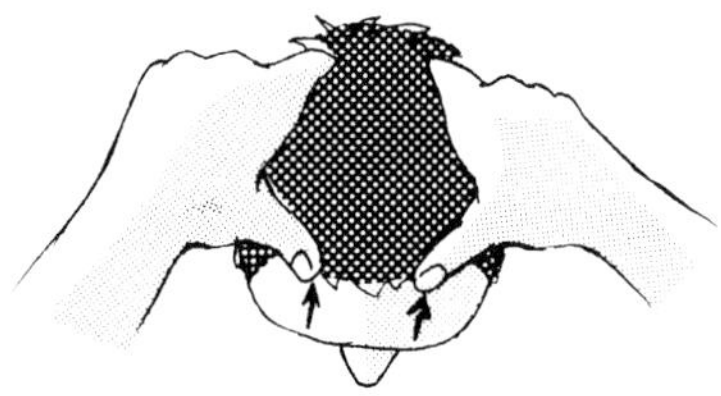

Abb. 76

Anmerkungen: Bei G 14, G 8 und G 12 sollte zusätzlich mit DIAN-AN-Punktdrücken kombiniert werden.

Wirkungen: Die Hitze-RE austreiben und die Sehkraft verbessern; den Kopf aufklaren und den Geist-SHEN beruhigen.

Indikationen und Kombinationen:

- Migräne, Tinnitus und Schwerhörigkeit, oft kombiniert mit 9. AN-Drücken im Schläfenbereich, beidseitig und 94. QIA-Tiefdrücken von Di 4.
- Erkrankungen der Nase und Sinusitis frontalis, oft kombiniert mit 3. MO-Reiben von PaM 3 und 94. QIA-Tiefdrücken von Di 4.

14. AN-Drücken am Mastoideus

Technik: Der Patient sitzt aufrecht oder liegt auf dem Bauch mit leicht vorwärts geneigtem Kopf; der Masseur sitzt hinter ihm oder am Kopfende des Patienten. Mit den beiden Daumen wird an G 12 hinter dem Proc. mastoideus (Abb. 77) mit AN-Drücken, dann von G 12 zu 3E 17 hinter dem Ohr vor und unter dem Proc. mastoideus mit TUI-Schieben insgesamt 2–3 Minuten massiert.

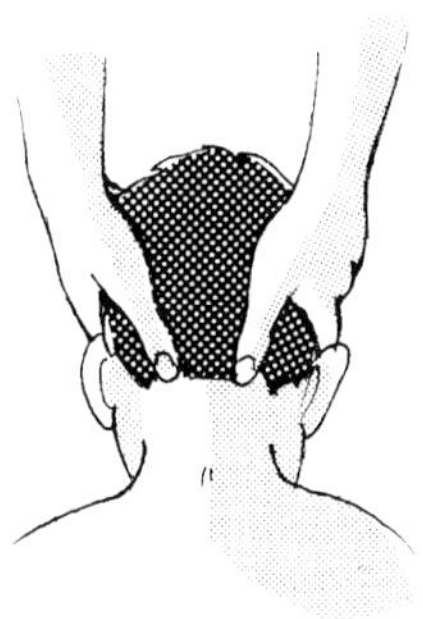

Abb. 77

Anmerkungen: An G 12 und 3E 17 kann mit ROU-Friktion (nur mit leichtem Druck) kombiniert werden, deren Druckintensität sich nach der Verträglichkeit des Patienten richtet.

Wirkungen: Den Wind-FENG austreiben und die Meridiane durchlässig machen; den Schmerz stillen und den Gehörsinn schärfen.

Indikationen und Kombinationen:

- Okzipital-Kopfschmerzen, Tinnitus und Hörstörungen, oft kombiniert mit 21. NA-Greifen von G 21, 18. NIE-Kneten von Nackenmuskulatur und 91. AN-Drücken von KS 6 und 3E 5.

15. TUI-Schieben am Hinterkopf diagonal

Technik: Der Patient liegt auf dem Bauch oder sitzt aufrecht; der Masseur sitzt oder steht daneben. Mit einer Hand wird der Kopf des Patienten an der Stirn fixiert und mit den 4 Fingern der anderen Hand (ohne Daumen) wird von G 8 über dem Ohr zuerst über G 20 auf der gleichen Seite (Abb. 78), dann über LG 15 (Ch) zu G 21 auf der anderen Seite mit TUI-Schieben insgesamt 3–5 Minuten massiert.

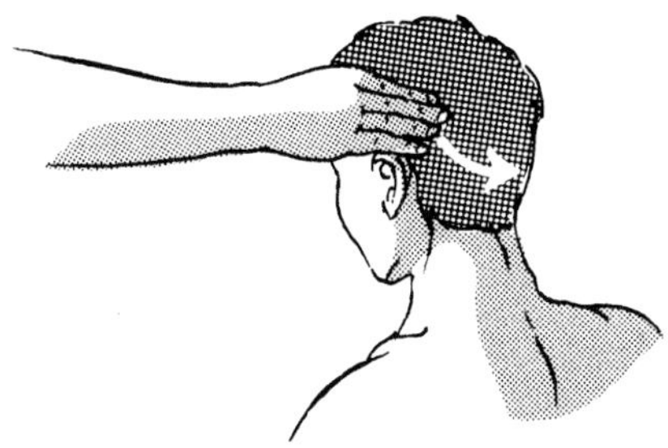

Abb. 78

Anmerkungen: Die oben genannten Punkte können mit DIAN-AN-Punktdrücken kombiniert werden.

Wirkungen: Das Blut-XUE erwärmen und das QI zirkulieren; den Kopf aufklaren und den Geist-SHEN beruhigen.

Indikationen und Kombinationen:

- Schwindel und Kopfschmerzen bei Leere-XU von Blut-XUE, oft kombiniert mit 11. TUI-Schieben in Scheitelmitte und 91. AN-Drükken von KS 6 und 3E 5.
- Schwindel, Kopfschmerzen und innere Unruhe bei Hypertonie, oft kombiniert mit 91. AN-Drücken von KS 6 und 3E 5 und 45. MO-Reiben auf Kreuzbein, quer.

16. FEN-TUI-Seitwärtsschieben am Hinterkopf

Technik: Der Patient liegt auf dem Bauch mit leicht vorwärts geneigtem Kopf; zur Unterstützung können die beiden Hände zur Faust geballt und unter die obere Brust (unterhalb der Schlüsselbeine) gelegt werden. Der Masseur sitzt am Kopfende des Patienten. Mit beiden Daumen wird von LG 16 (Ch) an der Schädelbasis seitwärts über G 20, G 12 zu 3E 17 (Abb. 79) und dann hinter dem Ohr herum zu 3E 22 vor dem Ohr mit TUI-Schieben insgesamt 2–3 Minuten massiert.

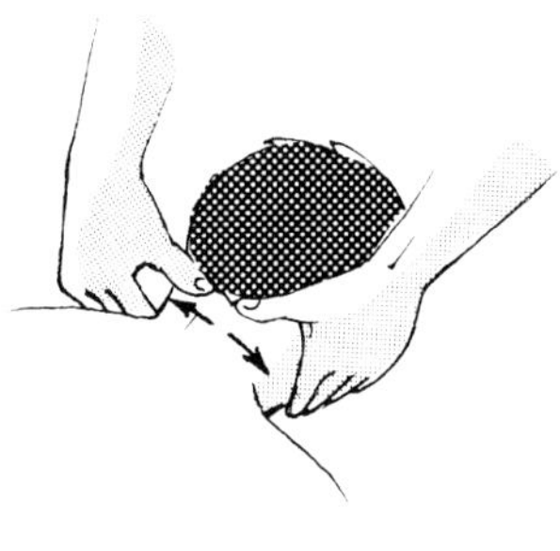

Abb. 79

Anmerkungen: Die oben genannten Punkte sollten mit AN-Drücken kombiniert werden.

Wirkungen: Den Wind-FENG und die Hitze-RE austreiben und das Bewußtsein zurückholen; das Blut-XUE und das QI regulieren und den Geist-SHEN beruhigen.

Indikationen und Kombinationen:

- Kopfschmerzen und Schwindel durch Wind-FENG und Kälte-HAN, oft kombiniert mit 18. NIE-Kneten von Nackenmuskulatur.
- Kopfschmerzen und Schwindel bei Leere-XU von Blut-XUE, oft kombiniert mit 5. FEN-TUI-Seitwärtsschieben im Stirnbereich.
- Bewußtlosigkeit, oft mit 1. QIA-Tiefdrücken von LG 26 (Ch) und 92. AN-Drücken von H 7.

17. ROU-Friktion von G 20

Technik: Der Patient sitzt aufrecht und der Masseur sitzt oder steht hinter ihm. Mit einer Hand wird der Kopf des Patienten an der Stirn fixiert und mit dem Daumen und Zeigefinger der anderen Hand wird G 20 beidseitig (Abb. 80) mit ROU-Friktion für ca. 1–2 Minuten, dann mit den 4 Fingern (ohne Daumen) vom Hinterkopf über G 20, Nacken zu G 21 auf der gleichen Seite mit MO-Reiben für 1–2 Minuten massiert.

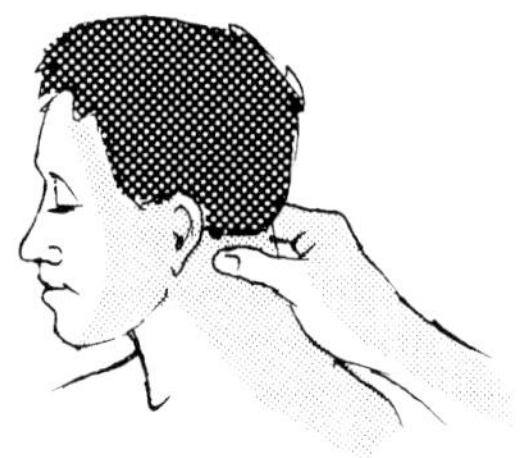

Abb. 80

Anmerkungen: Bei Patienten mit schwacher Konstitution kann auch im Liegen (auf dem Bauch) massiert werden. Bei ROU-Friktion von G 20 sollte der Kopf des Patienten aufrecht bleiben und der Druck dabei sollte in die Schädelbasis gerichtet werden.

Wirkungen: Den Wind-FENG und die Hitze-RE austreiben; den Kopf und das Bewußtsein aufklaren.

Indikationen und Kombinationen:

- Erkältungen mit Wind-FENG-, Kälte-HAN- oder Hitze-RE-Syndrom: bei Kopfschmerzen und Schwindel oft kombiniert mit 18. NIE-Kneten von Nackenmuskulatur und 95. ROU-Friktion von KS 8.
- Zervikalsyndrom, Nackensteife und -schmerzen, oft kombiniert mit 22. AN-Drükken von Dü 13 und 19. NIU-ZHUAN-Seitwärtsdrehen des Kopfes.

18. NIE-Kneten von Nackenmuskeln

Technik: Der Patient sitzt aufrecht oder liegt auf dem Bauch mit leicht vorwärts geneigtem Kopf; der Masseur steht oder sitzt hinter bzw. neben ihm. Mit den beiden Händen wird die Nakkenmuskulatur von G 20 zu Dü 15 (Abb. 81) mit NIE-Kneten und NA-Greifen 3–5 Minuten massiert.

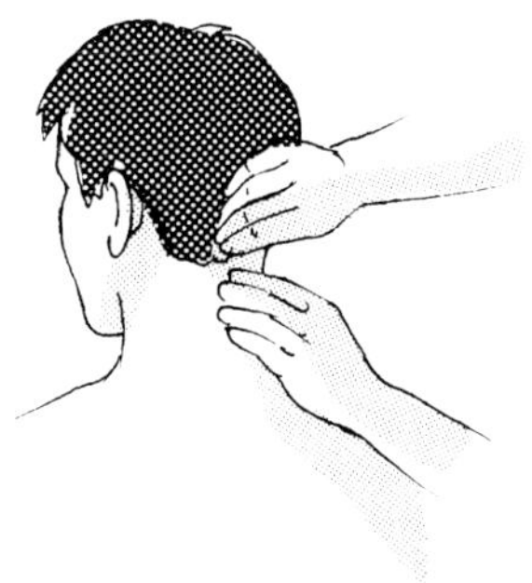

Abb. 81

Anmerkungen: Die Massage mit NIE-Kneten und NA-Greifen der Nackenmuskulatur sollte ganz langsam und bei sanft und gleichmäßig dosierter Intensität durchgeführt werden.

Wirkungen: Das Blut-XUE und das QI regulieren; die Krämpfe beseitigen und den Schmerz stillen.

Indikationen und Kombinationen:

- Fieber, Kälteempfindlichkeit, Kopfschmerzen u. a. Symptomatik der Erkältungen mit Wind-FENG- und Kälte-HAN-Syndrom; oft kombiniert mit 5. FEN-TUI-Seitwärtsschieben im Stirnbereich und 94. QIA-Tiefdrücken von Di 4.
- Schmerzen und Schwellung im Hals mit Schluckbeschwerden bei Erkältungen mit Wind-FENG- und Hitze-RE-Syndrom, oft kombiniert mit 17. ROU-Friktion von G 20 und 94. QIA-Tiefdrücken von Di 4.
- Schwindel und Kopfschmerzen bei Hypertonie, oft kombiniert mit 45. MO-Reiben auf Kreuzbein quer und 124. QIA-Tiefdrücken von Le 3.

19. NIU-ZHUAN-Seitwärtsdrehen des Kopfes

Technik: Der Patient sitzt aufrecht; der Masseur steht daneben. Mit einer Hand wird der Kopf des Patienten am Kinn und mit der anderen Hand am seitlichen Scheitel gehalten, wobei die beiden Hände einander diagonal gegenüberstehen (Abb. 82). Der Kopf des Patienten wird zuerst ein paarmal seitwärts hin und her locker gedreht, dann plötzlich und rasch nach links oder nach rechts seitwärts in die Höhe gezogen. Dabei ergibt sich ein knallender Laut durch Dehnung der Bänder. Anschließend kann die andere Seite ebenfalls so gehandhabt werden.

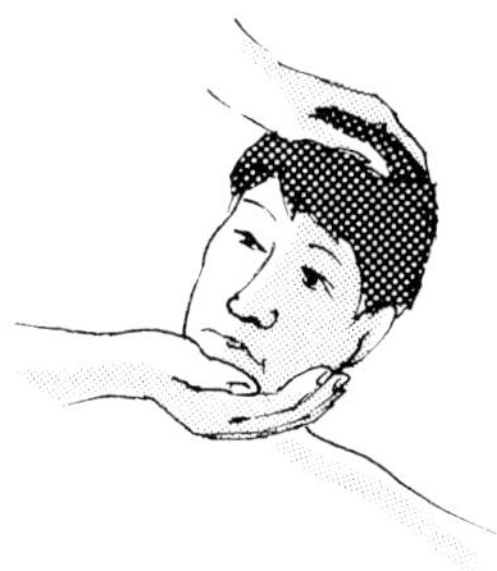

Abb. 82

Anmerkungen:

- Diesen chiropraktischen Handgriff sollte man vor Anwendung zuerst bei einem erfahrenen und dafür ausgebildeten Chiropraktiker erlernen.
- Ferner sollte die einwandfreie Beschaffenheit der Halswirbelsäule vor der Behandlung mit diesem Handgriff durch Röntgenuntersuchung geklärt werden, besonders bei älteren Patienten oder Zervikalsyndrom.
- In der Behandlung sollte dieser Handgriff nach einer aufwärmenden und lockernden Massage wie durch 15. TUI-Schieben am Hinterkopf diagonal und 18. NIE-Kneten von Nackenmuskulatur eingesetzt werden.
- Der Patient sollte sich dabei ruhig verhalten.

Wirkungen: Das QI und die Muskeln regulieren; die Meridiane durchlässig machen und den Schmerz stillen.

Indikationen und Kombinationen:

- Nackensteife, oft kombiniert mit 15. TUI-Schieben am Hinterkopf diagonal, 17. ROU-Friktion von G 20, 21. NA-Greifen von G 21, 18. NIE-Kneten von Nackenmuskulatur und 115. ROU-Friktion von G 39.

20. AN-XUAN-Ausdehnen von Schulter und Nacken

Technik: Der Patient sitzt aufrecht, und der Masseur steht daneben. Mit einer Hand wird der Kopf des Patienten an der seitlichen Scheitelgegend gehalten und mit der anderen Hand wird die gleichseitige Schulter gegengehalten (Abb. 83). Der Kopf des Patienten wird mit ruhigem, sanftem Zug nach vorne und zugleich in die Höhe drehend gedehnt. Dieser Vorgang wird 6–8mal wiederholt.

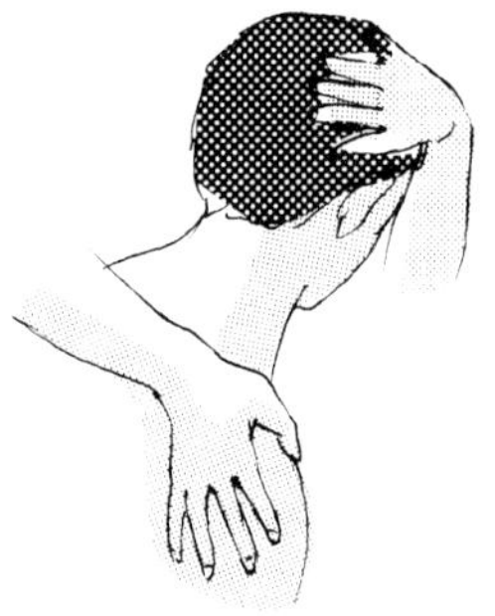

Abb. 83

Anmerkungen:

- Der drehende Zug des Kopfes und das Gegenhalten der Schulter muß zeitgleich ausgeführt werden.
- Der drehende Zug sollte ruhig, sanft, aber relativ kraftvoll gestaltet werden. Die Weite der Drehung wird allmählich vergrößert.
- Siehe auch Anmerkungen von 19. NIU-ZHUAN-Seitwärtsdrehen des Kopfes (S. 67).

Wirkungen: Die Meridiane beleben und durchlässig machen; das QI regulieren und die Krämpfe auflösen.

Indikationen und Kombinationen:

- Nackensteife und -schmerzen (siehe 19. NIU-ZHUAN-Seitwärtsdrehen des Kopfes / S. 67).
- Schulter-Armsyndrom, oft kombiniert mit 87. TUI-Schieben von 3 YANG-Meridianen im Oberarm, 17. ROU-Friktion von G 20 und 32. FEN-TUI-Seitwärtsschieben am Rücken.

Rücken

21. NA-Greifen von G 21

Technik: Der Patient sitzt aufrecht, der Masseur sitzt oder steht vor bzw. hinter ihm. Mit dem Daumen und den restlichen 4 Fingern wird G 21 auf der Schulter beidseitig gegriffen (Abb. 84) und wiederholt insgesamt 2–3 Minuten weg vom Körper gehoben.

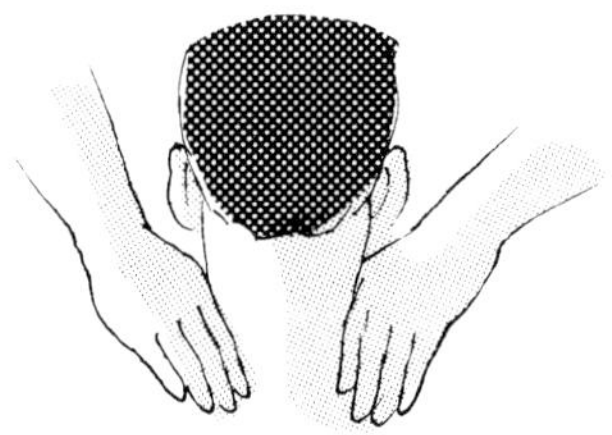

Abb. 84

Anmerkungen: Der Kraftaufwand richtet sich nach der Verträglichkeit des Patienten. Vor und nach diesem Massagegriff sollte man die Stelle mit ROU-Friktion und MO-Reiben sanft massieren.

Wirkungen: Die Meridiane durchlässig machen und den Geist-SHEN beleben.

Indikationen und Kombinationen:

- Zervikalsyndrom, Weichteilverletzungen im Nacken-Schulterbereich, Schulter-Armsyndrom; oft kombiniert mit 85. TUI-Schieben und AN-Drücken von Di 15, Di 11 und Di 4 sowie 87. TUI-Schieben von 3 YANG-Meridianen im Oberarm.
- Kopfschmerzen, Schwindel, körperliche Erschöpfung, Hemiplegie; oft kombiniert mit 114. ROU-Friktion von M 36 und 124. QIA-Tiefdrücken von Le 3.

22. ROU-Friktion von Dü 13

Technik: Der Patient liegt auf dem Bauch oder sitzt aufrecht mit vor der Brust gekreuzten Armen, wobei die Hände den gegenseitigen Oberarm greifen. Der Masseur sitzt oder steht hinter oder neben ihm. Der Daumen wird an Dü 13 in der Fossa supraspinata und die restlichen 4 Finger auf der Schulter aufgelegt (Abb. 85). Bei fixierten 4 Fingern wird Dü 13 mit den Daumen und mit ROU-Friktion 2–4 Minuten massiert.

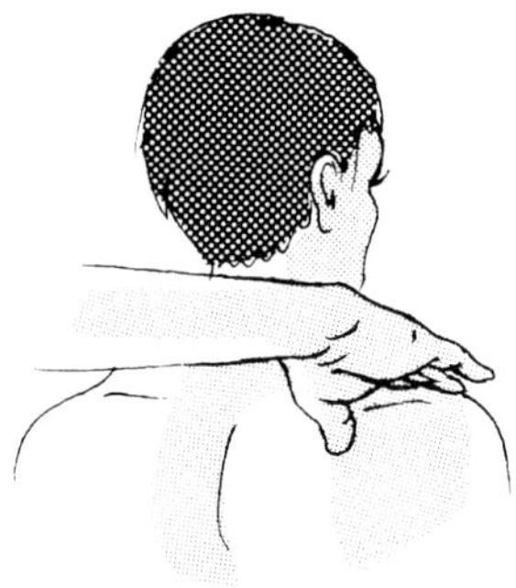

Abb. 85

Anmerkungen: Wenn die Haut durch Massage rot geworden ist, sollte man damit aufhören. Anschließend kann mit CHANG-AN-Langdrükken kombiniert werden.

Wirkungen: Die Meridiane durchlässig machen; das QI zirkulieren und den Schmerz stillen.

Indikationen und Kombinationen:

- Nackenschmerzen und -steife, Parästhesien im Schulterbereich und Schulter-Armsyndrom; oft kombiniert mit 17. ROU-Friktion von G 20 und 88. ROU-Friktion von 3E 10.
- Kopfschmerzen, Schwindel, Übelkeit und Erbrechen; oft kombiniert mit 91. AN-Drükken von KS 6 und 3E 5 und 114. ROU-Friktion von M 36.

23. ZHANG-TUI-Schieben am Schulterblatt

Technik: Der Patient sitzt aufrecht oder liegt in Seitenlage bei rückwärts geneigtem Kopf; der Masseur sitzt oder steht daneben. Mit einer Hand wird die Schulter des Patienten fixiert, und mit der Wurzel der anderen Hand wird von Dü 15 neben der Prominenz über B 43 (Ch) und dann um das Schulterblatt schräg zur mittleren Achsellinie (Abb. 86) mit TUI-Schieben für 2–3 Minuten massiert.

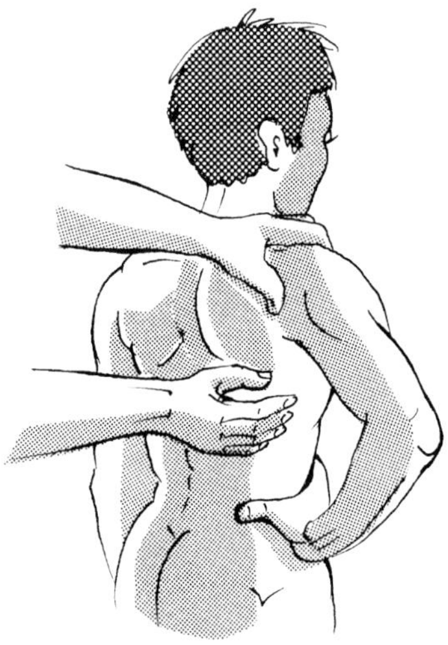

Abb. 86

Anmerkungen: Bei TUI-Schieben sollte der Körper des Patienten durch die andere Hand zurückgehalten werden. An Dü 15 und B 43 (Ch) sollte mit AN-Drücken kombiniert werden. Der Kraftaufwand unter dem Schulterblatt ist geringer als oben neben dem Schulterblatt.

Wirkungen: Das Asthma beruhigen und den Husten stillen; das QI tonisieren und die Leere-XU beseitigen.

Indikationen und Kombinationen:

- Asthma, Husten, Beklemmung in Brustregion, Übelkeit und Erbrechen; oft kombiniert mit 31. TUI-Schieben am oberen Rücken, paravertebral 56. MO-Reiben in der Mitte vom Thorax und Rücken.
- Schwindel, Flimmern vor Augen, kraftlose Extremitäten, körperliche Erschöpfung und andere Symptomatik der YANG-Schwäche; oft kombiniert mit 114. ROU-Friktion von M 36 und 42. ROU-Friktion von LG 4.

24. AN-Drücken medial der Skapula

Technik: Der Patient sitzt aufrecht oder liegt auf Seitenlage mit rückwärts geneigtem Kopf, dabei wird der Arm der zu behandelnden Körperseite gebeugt hinter den Körper gebracht. Der Masseur sitzt oder steht neben ihm. Mit dem Daumen wird von Dü 15 neben der Prominenz beginnend entlang der Innenseite des Schulterblatts über B 43 bis zum Angulus inferior (Abb. 87) mit DIAN-AN-Punktdrücken kräftig in die Tiefe 2–4 Minuten massiert.

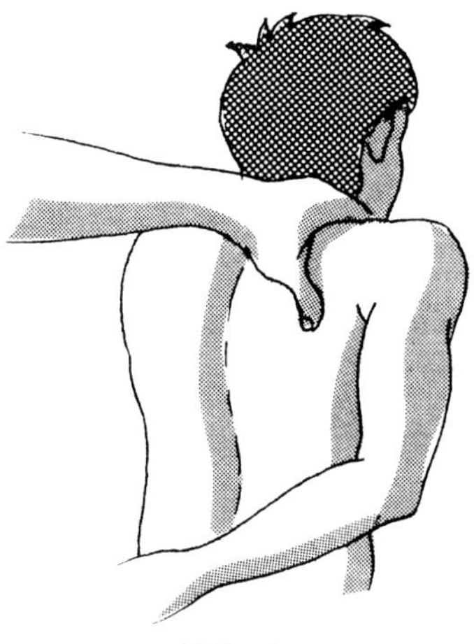

Abb. 87

Anmerkungen: Man sollte mit DIAN-AN-Punktdrücken in die Tiefe kräftig massieren, während der Patient in Ruhe ausatmet. Vor und nach diesem Handgriff sollte man die Stelle mit FU-MO-Streichen und ROU-Friktion sanft massieren.

Wirkungen: Das QI der Lunge-FEI drainieren; das YANG tonisieren und die Widrigkeit überwinden.

Indikationen und Kombinationen:

- Atembeschwerden, oft kombiniert mit 91. AN-Drücken von KS 6 und 3E 5 und 21. NA-Greifen von G 21.
- Herzklopfen, Beklemmung und Schmerzen im Thorax, Schwindel, Übelkeit, Erbrechen und Singultus; oft mit 51. AN-Drücken von Lu 1 und Lu 2 sowie 91. AN-Drücken von KB 6 und 3E 5.

25. ROU-Friktion von LG 14 (Ch) und LG 3

Technik: Der Patient sitzt aufrecht mit leicht vorwärts geneigtem Kopf; der Masseur sitzt oder steht daneben. Mit dem Daumen wird LG 14 (Ch) unter der Prominenz (Abb. 88) und LG 3 unter dem Dornfortsatz des 4. Lendenwirbels mit ROU-Friktion für jeweils 1–2 Minuten massiert. Danach werden die beiden Punkte mit dem Handteller und mit TUAN-MO-Kreisendreiben jeweils 2–3 Minuten massiert.

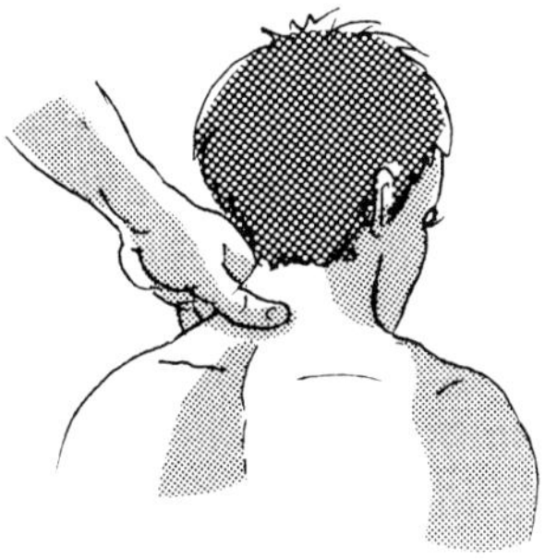

Abb. 88

Anmerkungen: Der Kraftaufwand bei der Massage von LG 14 ist stärker als bei LG 3. Das TUAN-MO-Kreisendreiben sollte man langsam, aber kraftvoll durchführen, bis die Haut des Patienten leicht schwitzt.

Wirkungen: Den Wind-FENG und die Kälte austreiben; die Milz-PI und die Niere-SHEN erwärmend tonisieren.

Indikationen und Kombinationen:

- Zervikalsyndrom, Nackenschmerzen und -steife, Kopfschmerzen, Schulter- und Rükkenschmerzen, Parästhesien in den oberen Extremitäten; oft kombiniert mit 87. TUI-Schieben von 3 YANG-Meridianen im Oberarm und 18. NIE-Kneten von Nackenmuskulatur.
- Schmerzen und Beklemmung im Thorax, Herzklopfen und Husten; oft kombiniert mit 91. AN-Drücken von KS 6 und 3E 5 sowie 114. ROU-Friktion von M 36.

26. TUI-Schieben am Rücken paravertebral

Technik: Der Patient liegt auf dem Bauch, zur Unterstützung können die Hände zur Faust gebildet werden und unter den Körper (unterhalb der Schlüsselbeine) gelegt werden. Der Masseur steht am Kopfende des Patienten oder nebenan. Mit den beiden Daumen wird paravertebral von B 11 bis B 25 (Abb. 89) mit TUI-Schieben 3–5 Minuten massiert, wobei der restliche Teil der Hände mit leichtem Druck den Rücken des Patienten mitmassiert.

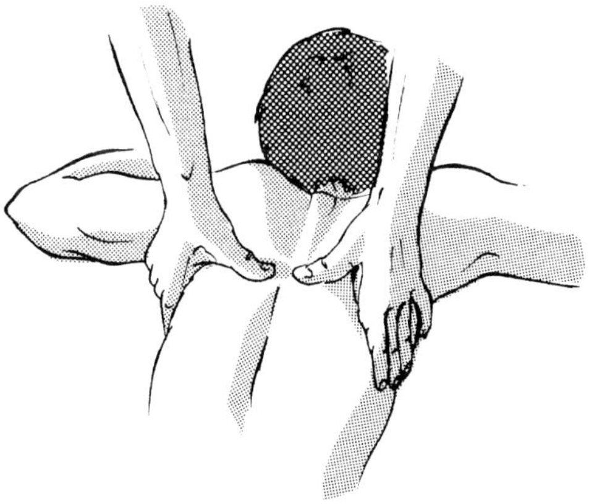

Abb. 89

Anmerkungen: Das TUI-Schieben sollte möglichst gerade bleiben und der Kraftaufwand der beiden Hände gleichmäßig verteilt werden, wobei er im oberen Rücken stärker wird als im Lumbalbereich.

Wirkungen: Die Hitze-RE und den Wind-FENG austreiben; das QI der Meridiane zirkulieren.

Indikationen und Kombinationen:

- Schmerzen und Weichteilverletzungen im Rücken und Lumbalbereich und Dyspepsie bei Kindern, oft kombiniert mit 40. ZHANG-FEN-Seitwärtsschieben mit Handwurzel im Lumbalbereich und 30. NA-Greifen und TI-Anheben über der Wirbelsäule.
- Schwindel, Kopfschmerzen und Zervikalsyndrom; oft kombiniert mit 17. ROU-Friktion von G 20 und 85. TUI-Schieben von Di 15, Di 11 und Di 4.

27. SHU-„Kämmen“ am Rücken

Technik: Der Patient liegt auf dem Bauch mit vor der Brust gekreuzten Armen; der Masseur steht am Kopfende des Patienten. Mit den Knöcheln der 4 Finger (ohne Daumen) der Reihe nach von B 11 bis B 17 entlang dem Rippenverlauf von der Wirbelsäule zur mittleren Achsellinie (Abb. 90) mit MO-Reiben insgesamt 3–5 Minuten massieren.

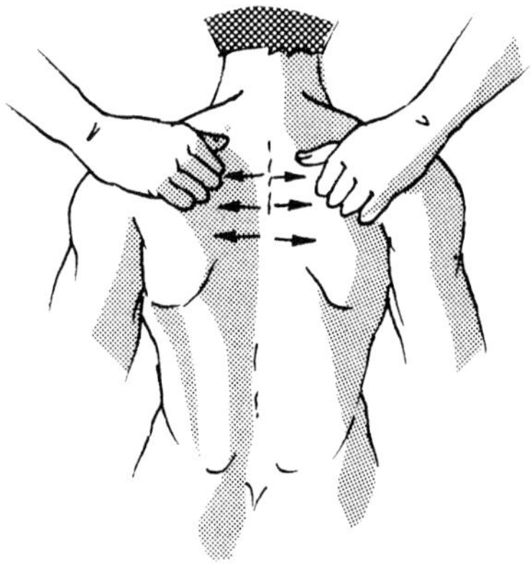

Abb. 90

Anmerkungen: Der Kraftaufwand der beiden Hände sollte gleichmäßig sein und wird allmählich schwächer, je weiter die Hände von der Wirbelsäule entfernt sind. Am oberen Rücken wird kräftiger als im Lumbalbereich massiert.

Wirkungen: Das QI der Lunge-FEI regulieren; das Blut-XUE beleben und die Muskeln lockern.

Indikationen und Kombinationen:

- Atembeschwerden, Schmerzen und Beklemmung der Herzregion oder in seitlicher Thoraxgegend, Interkostalneuralgie und Seitenstechen; oft kombiniert mit 56. MO-Reiben in der Mitte vom Thorax und Rücken sowie 57. SHU-„Schnüren“ vom Thorax.
- Verspannung, Schmerzen und rheumatische Muskelbeschwerden im Rücken und Lumbalbereich, oft kombiniert mit 26. TUI-Schieben am Rücken, paravertebral und 34. MO-Reiben am Rücken, diagonal.

28. DIAN-Punktdrücken am Rücken paravertebral

Technik: Der Patient liegt auf dem Bauch mit rückwärts geneigtem Kopf, wobei die beiden Hände zur Faust geballt und unter dem Körper gekreuzt unterhalb die Schlüsselbeine gelegt werden. Der Masseur steht daneben. Mit den Knöcheln der beiden Zeigefinger wird beidseitig von B 11 zu B 17 (Abb. 91), paravertebral und interkostal der Reihe nach mit DIAN-AN-Punktdrücken insgesamt 2–5 Minuten massiert.

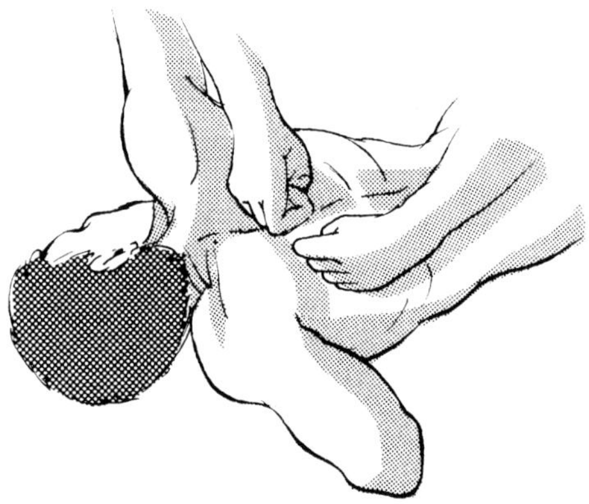

Abb. 91

Anmerkungen: Es wird in die Tiefe gedrückt, während der Patient in Ruhe ausatmet. Der Kraftaufwand von DIAN-AN-Punktdrücken richtet sich nach der Verträglichkeit des Patienten.

Wirkungen: Das QI des oberen und mittleren Erwärmers stärken; die Milz-PI und die Niere-SHEN erwärmend tonisieren.

Indikationen und Kombinationen:

- Schmerzen und Verspannung im Rücken und Lumbalbereich, Singultus, Übelkeit und Erbrechen; oft kombiniert mit 26. TUI-Schieben am oberen Rücken, paravertebral und 114. ROU-Friktion von M 36.
- Körperliche Erschöpfung, kraftlose Beine und Antriebsarmut; oft kombiniert mit 21. NA-Greifen von G 21 und 26. TUI-Schieben am Rücken, paravertebral.

29. DIAN-AN-Punktdrücken am Rükken interkostal

Technik: Der Patient liegt auf dem Bauch und der Masseur sitzt oder steht daneben. Mit 4 Fingern (ohne Daumen) der beiden Hände wird beidseitig von B 13 über B 43 (Ch) entsprechend der Innenkante des Schulterblattes, dann weiter über B 45 (Ch), B 48 (Ch) zu B 50 (die äußere Verlaufslinie des Harnblasenmeridians) der Reihe nach interkostal mit DIAN-AN-Punktdrücken für 3–5 Minuten massiert (Abb. 92).

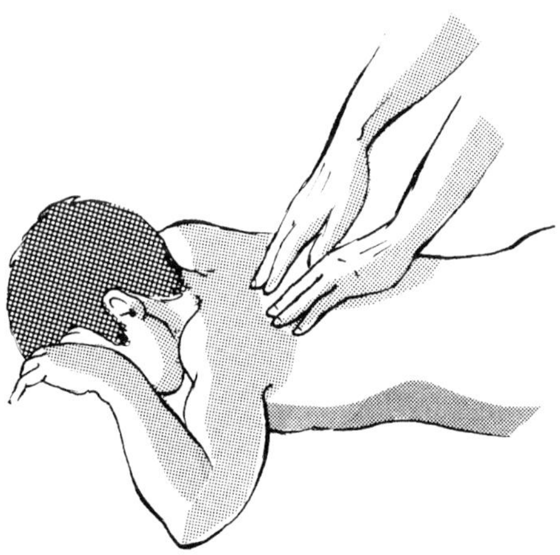

Abb. 92

Anmerkungen: Der Kraftaufwand der beiden Hände sollte gleich stark sein. Beim Drücken sollte der Patient in Ruhe ausatmen.

Wirkungen: Das QI tonisieren und den Magen beruhigen.

Indikationen und Kombinationen:

- Verspannung und Schmerzen im Rücken. Interkostalneuralgie und Schmerzen im Thorax; oft kombiniert mit 57. SHU-„Schnüren“ vom Thorax und 53. FEN-Seitwärtsschieben im oberen Thorax.
- Körperliche Erschöpfung, Herzklopfen, Schmerzen oder Beklemmung im Thorax und Appetitlosigkeit oft mit 62. FEN-MO-Seitwärtsreiben unterhalb des Rippenbogens und 65. SHU-„Schnüren“ vom Abdomen.

30. NA-Greifen und TI-Anheben über der Wirbelsäule

Technik: Der Patient liegt auf dem Bauch und der Masseur sitzt oder steht daneben. Die beiden Daumen und die restlichen Finger bzw. die Zeige- oder Mittelfinger werden jeweils links und rechts der Wirbelsäule (mit einem Abstand ca. 3–4 cm) angesetzt. Die Haut zusammen mit dem Unterhautgewebe wird vom 1. Brustwirbel bis zum Kreuzbeinende mit AN-Greifen und TI-Anheben der Reihe nach 3–5mal medial zur Wirbelsäule massiert.

Anmerkungen: Bei der Massage sollte man das Haut- und Unterhautgewebe fest greifen. Als Variation kann man horizontal zur Wirbelsäule massieren; in diesem Fall greift man in der Regel mit dem Daumen und den restlichen 4 Fingern oder dem Zeigefinger quer über die Wirbelsäule (Abb. 93). Falls die Haut und das Unterhautgewebe schwer zu greifen sind, kann man paravertebral, links und rechts so massieren.

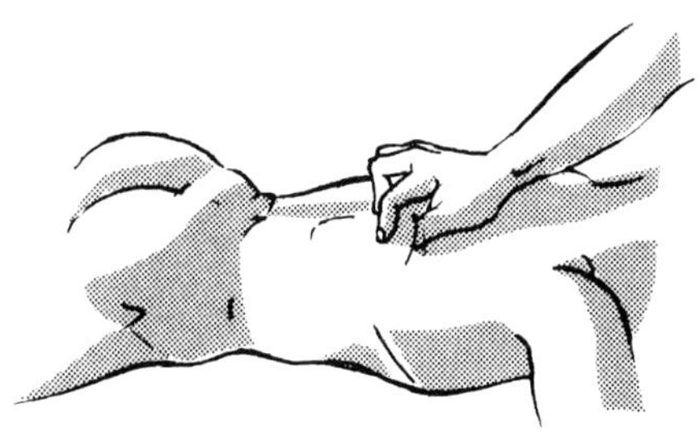

Abb. 93

Wirkungen: Den Wind-FENG und die Kälte-HAN austreiben und die Meridiane drainieren; die Wirbelsäule regulieren und die Milz-PI und den Magen-WEI stärken.

Indikationen und Kombinationen:

- Rheumatische Beschwerden, Schmerzen, Verspannungen und Verletzungen der Weichteile im Rücken und Lumbalbereich; oft kombiniert mit 26. TUI-Schieben am Rücken, paravertebral und 36. FU-Streichen und MO-Reiben am Rücken.
- Kopfschmerzen, Schwindel, Völlegefühl im Bauch u. a. Verdauungsstörungen; oft kombiniert mit 66. MO-Reiben, kreisend um Bauchnabel und 114. ROU-Friktion von M 36.

31. TUI-Schieben am oberen Rücken paravertebral

Technik: Der Patient liegt auf dem Bauch und legt die zur Faust gebildeten Hände unter den Körper (unterhalb der Schlüsselbeine); der Masseur steht am Kopfende des Patienten. Mit den beiden Daumen wird von B 11 über B 13 und B 15 zu B 17 paravertebral, beidseitig (Abb. 94) mit TUI-Schieben 3–5 Minuten massiert. Den restlichen Teil der Hände legt man dabei mit leichtem Druck auf den Körper des Patienten und massiert mit.

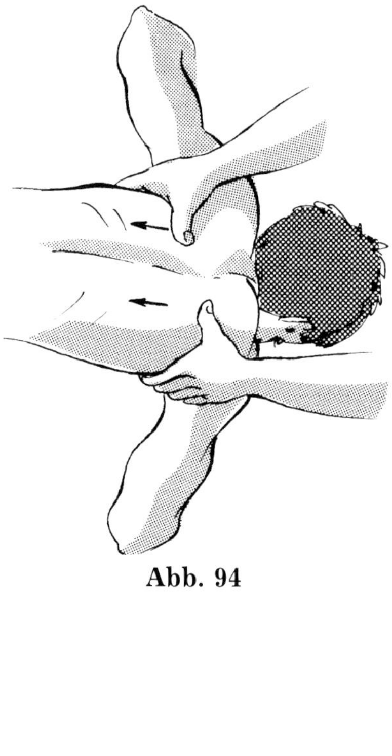

Abb. 94

Anmerkungen: Die oben genannten Punkte können mit ROU-Friktion kombiniert werden. Das TUI-Schieben sollte intensiv, aber langsam ausgeführt werden, so daß die Haut nicht hineingerollt/gefaltet wird.

Wirkungen: Die Hitze-RE und den Wind-FENG austreiben und die Milz-PI und den Magen-WEI regulieren.

Indikationen und Kombinationen:

- Schmerzen und Völlegefühl im Bauch, Aufstoßen, Reflux, Singultus, Übelkeit und Erbrechen sowie Appetitverlust; oft kombiniert mit 60. MO-Reiben im Oberbauch quer und 65. SHU-„Schnüren" vom Abdomen.
- Schwindel, Herzklopfen und innere Unruhe, oft kombiniert mit 11. TUI-Schieben in Scheitelmitte und 124. QIA-Tiefdrücken von Le 3.

32. FEN-TUI-Seitwärtsschieben am Rücken

Technik: Der Patient liegt auf dem Bauch, und der Masseur sitzt oder steht am Kopfende des Patienten. Mit den beiden Daumen wird von B 11 zu B 21 der Reihe nach interkostal seitwärts von der Wirbelsäule bis zur mittleren Achsellinie (Abb. 95) mit TUI-Schieben 3–5 Minuten massiert.

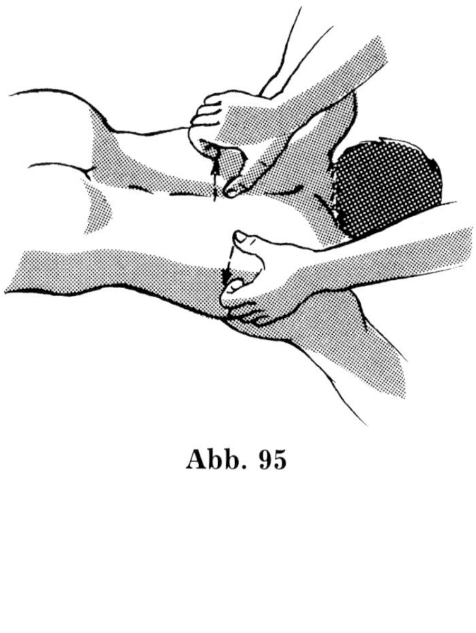

Abb. 95

Anmerkungen: Während der Massage sollte der Patient weiterhin in Ruhe ein- und ausatmen. Es sollte sanft, jedoch kraftvoll massiert werden. Der Kraftaufwand wird mit der zunehmenden Entfernung von der Wirbelsäule allmählich kleiner.

Wirkungen: Schweißtreibend und fiebersenkend; den Wind-FENG austreiben und Kopf aufklaren.

Indikationen und Kombinationen:

- Schwindel und Kopfschmerzen bei Erkältungen mit Wind-FENG- und Kälte-HAN-Syndrom; oft kombiniert mit 17. ROU-Friktion von G 20 und 30. NA-Greifen und TI-Anheben über der Wirbelsäule.
- Verspannung und Schmerzen im Nacken und Rücken, oft kombiniert mit 18. NIE-Kneten von Nackenmuskulatur.

33. JI-Drücken und TUI-Schieben am Rücken

Technik: Der Patient liegt auf dem Bauch und legt die beiden Arme locker gestreckt neben den Körper; der Masseur steht am Kopfende des Patienten. Mit beiden Daumen werden das Haut- und Unterhautgewebe und die Muskulatur von B 11 zu B 17 der Reihe nach mit JI-Drücken und TUI-Schieben in Richtung Wirbelsäule (Abb. 96) 3–5 Minuten massiert. Die restlichen Teile der Hände fixiert man locker am äußeren Bereich des Rückens.

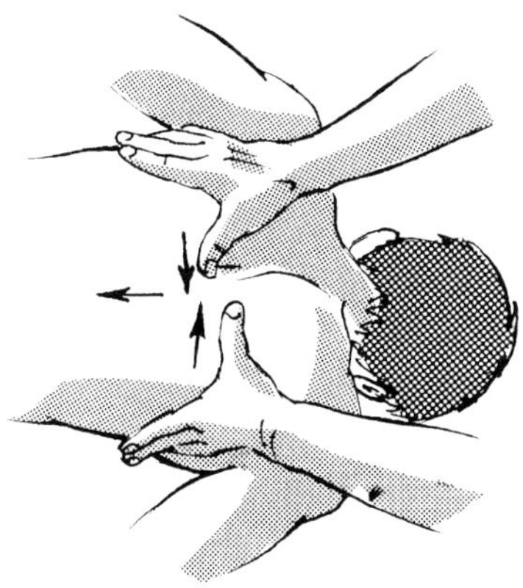

Abb. 96

Anmerkungen: Das TUI-Schieben des Gewebes wird von außen nach innen und behutsam ausgeführt. Danach kann man mit FU-MO-Streichen abschließend massieren.

Wirkungen: Die Milz-PI und die Niere-SHEN stärken und das QI tonisieren.

Indikationen und Kombinationen:

- Völle- und Kältegefühl im Bauch, Übelkeit, Erbrechen, Singultus, Durchfall und Verdauungsstörungen; oft kombiniert mit 60. MO-Reiben im Oberbauch quer und 65. SHU-„Schnüren“ von Abdomen.
- Verspannung, Weichteilverletzungen und Schmerzen im Rücken, oft kombiniert mit 36. FU-Streichen und MO-Reiben am Rücken und 37. ROU-Friktion mit Faust am Rücken.

34. MO-Reiben am Rücken diagonal

Technik: Der Patient liegt auf dem Bauch und legt die Hände vor den Kopf; der Masseur steht daneben. Mit dem Handteller, ein- oder beidhändig, wird von der Fossa supraspinata, wo Dü 13, Di 14 und G 21 lokalisiert sind, diagonal über die Wirbelsäule zur kontralateralen Rippengegend (Abb. 97), wo B 18 und B 47 (Ch) lokalisiert sind, mit MO-Reiben 2–4 Minuten massiert.

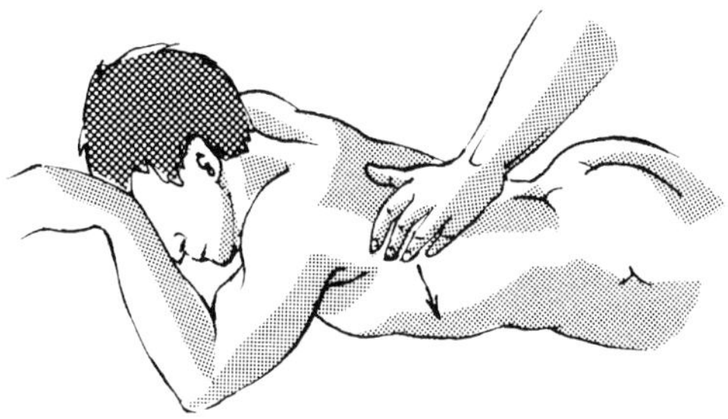

Abb. 97

Anmerkungen: Das MO-Reiben sollte sanft und gleichmäßig ausgeführt werden. Bei kräftig gebauten Patienten kann man mit AN-Drücken kombinieren.

Wirkungen: Die Nässe-SHI und die Hitze-RE in der Leber-GAN und in der Gallenblase-DAN ableiten; die Meridiane durchlässig machen und den Schmerz stillen.

Indikationen und Kombinationen:

- Interkostalneuralgie, Spannungsgefühl und Schmerzen in seitlichen Rippenpartien; oft mit 56. MO-Reiben in der Mitte vom Thorax und Rücken und 57. SHU-„Schnüren" vom Thorax.
- Verspannung und Schmerzen im Rücken, oft kombiniert mit 113. ROU-Friktion von B 40 (Ch) und 121. NA-Greifen von B 60.

35. MO-Reiben am Rücken

Technik: Der Patient liegt auf dem Bauch und legt die Hände vor den Kopf; der Masseur sitzt oder steht daneben. Mit den beiden Handtellern wird paravertebral von B 11 zu B 17 (Abb. 98) mit MO-Reiben 5–8 Minuten hin und her massiert.

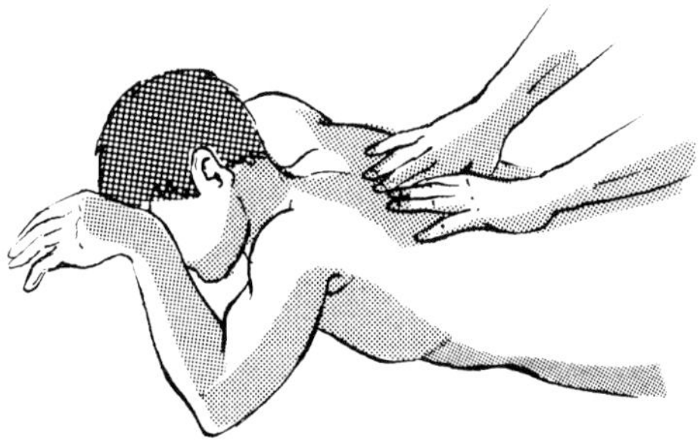

Abb. 98

Anmerkungen: Man kann die Massage mit AN-Drücken kombinieren. Der Kraftaufwand ist im oberen Rücken größer als im unteren Rücken. Bei Patienten mit allgemeinen Symptomen der Leere-XU sollte mehr im oberen Rücken (zwischen den Schulterblättern) und bei jenen mit Oberbauch-Symptomen eher im unteren Rücken (in Höhe von B 17) massiert werden.

Wirkungen: Das QI tonisieren und das YANG der Milz-PI stärken; die Meridiane durchlässig machen.

Indikationen und Kombinationen:

- Schmerzen, Verspannung und Weichteilverletzungen im Rücken und Schmerzen im Thorax; oft mit 32. FEN-TUI-Seitwärtsschieben am Rücken und 53. FEN-Seitwärtsschieben im oberen Thorax.
- Körperliche Erschöpfung, Antriebsarmut, Schmerzen in Magen- und Leber-Gegend und Appetitverlust; oft kombiniert mit 62. FEN-MO-Seitwärtsreiben unterhalb des Rippenbogens und 114. ROU-Friktion von M 36.

36. FU-Streichen und MO-Reiben am Rücken

Technik: Der Patient liegt auf dem Bauch, und der Masseur sitzt oder steht daneben. Mit dem Handteller wird von LG 14 (Ch) bis zu LG 5 über der Wirbelsäule (Abb. 99) mit FU-Streichen und MO-Reiben 2–3 Minuten massiert. Anschließend wird im seitlichen Bereich von Di 14 bis zu B 50 links und rechts ebenfalls so massiert.

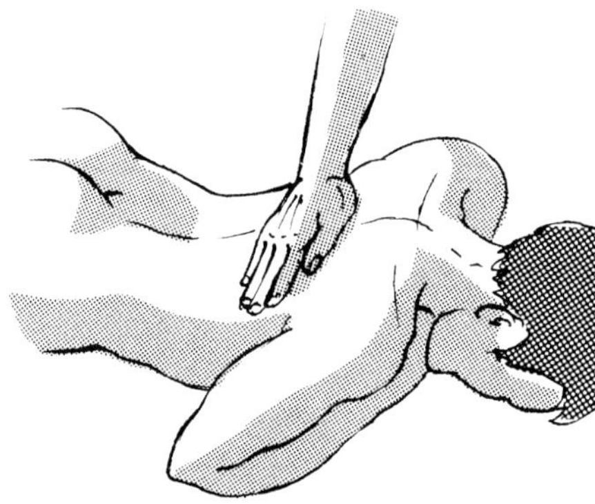

Abb. 99

Anmerkungen: Man sollte die Massage mit einer sanften ROU-Friktion kombinieren. Die Hand sollte auf dem Körper des Patienten haften bleiben.

Wirkungen: Die Kälte-HAN austreiben und das YANG aufbauen; den Geist-SHEN beruhigen.

Indikationen und Kombinationen:

- Schweregefühl, Schmerzen und Weichteilrheumatismus im Rückenbereich, Spannung und Schmerzen in seitlichen Rippenpartien; oft kombiniert mit 26. TUI-Schieben am Rücken, paravertebral und 113. ROU-Friktion von B 40 (Ch).
- Schwindel, Kopfschmerzen, Herzklopfen, Schlafstörungen und Erschöpfungen; kombiniert mit 91. AN-Drücken von KS 6 und 3E 5 und 114. ROU-Friktion von M 36.

37. ROU-Friktion mit Faust am Rücken

Technik: Der Patient liegt auf dem Bauch und der Masseur sitzt oder steht daneben. Mit locker gehaltener Faust wird an Dü 15 mit ROU-Friktion 1–2 Minuten, danach über B 11, B 20 zu B 25 (Abb. 100) ebenso 2–3 Minuten massiert. Danach wird die andere Seite ebenfalls so massiert.

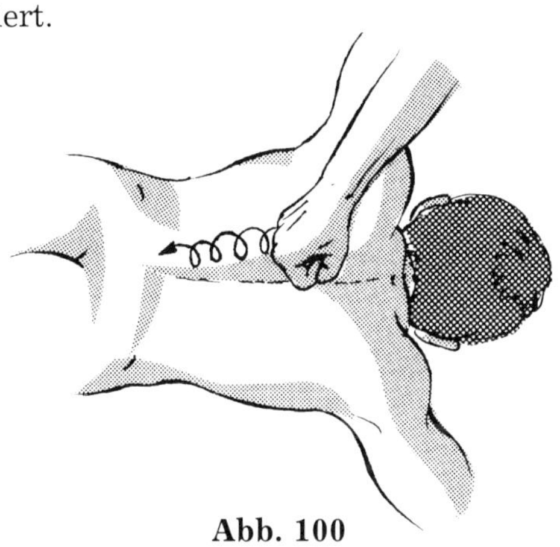

Abb. 100

Anmerkungen: Bei kräftig gebauten Patienten kann man die Faust fester halten. Wenn die Faust von einem Punkt zu einem anderen Punkt weiter geht, sollte die Kraft vermindert werden und die Faust trotzdem am Körper haften bleiben. Bei Beschwerden im Nacken-Schulterbereich wird Dü 15, bei Magenbeschwerden werden B 20 und B 21, bei Beschwerden im Lumbalbereich werden B 23 und B 25 intensiver massiert. Bei älteren und geschwächten Patienten sollte der Kraftaufwand und die Massageintensität vorsichtig dosiert werden.

Wirkungen: Das YANG der Milz-PI stärken und das QI der Meridiane zirkulieren.

Indikationen und Kombinationen:

- Schmerzen, Verspannung und Weichteilrheumatismus im Rücken und Lumbalbereich; oft kombiniert mit 26. TUI-Schieben am Rücken, paravertebral und 30. NA-Greifen und TI-Anheben über der Wirbelsäule.
- Nackenschmerzen und -steife, Kopfschmerzen, Schwindel, Übelkeit und Appetitverlust; oft kombiniert mit 17. ROU-Friktion von G 20 und 8. FEN-TUI-Seitwärtsschieben im Stirnbereich.

38. MO-Reiben im Lumbalbereich

Technik: Der Patient liegt auf dem Bauch, und der Masseur sitzt oder steht daneben. Mit beiden Handtellern wird paravertebral von B 21 bis B 27 (Abb. 101) mit MO-Reiben 4–6 Minuten hin und her massiert.

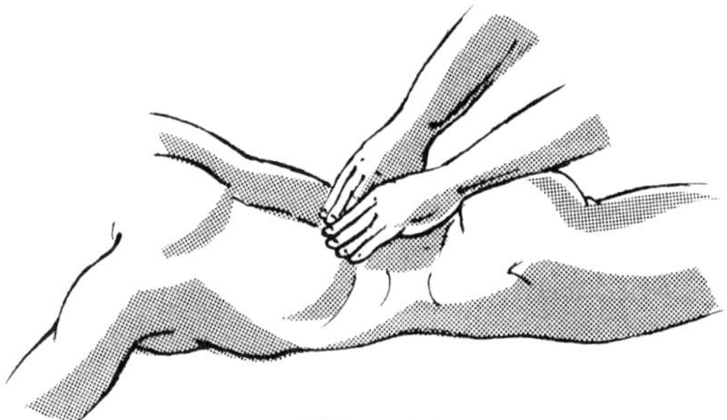

Abb. 101

Anmerkungen: Die Kraft sollte mehr in den Fingern als in der Handwurzel konzentriert werden.

Wirkungen: Das Blut-XUE und das QI erwärmend zirkulieren; das Bein und die Lende kräftigen.

Indikationen und Kombinationen:

- Schmerzen, Verletzungen und Rheumatismus der Weichteile im Lumbalbereich; oft kombiniert mit 40. ZHANG-FEN-Seitwärtsschieben mit der Handwurzel im Lumbalbereich und 121. NA-Greifen von B 60.
- Lumbago, Ischialgie, Parästhesien und Lähmungen in den unteren Extremitäten; oft kombiniert mit 44. AN-Drücken im Lumbalbereich, beidhändig und 105. ROU-Friktion und NIE-Kneten am Bein dorsal.

39. MO-Reiben im Lumbalbereich quer

Technik: Der Patient liegt auf dem Bauch, gegebenenfalls kann unter dem Bauch ein Kissen zum Ausgleich der Wirbelsäule gelegt werden; der Masseur sitzt oder steht daneben. Mit dem Handteller wird im Lumbalbereich quer über die Wirbelsäule von G 26 über B 23 und B 25 zu kontralateralem G 26 (Abb. 102) mit MO-Reiben hin und her 3–5 Minuten massiert.

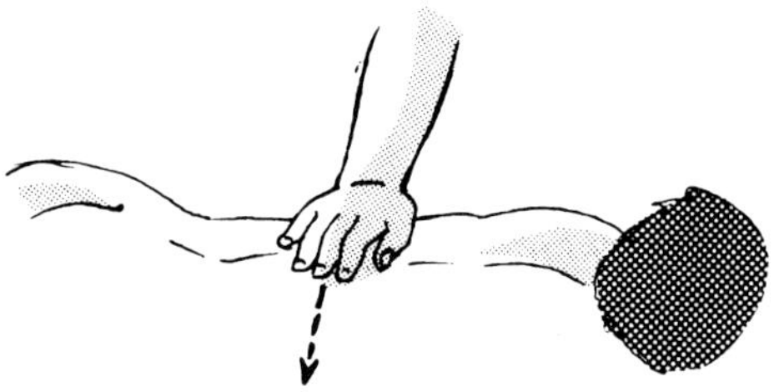

Abb. 102

Anmerkungen: Der Handteller soll bei der Massage am Körper des Patienten haften und der Kraftaufwand gleichmäßig verteilt sein. Wenn die Hand zu sich selbst rückwärts reibt, sollte die Kraft in den Fingern betont werden; wenn die Hand von sich aus vorwärts reibt, sollte die Kraft in der Handwurzel betont werden.

Wirkungen: Das YIN der Niere-SHEN auffüllen; das Blut-XUE beleben und die Lende mobilisieren.

Indikationen und Kombinationen:

- Ziehende Schmerzen und Schweregefühl sowie Weichteilverletzungen im Lumbalbereich; oft kombiniert mit 40. ZHAN-FEN-Seitwärtsschieben mit der Handwurzel im Lumbalbereich und 105. ROU-Friktion und NIE-Kneten am Bein dorsal.
- Schwindel und Kopfschmerzen, oft kombiniert mit 5. FEN-TUI-Seitwärtsschieben im Stirnbereich und 91. AN-Drücken von KS 6 und 3E 5.
- Völlegefühl und Schmerzen im Abdomen, Durchfall; oft mit 25. ROU-Friktion von LG 14 (Ch) und LG 3 und 114. ROU-Friktion von M 36.

40. ZHANG-FEN-Seitwärtsschieben mit Handwurzel im Lumbalbereich

Technik: Der Patient liegt auf dem Bauch und gegebenenfalls legt man ein Kissen zum Ausgleich der Wirbelsäule unter den Bauch; der Masseur steht daneben. Mit beiden Handwurzeln links und rechts der Wirbelsäule wird im Lumbalbereich über B 23 seitwärts zur Taille (Abb. 103) mit TUI-Schieben 3–5 Minuten massiert.

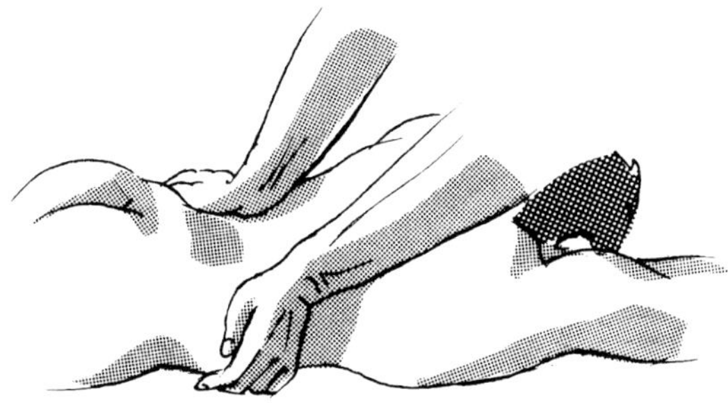

Abb. 103

Anmerkungen: Man sollte dabei langsam, aber kraftvoll bei gleichmäßiger Verteilung massieren.

Wirkungen: Die Milz-PI und die Niere-SHEN erwärmend tonisieren; die Nässe-SHI austreiben und die Lende stärken.

Indikationen und Kombinationen:

- Schmerzen, Weichteilverletzungen und -rheumatismus im Lumbalbereich; oft kombiniert mit 38. MO-Reiben im Lumbalbereich und 113. ROU-Friktion von B 40 (Ch).
- Erschöpfung und Antriebsarmut, oft kombiniert mit 31. TUI-Schieben am oberen Rücken paravertebral.

41. AN-Drücken im Lumbalbereich vertikal beidseitig

Technik: Der Patient liegt auf dem Bauch, wenn nötig kann man ein Kissen zum Ausgleich der Wirbelsäule unter den Bauch einlegen; der Masseur steht oder sitzt daneben. Mit der Spitze der 4 Finger (ohne Daumen) werden die paravertebralen Punkte B 23, B 24 und B 25 mit DIAN-AN-Punktdrücken 2–4 Minuten beidhändig massiert (Abb. 104).

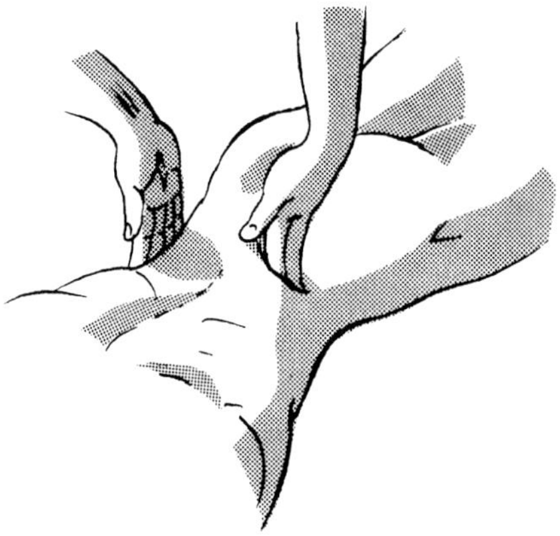

Abb. 104

Anmerkungen: Bei der Massage sollen die Finger möglichst senkrecht zum massierten Lendenbereich stehen. Man sollte kräftig, aber unter Berücksichtigung auf Verträglichkeit des Patienten massieren. Bei der Ausatmung wird in die Tiefe gedrückt und bei der Einatmung läßt man die Kraft nach.

Wirkungen: Die SHEN-Niere aufwärmen und Lende kräftigen; das YUAN-QI (vitales QI) tonisieren.

Indikationen und Kombinationen:

- Konstitutions-/Konditionsschwäche, körperliche Überlastung, Appetitmangel, Verdauungsstörung, Deszensus der inneren Organe im Bauch; oft kombiniert mit 114. ROU-Friktion von M 36.
- Schmerzen im Lenden- und Kreuzbereich, Enuresis, Potenzstörungen, Verstopfung vom „Leere“-Typ; oft kombiniert mit 113. ROU-Friktion von B 40 (Ch) und 45. MO-Reiben auf dem Kreuzbein.

42. ROU-Friktion von LG 4

Technik: Der Patient liegt auf dem Bauch und der Masseur steht bzw. sitzt daneben. Mit dem Daumen oder den Faustknöcheln wird LG 4 und der umliegende Bereich mit ROU-Friktion (Abb. 105) 2–5 Minuten und anschließend mit dem Handteller und MO-Reiben kreisend 1–2 Minuten massiert.

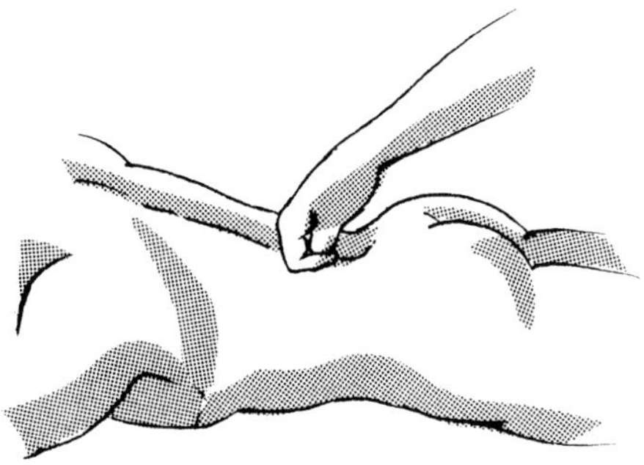

Abb. 105

Anmerkungen: Der Patient sollte sich bei der Massage bewußt entspannen. Der Kraftaufwand der Massage sollte deutlich, jedoch sanft sein und die Intensität allmählich gesteigert werden.

Wirkungen: Die SHEN-Niere tonisieren und das YUAN-QI (vitales QI) aufbauen; die PI-Milz und den WEI-Magen regulieren; das QI und die Wirbelsäule im Lendenbereich stabilisieren und den Schmerz stillen.

Indikationen und Kombinationen:

- Schmerzen und Schweregefühl im Lenden- und Kreuzbereich, oft mit 30. NA-Greifen und TI-Anheben über der Wirbelsäule sowie 40. ZHANG-FEN-Seitwärtsschieben im Lumbalbereich kombiniert.
- Chronischer Durchfall, Völlegefühl im Bauch; oft mit 68. AN-Drücken von M 25 und 65. SHU-„Schnüren“ vom Abdomen kombiniert.

43. ROU-Friktion im Lumbalbereich

Technik: Der Patient liegt auf dem Bauch oder sitzt mit vor der Brust gekreuzten Armen aufrecht; der Masseur sitzt oder steht daneben bzw. hinter ihm. Mit den Faustknöcheln wird im Lumbalbereich paravertebral (Abb. 106) 4–6 Minuten massiert.

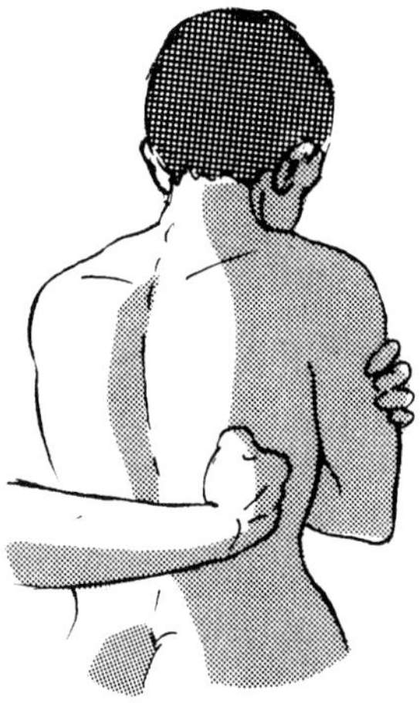

Abb. 106

Anmerkungen: Bei Patienten vom „XU-Leere"-Typ sollte die Faust bei der Massage locker, andernfalls kann die Faust fest gehalten werden.

Wirkungen: Das YANG der SHEN-Niere wärmend aufbauen und die Lende stärken.

Indikationen und Kombinationen:

- Kalte Extremitäten; Kältegefühl, Verletzungen oder Rheumatismus der Weichteile im Lumbalbereich, Schmerzen im Lumbosakralbereich; oft kombiniert mit 26. TUI-Schieben am Rücken paravertebral und 121. NA-Greifen von B 60.
- Miktionsstörungen, Enuresis, Potenzstörungen, Menstruationsbeschwerden, Tinnitus, Schwindelgefühl; oft kombiniert mit 69. MO-Reiben im unteren Abdomen quer und 120. ROU-Friktion von MP 6.

44. AN-Drücken im Lumbalbereich beidhändig

Technik: Der Patient liegt auf dem Bauch, die Arme eventuell vor und neben dem Kopf liegend; der Masseur steht daneben. Die beiden Hände werden übereinander auf LG 4 in der Mitte auf die Wirbelsäule gelegt (Abb. 107); langsam, aber rhythmisch wird die Stelle 3–5 Minuten in die Tiefe gedrückt.

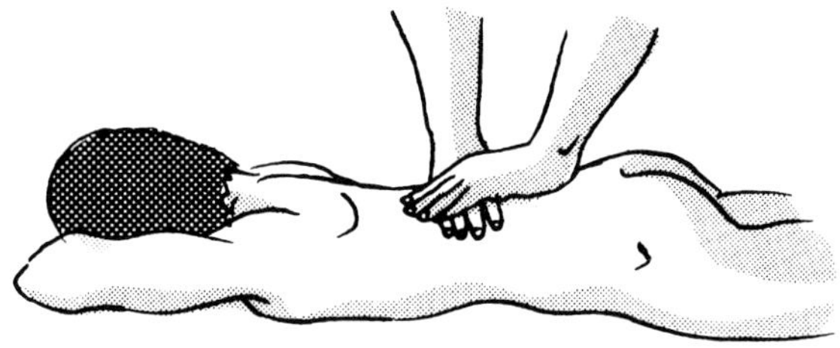

Abb. 107

Anmerkungen: Der Rhythmus des AN-Drückens richtet sich nach dem Atemrhythmus des Patienten; es wird bei der Ausatmung gedrückt. Die Kraftintensität richtet sich nach der Verträglichkeit des Patienten.

Wirkungen: Das QI der SHEN-Niere tonisieren und die Lendenwirbelsäule stärken.

Indikationen und Kombinationen:

- Bandscheibenvorfall, Weichteilrheumatismus und Schmerzen im Lumbosakrale; oft kombiniert mit 26. TUI-Schieben am Rücken, paravertebral und 48. AN-Drücken von G 30.
- Bauchschmerzen, Durchfall, kindliche Dyspepsie; oft kombiniert mit 30. NA-Greifen und TI-Anheben über der Wirbelsäule und 68. AN-Drücken von M 25.

45. MO-Reiben auf dem Kreuzbein quer

Technik: Der Patient liegt auf dem Bauch, und der Masseur sitzt oder steht daneben. Mit 4 Fingern (ohne Daumen) oder der Handkante wird im Bereich von B 53 (Ch) und B 54 (Ch) von links nach rechts und umgekehrt über dem Kreuzbein mit MO-Reiben 4–7 Minuten massiert (Abb. 108).

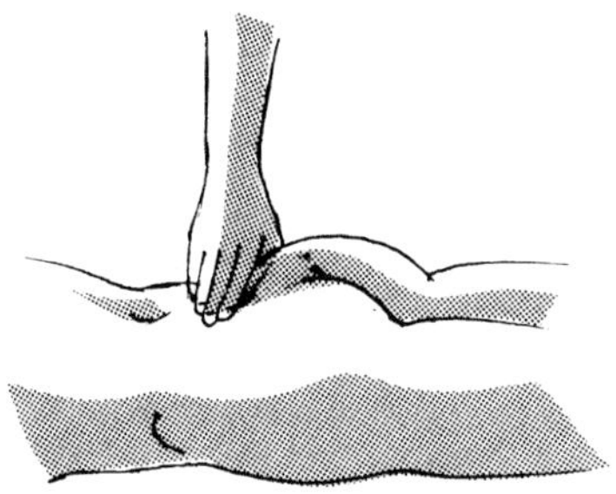

Abb. 108

Anmerkungen: Bei MO-Reiben sollte die Hand am Patientenkörper haften bleiben. Beim MO-Reiben vorwärts (vom Masseur aus gesehen) soll die Kraft an der Handwurzel und beim MO-Reiben rückwärts die Kraft in die Finger verlagert werden.

Wirkungen: Die SHEN-Niere tonisieren und die Lende stärken; den SHEN-Geist beruhigen und den unteren Erwärmer (XIA-JIAO) regulieren.

Indikationen und Kombinationen:

- Ischialgie, Lumbago, Bandscheibenvorfall, Schmerzen und Verletzungen der Weichteile im Lumbosakrale; oft kombiniert mit 40. ZHANG-FEN-Seitwärtsschieben im Lumbalbereich und 48. AN-Drücken von G 30.
- Kopfschmerzen, Schwindelgefühl, Herzklopfen, Schlafstörungen, Enuresis; oft kombiniert mit 92. AN-Drücken von H 7 und 15. TUI-Schieben am Hinterkopf diagonal.
- Miktionsbeschwerden, Menstruations- und Potenzstörungen; oft kombiniert mit 43. ROU-Friktion im Lumbalbereich und 120. ROU-Friktion von MP 6.

46. ROU-Friktion im Glutäalbereich

Technik: Der Patient liegt auf dem Bauch oder nimmt eine Seitenlage mit angebeugten Beinen ein, der Masseur sitzt oder steht daneben. Mit den Faustknöcheln wird B 54 (Ch) im Glutäalbereich mit ROU-Friktion 1–2 Minuten, anschließend bogenförmig nach außen und nach unten bis zu B 36 (Ch) in der Glutäalfalte (Abb. 109) massiert.

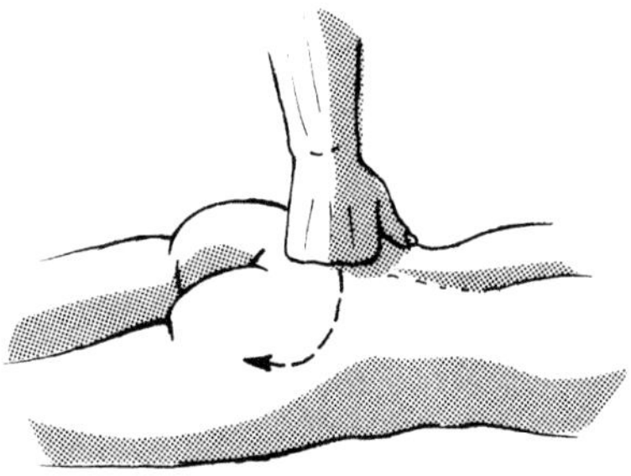

Abb. 109

Anmerkungen: Bei Patienten vom „XU-Leere"-Typ sollte mit lockerer Faust, ansonsten mit fester Faust massiert werden.

Wirkungen: Das Bein und die Lende stärken; das XIN-Herz und den SHEN-Geist beruhigen.

Indikationen und Kombinationen:

- Schwindelgefühl, Herzklopfen, Schlafstörungen; oft kombiniert mit 91. AN-Drücken von KS 6 und 3E 5 und 114. ROU-Friktion von M 36.
- Schmerzen und Verspannungen im Nacken- und Rückenbereich sowie im Lumbosakrale, oft kombiniert mit 17. ROU-Friktion von G 20 und 104. TUI-Schieben am Bein dorsal.

47. TUI-Schieben im Glutäalbereich

Technik: Der Patient liegt auf dem Bauch oder nimmt eine Seitenlage mit angezogenen Beinen ein und der Masseur sitzt oder steht daneben. Mit dem Daumen oder 4 Fingern (ohne Daumen) wird im Glutäalbereich von B 27 schräg nach außen und unten über B 53 (Ch) zu G 30 mit TUI-Schieben, dann in G 30 mit AN-Drücken (Abb. 110) insgesamt 3–5 Minuten massiert.

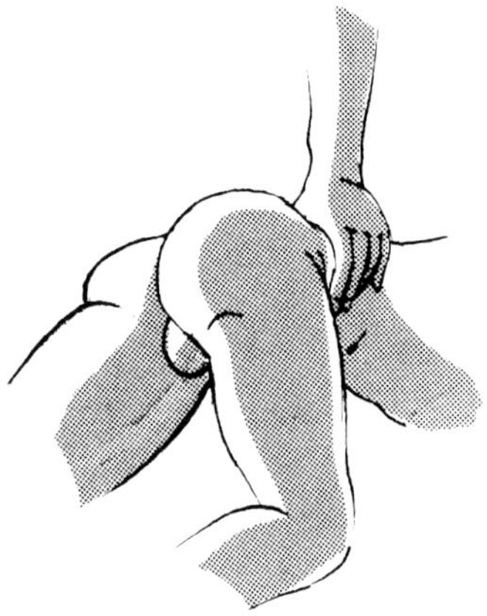

Abb. 110

Anmerkungen: Man sollte gleichmäßig und mit gleichbleibendem Kraftaufwand massieren.

Wirkungen: Die Muskeln und Bänder lockern und die Meridiane regulieren; das XUE-Blut beleben und den Schmerz stillen.

Indikationen und Kombinationen:

- Ischialgie, Lumbago, Bandscheibenvorfall; oft kombiniert mit 46. ROU-Friktion im Glutäalbereich und 113. ROU-Friktion von B 40 (Ch).

48. AN-Drücken von G 30

Technik: Der Patient nimmt eine Seitenlage ein mit angezogenen Beinen und der Masseur sitzt oder steht daneben. Mit beiden Daumen wird G 30 (Abb. 111) mit AN-Drücken in die Tiefe 3–5 Minuten massiert.

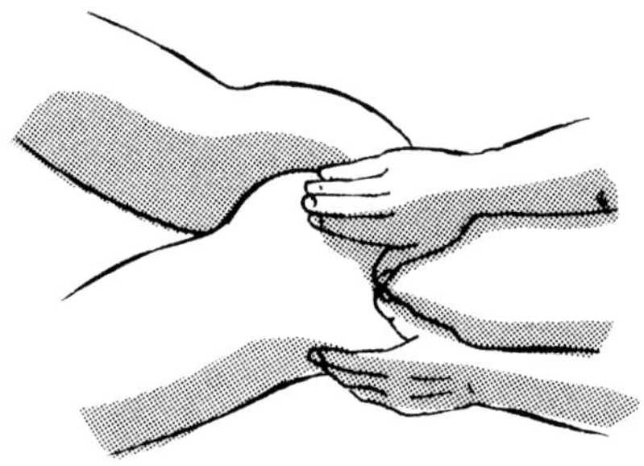

Abb. 111

Anmerkungen: Es sollte so tief wie möglich massiert werden, und der Patient sollte dabei ganz entspannt bleiben. Der Kraftaufwand wird von der Verträglichkeit des Patienten bestimmt.

Wirkungen: Den FENG-Wind und die HAN-Kälte austreiben; das Bein und die Lende stärken.

Indikationen und Kombinationen:

- Ischialgie, Lumbago, Bandscheibenvorfall und Schmerzen im Hüftbereich; oft kombiniert mit 113. ROU-Friktion von B 40 (Ch) und 115. ROU-Friktion von G 39.

49. XUAN-Drehen von Hüfte

Technik: Der Patient liegt auf der (schmerzfreien) Seite. Das untere Bein wird locker gestreckt und das obere Bein gebeugt davor gelegt. Dabei wird der untere Arm vor und der obere Arm hinter den Körper gebracht. Der Masseur steht daneben. Der Masseur fixiert mit einer Hand die Schulter und mit der anderen Hand das Dammbein an der Spina iliaca anterior superior (Abb. 112). Zuerst wird der Patient durch die entgegengesetzten Bewegungen der beiden Hände hin und her 1–2 Minuten locker geschüttelt; dann in eigener Achse plötzlich gedreht, wobei die Schulter rückwärts und das Dammbein vorwärts geschoben wird.

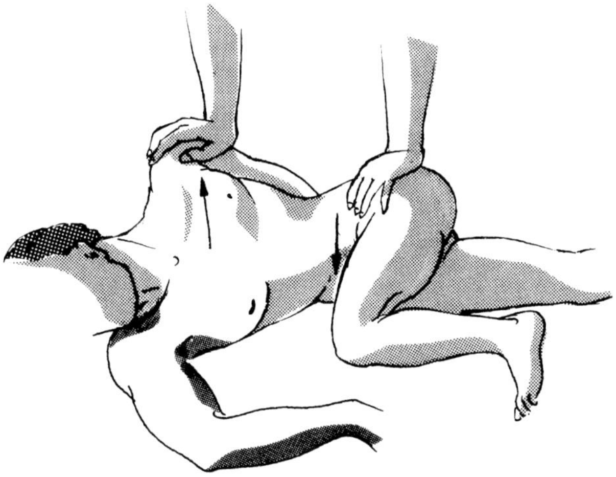

Abb. 112

Anmerkungen: Dieser chiropraktische Handgriff sollte zuerst unter fachlicher Aufsicht geübt werden und nur nach einer lockernden Massage im Lumbal- und Glutäalbereich durchgeführt werden. Das Schütteln sollte gleichmäßig rhythmisch, aber locker durchgeführt werden. Beim plötzlichen Drehen sollte der Patient völlig entspannt sein. Das gelungene Drehen kann einen Knacklaut hervorrufen. Kurz nach der Behandlung könnte vorübergehende Schmerzverstärkung auftreten, die innerhalb von 24 Stunden zurückgehen wird. Wenn das ruckartige Drehen nicht gelungen ist, sollte man es erst nach einer Pause von einem Tag wieder versuchen. Sonst könnten die Weichteile zusätzlich verletzt werden. **Man sollte diesen Handgriff bei Bandscheibenvorfall vorsichtig handhaben.**

Wirkungen: Die Meridiane und die Muskeln regulieren und die Blockade beseitigen.

Indikationen und Kombinationen:

- Schmerzen und Beschwerden der Weichteile im Lumbosakrale, Bandscheibenvorfall, oft kombiniert mit 43. ROU-Friktion im Lumbalbereich und 44. AN-Drücken im Lumbalbereich, beidhändig.

Brust und Bauch

50. AN-Drücken auf dem Sternum

Technik: Der Patient liegt auf dem Rücken, und der Masseur steht oder sitzt daneben. Mit 4 Fingern (ohne Daumen) wird beidhändig von KG 21 auf dem Manubrium sterni (in Höhe vom 1. Rippenansatz) schrittweise median auf dem Sternum herab zu KG 16 (am unteren Ende des Sternums) (Abb. 113) mit DIAN-AN-Punktdrücken wiederholt 2–3 Minuten massiert.

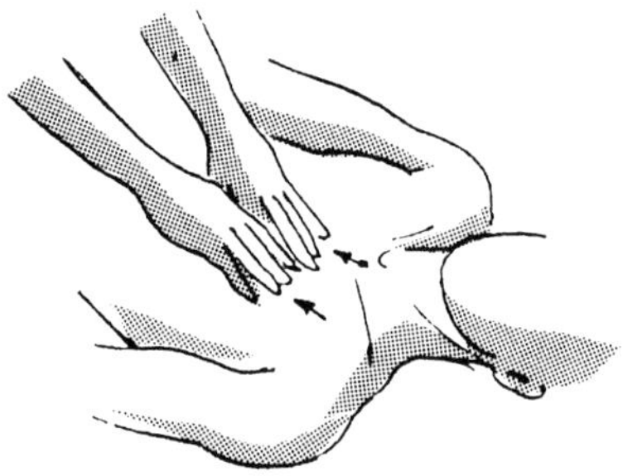

Abb. 113

Anmerkungen: Das DIAN-AN-Punktdrücken wird während der Ausatmungsphase durchgeführt. Es sollte ruhig, vorsichtig und gleichmäßig massiert werden. Der Kraftaufwand sollte allmählich während des Drückens stärker werden, wie es der Patient ohne Schwierigkeiten (wie Atembehinderung, Schmerzen etc.) verträgt.

Wirkungen: Die Brust entspannen und das Zwerchfell regulieren; den Magen beruhigen und den Brechreiz lindern.

Indikationen und Kombinationen:

- Husten, Atemnot, Brust- und Rückenschmerzen; oft kombiniert mit 23. ZHANG-TUI-Schieben am Schulterblatt und 51. AN-Drükken von Lu 1 und Lu 2.
- Beklemmungsgefühl und Schmerzen im Thorax, Herzklopfen, Schluckauf und Erbrechen; oft kombiniert mit 91. AN-Drücken von KS 6 und 3E 5 sowie 31. TUI-Schieben am oberen Rücken paravertebral.

51. AN-Drücken von Lu 1 und Lu 2

Technik: Der Patient liegt auf dem Rücken mit entspannt neben den Körper gelegten Armen, der Masseur sitzt oder steht am Kopfende oder daneben. Mit 4 Fingern (ohne Daumen) wird vom medialen Schlüsselbeinansatz am Manubrium sterni zu Lu 1 und Lu 2 am oberen äußeren Ansatz des M. pectoralis major unter dem Schlüsselbein (Abb. 114) mit MO-Reiben und TUI-Schieben seitwärts beidhändig 1–2 Minuten und anschließend in Lu 1 und Lu 2 mit CHANG-AN-Langdrücken 2–3 Minuten massiert. Vorsicht vor Verletzungen der Rippen.

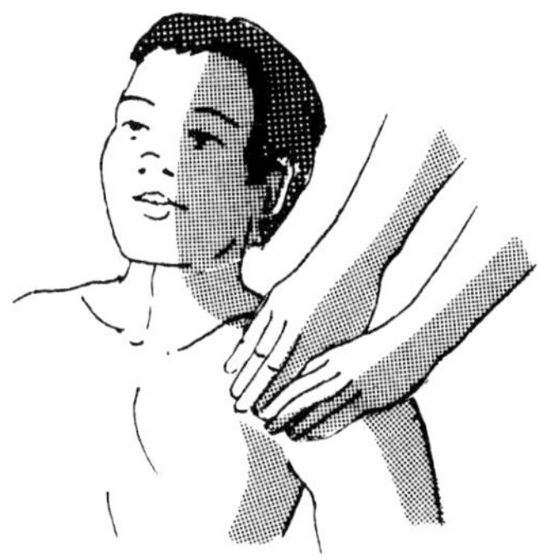

Abb. 114

Anmerkungen: Das Drücken an Lu 1 und Lu 2 sollte erst nach dem vorbereitenden MO-Reiben und TUI-Schieben gemacht werden. Dabei sollte die Kraft allmählich gesteigert werden, so stark, wie es der Patient verträgt.

Wirkungen: Das QI regulieren und die Widrigkeit (des QI-Flusses) beseitigen; die Meridiane und (das QI der) Lunge-FEI durchlässig machen.

Indikationen und Kombinationen:

- Schmerzen und Bewegungseinschränkung der Schulter, Parästhesien in den oberen Extremitäten; oft kombiniert mit 85. TUI-Schieben und AN-Drücken von Di 15, Di 11 und Di 4.
- Husten, Atemnot, Spannungsschmerzen im Thorax und oberen Rücken; oft kombiniert mit 55. KUAN-Lockern vom seitlichen Thorax und 24. AN-Drücken medial der Skapula.

52. NIE-Kneten vom M. pectoralis major

Technik: Der Patient liegt auf der Seite und legt die Arme vor den Kopf; der Masseur steht oder sitzt daneben. Mit 4 Fingern (ohne Daumen) wird der M. pectoralis major von seinem Ursprung (an Sternum und Rippen) zum Schultergelenk mit SHU-MO-„Kämmen" 1–2 Minuten massiert. Danach wird der äußere Teil des M. pectoralis major mit dem Daumen und den 4 Fingern (Abb. 115) und mit NIE-Kneten 2–3 Minuten massiert.

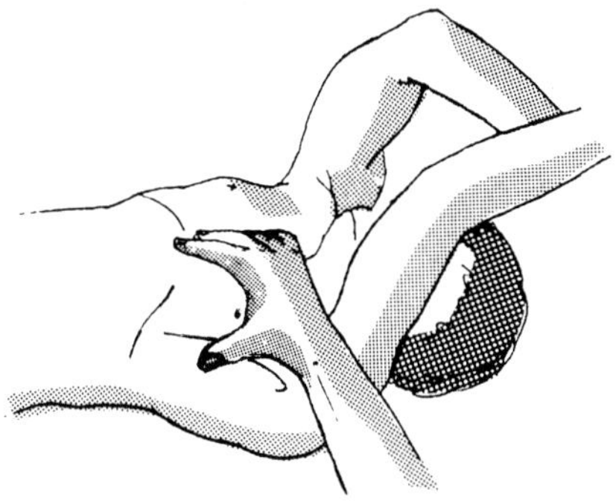

Abb. 115

Anmerkungen: Das SHU-MO-„Kämmen" sollte sanft, gleichmäßig und rhythmisch durchgeführt werden, das NIE-Kneten sollte relativ kraftvoll, jedoch schmerzfrei sein.

Wirkungen: Das QI regulieren und die Brust entspannen; die Muskeln lockern und die Meridiane beleben.

Indikationen und Kombinationen:

- Schmerzen und Beklemmungsgefühl im Thorax, Herzklopfen und -rhythmusstörungen, Angina pectoris; oft kombiniert mit 19. AN-Drücken von KS 6 und 3E 5 und 27. SHU-„Kämmen" am Rücken.
- Schmerzen und Bewegungseinschränkung der Schulter, Neuralgien in den oberen Extremitäten; oft kombiniert mit 87. TUI-Schieben der 3 YANG-Meridiane am Oberarm.

53. FEN–Seitwärtsschieben am oberen Thorax

Technik: Der Patient liegt auf dem Rücken, und der Masseur steht oder sitzt am Kopfende des Patienten oder daneben. Mit beiden Daumen wird im Thorax vom Sternum seitwärts bis zur Medio-Axillarlinie entlang dem Rippenverlauf, und zwar der Reihe nach von N 27 zu N 22 (Abb. 116), mit FEN-TUI-Seitwärtsschieben wiederholt 3–5 Minuten massiert.

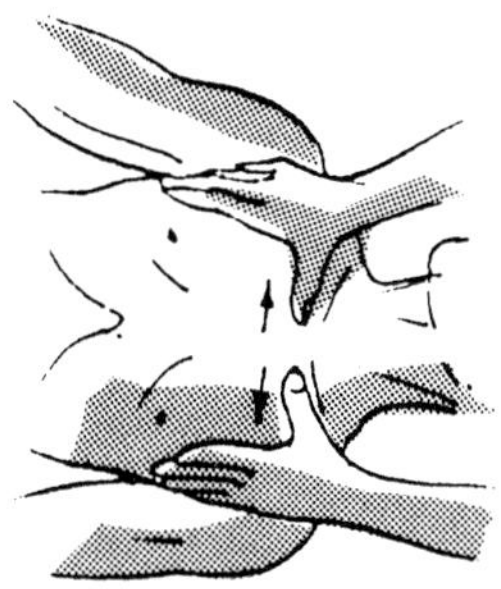

Abb. 116

Anmerkungen: Während der Massage sollte der Patient ruhig ein- und ausatmen. Die Kraft beim FEN-TUI-Seitwärtsschieben sollte gleich stark, die Massage aber langsam und ruhig bleiben. Bei Frauen kann im mittleren und unteren Thorax nur im medialen Bereich direkt neben dem Sternum massiert werden.

Wirkungen: Die Zirkulation vom QI und Blut-XUE regulieren; den Thorax entspannen und den Schmerz stillen.

Indikationen und Kontraindikationen:

- Völlegefühl im Thorax, Atemnot, innere Unruhe, Spannungsgefühl und Schmerzen unter den Rippen, Schwellung und Schmerzen der Mamma, oft kombiniert mit 52. NIE-Kneten vom M. pectoralis major und 57. SHU-„Schnüren" vom Thorax.
- Verletzungen im Thorax, Interkostalneuralgie und Stechen im Thorax; oft kombiniert mit 91. AN-Drücken von KS 6 und 3E 5 und 27. SHU-„Kämmen" am Rücken.
- Husten, Erkältungen; oft kombiniert mit 94. ROU-Friktion von Di 4 und 89. TUI-Schieben der 3 YANG-Meridiane am Unterarm.

54. DIAN-AN-Punktdrücken am Thorax und Abdomen

Technik: Der Patient liegt auf dem Rücken, und der Masseur sitzt oder steht daneben. Mit 4 Fingern (ohne Daumen) wird entlang der Medioklavikular-Linie von M 13 unter dem Schlüsselbein der Reihe nach über M 18, Le 14, G 24, MP 15 zu MP 12 auf der Leistenbeuge (Abb. 117) mit DIAN-AN-Punktdrücken 3–5mal massiert.

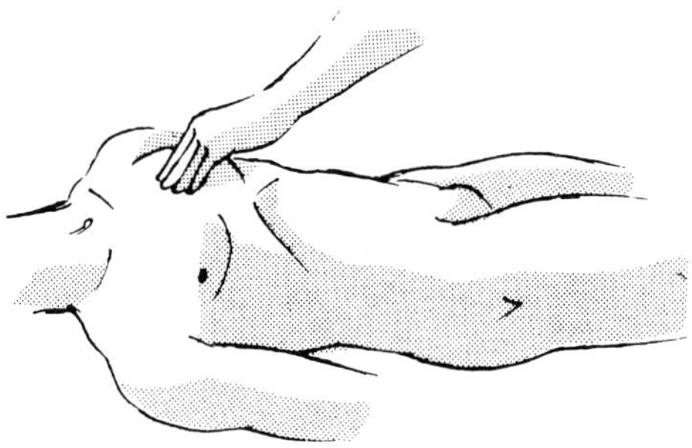

Abb. 117

Anmerkungen: Während der Massage sollte der Patient ruhig und langsam atmen. Das DIAN-AN-Punktdrücken sollte während der Ausatmung durchgeführt werden. Im Bauchbereich darf ruhig tief gedrückt werden. Bei Frauen sollte im Mammabereich ganz sanft massiert werden.

Wirkungen: Das QI regulieren und das Blut-XUE beleben; die Hitze-RE austreiben und die Stauung beseitigen; den Schmerz stillen und die Schwellung beseitigen; die Brust und den Bauch entspannen.

Indikationen und Kombinationen:

- Schmerzen und Beklemmungsgefühl im Thorax, Interkostalneuralgie; oft kombiniert mit 50. AN-Drücken auf dem Sternum und 27. SHU-„Kämmen“ am Rücken.
- Husten, Atemnot, Schluckauf, Appetitlosigkeit und Völlegefühl im Oberbauch; oft kombiniert mit 91. AN-Drücken von KS 6 und 3E 5 und 60. MO-Reiben am Oberbauch quer.
- Schmerzen und Völlegefühl im unteren Abdomen, Verstopfung; oft kombiniert mit 114. ROU-Friktion von M 36.

55. KUAN-Lockern vom seitlichen Thorax

Technik: Der Patient liegt auf der Seite, die Arme werden dabei vor den Kopf gelegt und die Beine leicht angebeugt; der Masseur sitzt oder steht daneben. Der Masseur legt die Hände an den seitlichen Thorax, wobei die Finger auf den Punkten KS 1, MP 17, Le 14 und G 24 lokalisiert werden (Abb. 118). Mit DIAN-AN-Punktdrükken, kombiniert mit Rütteln, wird der seitliche Thorax 2–4 Minuten massiert.

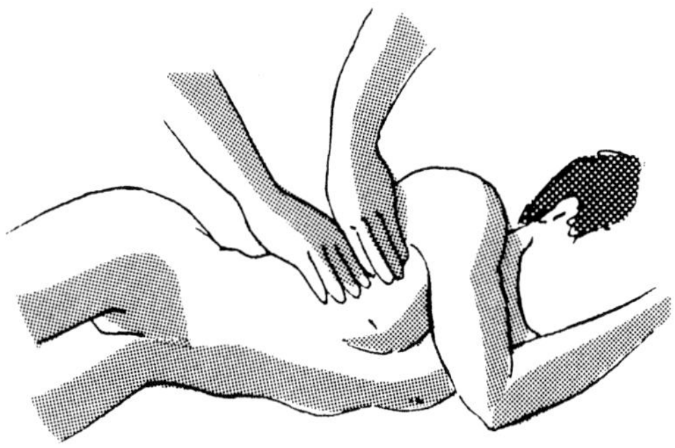

Abb. 118

Anmerkungen: Bei der Massage sollten die Handteller am Thorax haften bleiben und der Patient sollte weiter ruhig tief ein- und ausatmen. Die Kraft des Drückens wird bei der Ausatmung betont.

Wirkungen: Das QI regulieren und den Thorax entspannen; die Hitze-RE austreiben und die Blockade lösen.

Indikationen und Kombinationen:

- Schmerzen und Beklemmungsgefühl im Thorax und Interkostalneuralgie, oft mit 91. AN-Drücken von KS 6 und 3E 5 kombiniert.
- Schwindelgefühl, Augenflimmern, Völlegefühl im Oberbauch, Übelkeit, Erbrechen und Magenverstimmung; oft kombiniert mit 114. ROU-Friktion von M 36 und 59. MO-Reiben und AN-Drücken im Oberbauch.

56. MO-Reiben in Mitte von Thorax und Rücken

Technik: Der Patient sitzt aufrecht und der Masseur steht daneben. Die eine Hand legt der Masseur auf das Brustbein und die andere auf die Mitte des Rückens in Höhe von LG 11 (Ch) (5. Brustwirbel) des Patienten (Abb. 119). Es wird beidhändig mit MO-Reiben kreisend massiert und zwar am Thorax zwischen KG 21 und KG 16 und am Rücken zwischen LG 14 (Ch) und LG 9 (Ch) 3–5 Minuten.

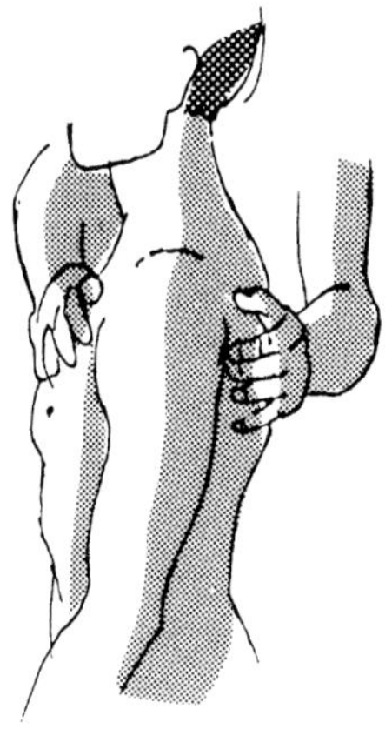

Abb. 119

Anmerkungen: Der Kraftaufwand der beiden Hände sollte gleich stark sein und das MO-Reiben sollte rhythmisch und gleichmäßig bleiben.

Wirkungen: Das QI harmonisieren und den Thorax entspannen; den Magen-WEI beruhigen und das Zwerchfell regulieren.

Indikationen und Kombinationen:

- Drückendes Gefühl und Schmerzen im Thorax, Atemnot, Magenverstimmung und Appetitlosigkeit; oft kombiniert mit 55. KUAN-Lockern vom seitlichen Thorax und 21. NA-Greifen von G 21.
- Schwindelgefühl, Augenflimmern, Spannungsschmerzen im Nacken und oberen Rükken; oft kombiniert mit 5. FEN-TUI-Seitwärtsschieben im Stirnbereich und 15. TUI-Schieben am Hinterkopf diagonal.

57. SHU-„Schnüren" vom Thorax

Technik: Der Patient liegt auf dem Rücken, und der Masseur steht daneben. Mit beiden Händen wird der Thorax von der Wirbelsäule in Höhe von LG 9 (Ch) (7. Brustwirbel) mit MO-Reiben seitwärts bis zu Le 14 und G 24 am Rippenbogen (Abb. 120) 3–5 Minuten massiert.

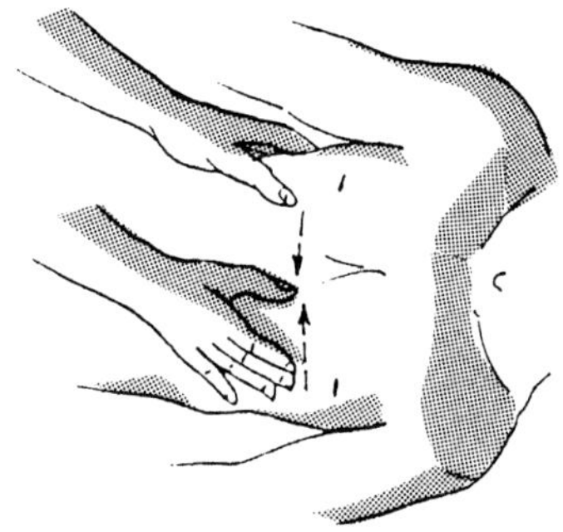

Abb. 120

Anmerkungen: Beim MO-Reiben sollten die beiden Hände den Thorax relativ fest fassen und alle Finger sollten dabei nicht zusammen gehalten werden. Der Kraftaufwand am Rücken (bis zur mittleren Achsellinie) ist stärker als am Rippenbogen.

Wirkungen: Das QI harmonisieren und den Thorax entspannen; die Meridiane erwärmen und den Schmerz stillen.

Indikationen und Kombinationen:

- Beklemmungsgefühl und (stechende) Schmerzen im Thorax, Husten, Atemnot, Übelkeit, Erbrechen; oft kombiniert mit 24. AN-Drükken medial der Skapula und 91. AN-Drücken von KS 6 und 3E 5.
- Verletzungen im Thorax, Interkostalneuralgie, Seitenstechen; oft kombiniert mit 53. FEN-Seitwärtsschieben am oberen Thorax und 91. AN-Drücken von KS 6 und SE 5.

58. AN-Drücken am Oberbauch

Technik: Der Patient liegt auf dem Rücken, und der Masseur steht daneben. Mit den 4 Fingern (ohne Daumen) wird am Oberbauch von N 21 (unter dem Rippenbogen) kaudal zu N 16 (Abb. 121) mit AN-Drücken wiederholt 2–3 Minuten massiert.

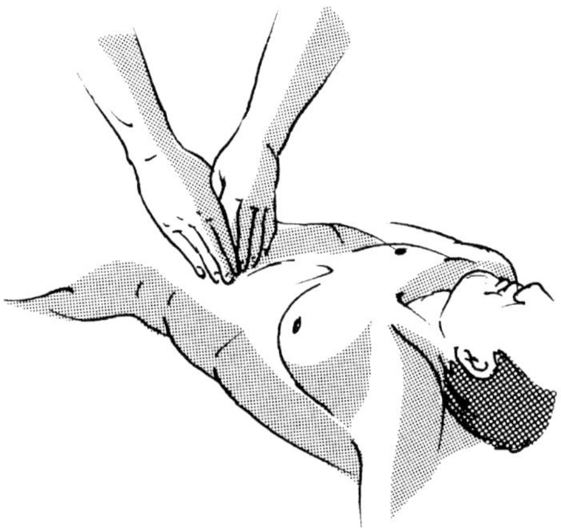

Abb. 121

Anmerkungen: Der Kraftaufwand beim Drükken richtet sich nach der Verträglichkeit des Patienten. Dieser Handgriff sollte nicht kurz nach einer Mahlzeit eingesetzt werden.

Wirkungen: Die Milz-PI stärken und den Magen-WEI beruhigen; das QI harmonisieren und die Widrigkeit (des QI-Flusses) beseitigen.

Indikationen und Kombinationen:

- Völlegefühl und Schmerzen im Oberbauch, Übelkeit, Erbrechen, Schluckauf und Appetitlosigkeit; oft kombiniert mit 114. ROU-Friktion von M 36.
- Beklemmungsgefühl und Schmerzen im Thorax, Husten, Atemnot, Kopfschmerzen und Schwindelgefühl; oft kombiniert mit 53. FEN-Seitwärtsschieben am oberen Thorax und 91. AN-Drücken von KS 6 und 3E 5.

59. MO-Reiben und AN-Drücken am Oberbauch

Technik: Der Patient liegt auf dem Rücken, und der Masseur steht oder sitzt daneben. Mit 4 Fingern (ohne Daumen) wird von KG 14 (an der Xiphoidspitze) nach unten über KG 12 (die Medianlinie) zu KG 9 (oberhalb des Nabels) (Abb. 122) mit MO-Reiben und kombiniert mit AN-Drücken wiederholt 5–8 Minuten massiert.

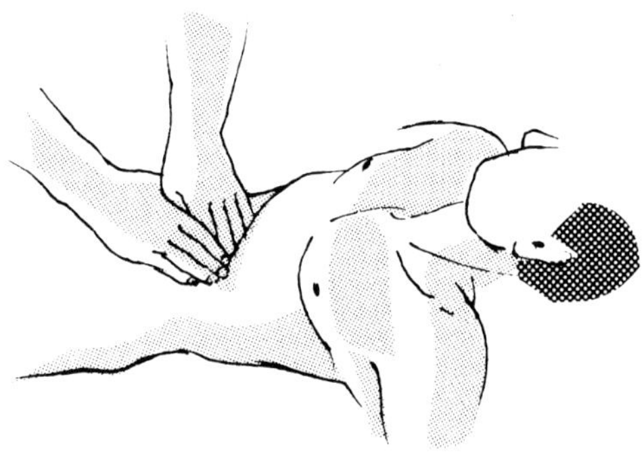

Abb. 122

Anmerkungen: Die Kraft bei der Massage wird betont, wenn sich die Hände kaudalwärts bewegen. Dieser Handgriff ist kontraindiziert bei Magenblutung; auch bei Ulcus ventriculi et duodeni sollte man ihn vorsichtig einsetzen.

Wirkungen: Das Milz-PI stärken und die Nässe-SHI austreiben; das QI regulieren und die Stagnation beseitigen.

Indikationen und Kombinationen:

- Erbrechen, Reflux, Schluckauf, Völlegefühl und Schmerzen im Oberbauch; oft kombiniert mit 31. TUI-Schieben am oberen Rücken, paravertebral und 91. AN-Drücken von KS 6 und 3E 5.
- Kopfschmerzen, Schwindelgefühl, Herzjagen, Beklemmungsgefühl im Thorax und Atemnot; oft kombiniert mit 5. FEN-TUI-Seitwärtsschieben im Stirnbereich und 57. SHU-„Schnüren“ vom Thorax.

60. MO-Reiben am Oberbauch quer

Technik: Der Patient liegt auf dem Rücken, und der Masseur sitzt oder steht daneben. Mit einer Hand oder beiden Händen wird im Oberbauch von MP 16 und Le 13 (am Ende der 11. Rippe) quer über die Punkte M 21 und M 22 zum kontralateralen MP 16 und Le 13 (Abb. 123) mit MO-Reiben hin und her 4–7 Minuten massiert.

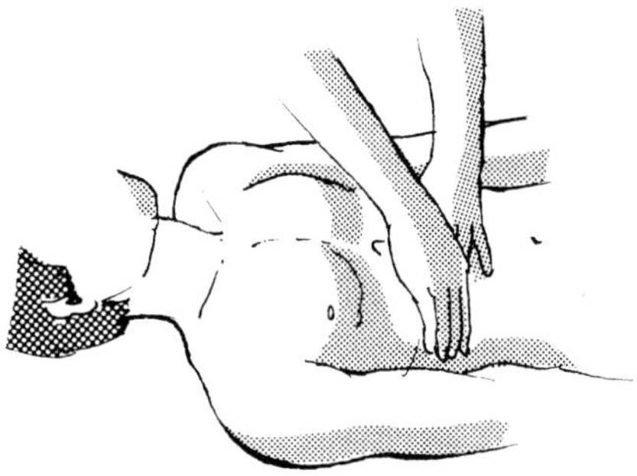

Abb. 123

Anmerkungen: Der Kraftaufwand bei der Massage in der Bauchmitte ist etwas schwächer als an der Seite. Dieser Handgriff ist kontraindiziert bei Magenblutung.

Wirkungen: Das YANG der Milz-PI tonisieren und die Verdauung unterstützen; die Rippe und den Thorax entspannen.

Indikationen und Kombinationen:

- Magenschmerzen, Völlegefühl oder Schmerzen im Oberbauch, Appetitlosigkeit und verschlechterte Magenpassage; oft kombiniert mit 114. ROU-Friktion von M 36 und 65. SHU-„Schnüren" vom Abdomen.
- Schmerzen und Beklemmungsgefühl im Thorax, Schluckauf, Atemnot, Schmerzen im Rippenbogen; oft kombiniert mit 24. AN-Drücken medial der Skapula 50. AN-Drükken auf dem Sternum.

61. MO-Reiben und AN-Drücken unterhalb des Rippenbogens

Technik: Der Patient liegt auf dem Rücken bzw. auf der Seite mit leicht gebeugten Beinen, und der Masseur steht oder sitzt daneben. Der Masseur legt die eine Hand mit 4 Fingern (ohne Daumen) an M 19 und M 20 unter dem Rippenbogen und die andere Hand ebenfalls mit 4 Fingern (ohne Daumen) am Rücken an B 48 (Ch) und B 49 (Ch) an der 10. und 11. Rippe (Abb. 124). Mit beiden Händen wird gleichzeitig von beiden Seiten mit MO-Reiben in Richtung der mittleren Achsellinie 5–7 Minuten massiert.

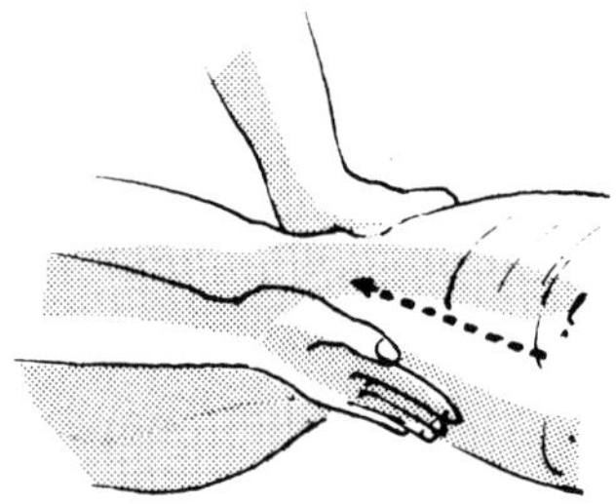

Abb. 124

Anmerkungen: Die Massage sollte mit AN-Drücken kombiniert werden. Die Kraft am Rükken ist stärker als am Oberbauch.

Wirkungen: Die Nässe-SHI und die Hitze-RE austreiben; das YANG der Milz-PI stärken und die Passage des Magen-WEI verbessern. Bei Hepato- und Splenomegalie sollte man vorsichtig massieren.

Indikationen und Kombinationen:

- Übelkeit, Erbrechen, Schluckauf, Appetitlosigkeit, Völlegefühl im Oberbauch und seitlichen Thorax; oft kombiniert mit 114. ROU-Friktion von M 36 und 91. AN-Drücken von KS 6 und 3E 5.

62. FEN-MO-Seitwärtsreiben unterhalb des Rippenbogens

Technik: Der Patient liegt auf dem Rücken und der Masseur steht oder sitzt daneben. Mit 4 Fingern wird im Oberbauch beidhändig von M 19 und M 20 unterhalb des Rippenbogens seitwärts über MP 16 zu G 25 am Ende der 12. Rippe (Abb. 125) wiederholt 5–7 Minuten massiert.

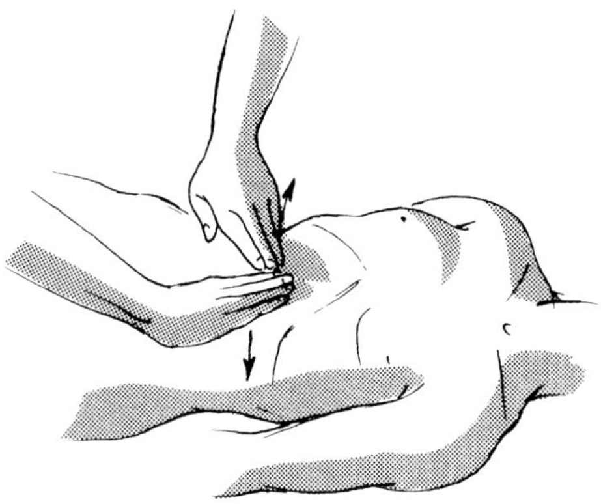

Abb. 125

Anmerkungen: Es sollte sanft, gleichmäßig massiert werden. Der Kraftaufwand sollte innerhalb der Belastbarkeitsgrenze bleiben. Bei Hepato- und Splenomegalie sollte man vorsichtig massieren.

Wirkungen: Den Magen-WEI beruhigen und den mittleren Erwärmer regulieren; das QI regulieren und den Schmerz stillen.

Indikationen und Kombinationen:

- Schmerzen im seitlichen Thorax, Verletzungen und Beklemmungsgefühl im Thorax, Seitenstechen, Husten und Atemnot; oft kombiniert mit 57. SHU-„Schnüren" vom Thorax und 91. AN-Drücken von KS 6 und 3E 5.
- Magenverstimmung, Völlegefühl und Schmerzen im Oberbauch; oft mit 114. ROU-Friktion von M 36 kombiniert.

63. AN-Drücken in Bauchmitte

Technik: Der Patient liegt auf dem Rücken und der Masseur steht oder sitzt daneben. Mit 4 Fingern (ohne Daumen) wird über die Medianlinie von KG 13 über den Nabel zu KG 2 (Abb. 126) mit DIAN-AN-Punktdrücken wiederholt 5–8 Minuten massiert.

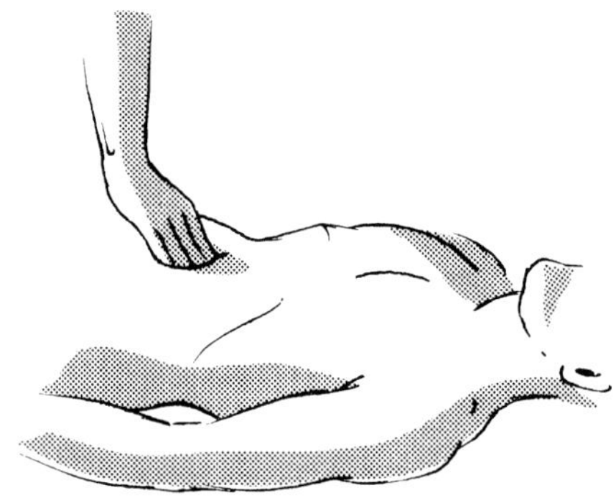

Abb. 126

Anmerkungen: Die Kraft beim DIAN-AN-Punktdrücken sollte bei der Ausatmung betont werden. Wenn nötig, die Harnblase vorher entleeren. Bei Erkrankungen der Oberbauchorgane sollten die Punkte oberhalb des Nabels hauptsächlich massiert werden; bei Erkrankungen im unteren Abdomen und des Urogenitalsystems die Punkte unterhalb des Nabels.

Wirkungen: Die Milz-PI stärken und den Magen-WEI regulieren; die Niere-SHEN erwärmen und das YANG des unteren Erwärmers stärken.

Indikationen und Kombinationen:

- Schluckauf, Magenschmerzen und -verstimmung, Gastritis, Ulcus ventriculi et duodeni; oft kombiniert mit 59. MO-Reiben und AN-Drücken im Oberbauch und 114. ROU-Friktion von M 36.
- Menstruationsstörungen, Schmerzen im Unterleib, Potenzstörungen und Zystitis und Miktionsstörungen; oft kombiniert mit 69. MO-Reiben am unteren Abdomen quer und 120. ROU-Friktion von MP 6.

64. MO-Reiben von M. rectus abdomini quer

Technik: Der Patient liegt auf dem Rücken, und der Masseur steht oder sitzt daneben. Mit 4 Fingern (ohne Daumen) wird der M. rectus abdomini vom äußeren Rand auf den anderen äußeren Rand quer über den Bauch und zwar kaudalwärts von N 21 zu M 29 (Abb. 127) der Reihe nach mit MO-Reiben 5–7 Minuten massiert.

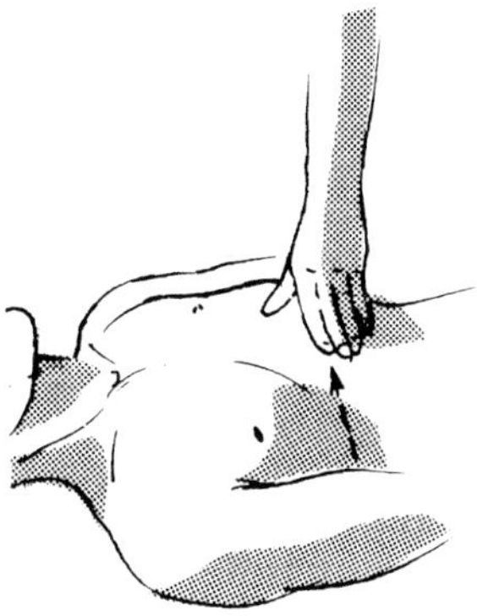

Abb. 127

Anmerkungen: Der Kraftaufwand im mittleren Bereich des Muskels ist stärker als am Rand des Muskels; die Stärke richtet sich nach der Verträglichkeit des Patienten. Der Patient sollte dabei ruhig, langsam und tief atmen. Wenn nötig, die Harnblase vorher entleeren.

Wirkungen: Die Milz-PI und die Niere-SHEN regulieren; den QI-Fluß harmonisieren.

Indikationen und Kombinationen:

- Völlegefühl und Schmerzen im Oberbauch, Schluckauf, Appetitlosigkeit und Magenverstimmung; oft kombiniert mit 59. MO-Reiben und AN-Drücken im Oberbauch und 114. ROU-Friktion von M 36.
- Miktions-, Menstruations- und Potenzstörungen; oft mit 120. ROU-Friktion von MP 6 und 73. MO-Reiben am unteren Abdomen diagonal kombiniert.

65. SHU-„Schnüren“ vom Abdomen

Technik: Der Patient liegt auf dem Rücken und der Masseur steht daneben. Mit beiden Händen wird der Bauch vom Rücken her neben der Wirbelsäule in Höhe von LG 4 und LG 5 über G 25 und Le 13 zur vorderen Medianlinie (Abb. 128) mit MO-Reiben 3–5 Minuten massiert.

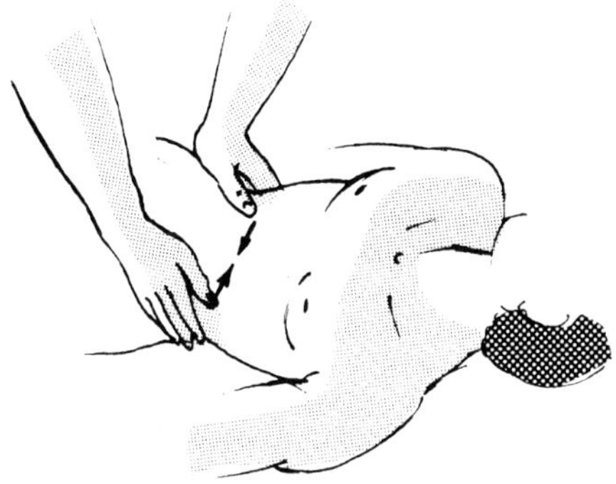

Abb. 128

Anmerkungen: Beim „Schnüren“ sollten die beiden Hände am Bauch gekreuzt massieren und dabei die Bauchmuskeln leicht anheben.

Wirkungen: Das YIN der Niere-SHEN auffüllen und die Milz-PI stärken.

Indikationen und Kombinationen:

- Völlegefühl im Bauch, Appetitlosigkeit, Störung der Magenpassage und Meteorismus; oft mit 66. MO-Reiben, kreisend um den Bauchnabel und 114. ROU-Friktion von M 36 kombiniert.
- Schwindelgefühl, Schlafstörungen, Herzklopfen, körperliche Erschöpfung; oft mit 92. AN-Drücken von H 7 und 8. AN-Drükken von LG 20 (Ch) kombiniert.

66. MO-Reiben kreisend um den Bauchnabel

Technik: Der Patient liegt auf dem Rücken und der Masseur sitzt bzw. steht daneben. Der Masseur legt den Handteller auf den Nabel und massiert mit MO-Reiben kreisend den Bauch um den Nabel (Abb. 129) jeweils 3–5 Minuten in und gegen die Uhrzeigerrichtung.

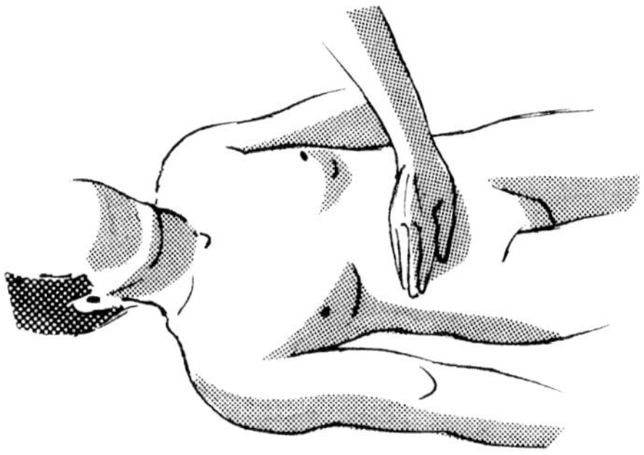

Abb. 129

Anmerkungen: Das MO-Reiben sollte gleichmäßig, langsam und sanft gemacht werden. Der Massagevorgang ist zu beenden, wenn die Haut durch Schweiß leicht feucht wird. Beim Kleinkind kann man während des Schlafens massieren, falls es sich im wachen Zustand nicht massieren läßt. Dieser Handgriff sollte nicht kurz nach einer Mahlzeit einsetzen.

Wirkungen: Das YANG der Milz-PI stärken und Magen-Darm harmonisieren.

Indikationen und Kombinationen:

- Dyspepsie, Appetitlosigkeit, Spucken von Milch (nicht unmittelbar nach dem Stillen); oft kombiniert mit 31. TUI-Schieben am oberen Rücken, paravertebral und 90. TUI-Schieben der 3 YIN-Meridiane am Unterarm.
- Völlegefühl und Schmerzen im Bauch, Meteorismus, Durchfall und Verstopfung; oft kombiniert mit 68. AN-Drücken von M 25 und 114. ROU-Friktion von M 36.

67. MO-Reiben neben dem Bauchnabel quer

Technik: Der Patient liegt auf dem Rücken und der Masseur sitzt oder steht daneben. Mit 4 Fingern (ohne Daumen) wird im Bereich des Nabels einhändig oder beidhändig von MP 14 und MP 15 über die Medianlinie zu MP 14 und MP 15 auf der anderen Seite mit MO-Reiben 2–5 Minuten hin und her massiert (Abb. 130).

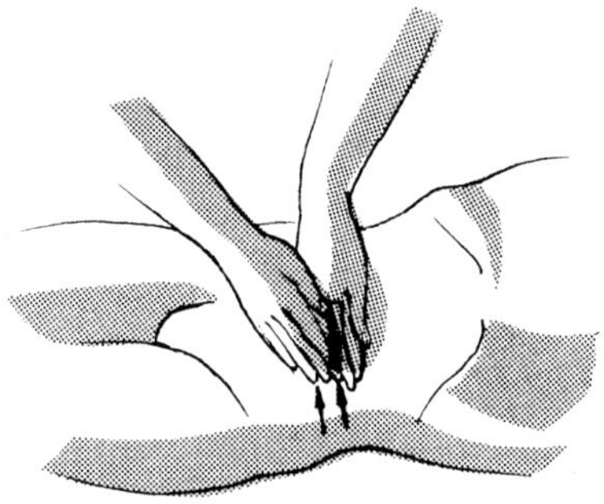

Abb. 130

Anmerkungen: Der Kraftaufwand in der Mitte des Bauches ist geringer als an der Seite des Bauches.

Wirkungen: Die Milz-PI und die Niere-SHEN erwärmend stärken; den mittleren Erwärmer regulieren und den Magen-WEI harmonisieren.

Indikationen und Kombinationen:

- Völlegefühl und Schmerzen im Bauch, Meteorismus und Appetitlosigkeit; oft kombiniert mit 74. AN-Drücken am seitlichen unteren Abdomen und 114. ROU-Friktion von M 36.
- Schwindelgefühl, Augenflimmern und nervöse Magenbeschwerden; oft kombiniert mit 60. MO-Reiben am Oberbauch quer und 40. ZANG-FEN-Seitwärtsschieben mit der Handwurzel im Lumbalbereich.

68. AN-Drücken von M 25

Technik: Der Patient liegt auf dem Rücken, und der Masseur sitzt bzw. steht daneben. Mit Daumen und Zeigefinger wird M 25 beidseitig neben dem Nabel (Abb. 131) mit CHANG-AN-Langdrücken 2–5 Minuten massiert.

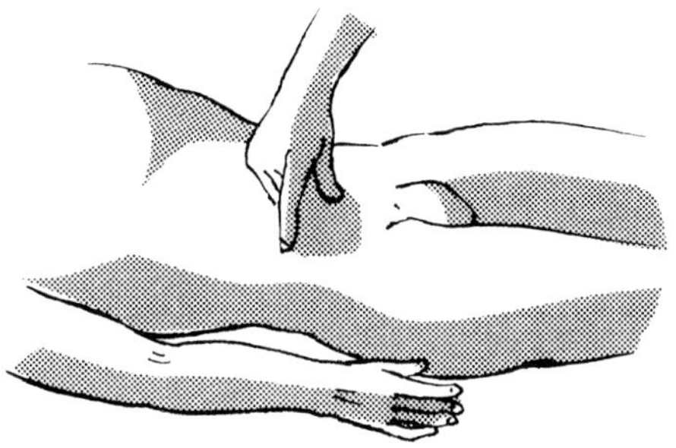

Abb. 131

Anmerkungen: Beim Drücken sollte der Kraftaufwand der beiden Finger gleich stark sein. Die Kraftintensität sollte allmählich gesteigert werden, bleibt jedoch innerhalb der Verträglichkeit. Der Patient sollte weiter ruhig und tief atmen.

Wirkungen: Das QI regulieren und die Milz-PI stärken; den Darm regulieren und den Schmerz stillen.

Indikationen und Kombinationen:

- Appetitlosigkeit, Schmerzen und Völlegefühl im Bauch, Meteorismus, Durchfall, Verstopfung und stechende Schmerzen um den Nabel; oft kombiniert mit 66. MO-Reiben, kreisend um den Bauchnabel und 114. ROU-Friktion von M 36.

69. MO-Reiben im unteren Abdomen quer

Technik: Der Patient liegt auf dem Rücken und der Masseur sitzt bzw. steht daneben. Mit dem Handteller (ein- oder beidhändig) wird das untere Abdomen von MP 13 und G 27 in Höhe der Spina iliaca anterior superior über M 28, M 27 und KG 3, KG 4 zu MP 13 und G 27 auf der anderen Seite (Abb. 132) mit MO-Reiben hin und her 5–8 Minuten massiert.

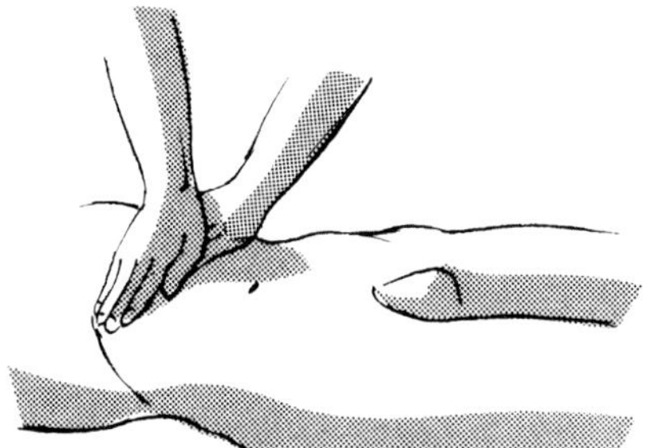

Abb. 132

Anmerkungen: Beim MO-Reiben zum Masseur hin wird die Kraft an den Fingern betont und vom Masseur weg die Kraft an der Handwurzel. Der Kraftaufwand am M. rectus abdomini ist stärker als an anderen Stellen; bei Verstopfung sollte die Kraft der Massage über den absteigenden Dickdarm (auf der linken Seite des Patienten) stärker betont werden. Wenn nötig, sollte die Harnblase vorher entleert werden.

Wirkungen: Das QI des unteren Erwärmers aufbauen und regulieren; das YANG und das YUAN-QI (Antriebskraft) stimulieren und stärken.

Indikationen und Kombinationen:

- Völlegefühl und Schmerzen im unteren Abdomen, Darmkolik und Miktionsstörungen; oft kombiniert mit 103. FU-MO-Streichen und Reiben am Bein, ventral und 124. QIA-Tiefdrücken von Le 3.
- Menstruations- und Potenzstörungen, Unterleibschmerzen, Entzündungen der Beckenorgane und nervöse Blasenbeschwerden; oft kombiniert mit 73. MO-Reiben am unteren Abdomen diagonal und 120. ROU-Friktion von MP 6.

70. MO-Reiben und AN-Drücken am unteren Abdomen

Technik: Der Patient liegt auf dem Rücken und der Masseur sitzt bzw. steht daneben. Mit 4 Fingern (ohne Daumen, ein- oder beidhändig) wird im unteren Abdomen von KG 7 kaudalwärts über KG 6, KG 4, KG 3 zu KG 2 (Abb. 133) mit AN-Drücken kombiniert mit MO-Reiben streichend 3–5 Minuten massiert.

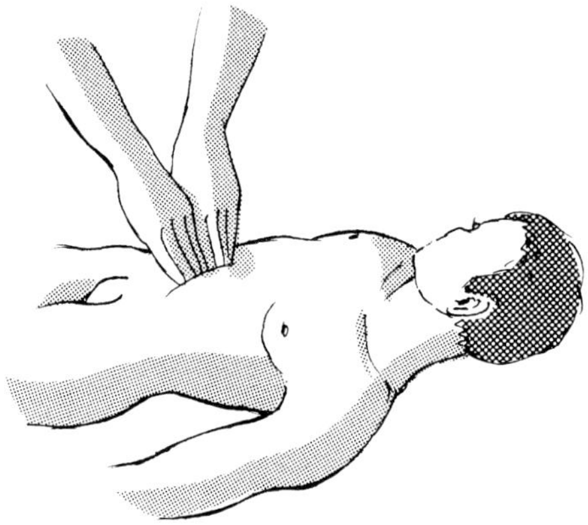

Abb. 133

Anmerkungen: Die Kraftintensität richtet sich nach der Verträglichkeit des Patienten; es sollte langsam und gleichmäßig massiert werden. Wenn nötig, sollte die Harnblase entleert werden. Während der Menstruation sollte vorsichtig und nicht zu kräftig massiert werden.

Wirkungen: Die Niere-SHEN stabilisieren und das YUAN-QI (Antriebskraft) stärken; die Nässe-SHI und die Hitze-RE austreiben.

Indikationen und Kombinationen:

- Schmerzen, Krämpfe und Völlegefühl im unteren Abdomen, Meteorismus, Übelkeit, Erbrechen und Appetitlosigkeit; oft kombiniert mit 66. MO-Reiben um den Bauchnabel, kreisend und 114. ROU-Friktion von M 36.
- Schwindelgefühl, Kopfschmerzen, Tinnitus, Schwerhörigkeit, verschwommene Sicht und kraftlose Beine; oft kombiniert mit 41. AN-Drücken im Lumbalbereich, beidseitig vertikal und 118. ROU-Friktion und NIE-Kneten am Unterschenkel medial.

71. AN-Drücken am unteren Abdomen

Technik: Der Patient liegt auf dem Rücken und der Masseur sitzt bzw. steht daneben. Mit 4 Fingern (ohne Daumen, ein- oder beidhändig) wird im unteren Abdomen von N 16 kaudalwärts über N 14 zu N 11 an der Oberkante des Schambeins (Abb. 134) der Reihe nach mit DIAN-AN-Punktdrücken 2–3 Minuten massiert.

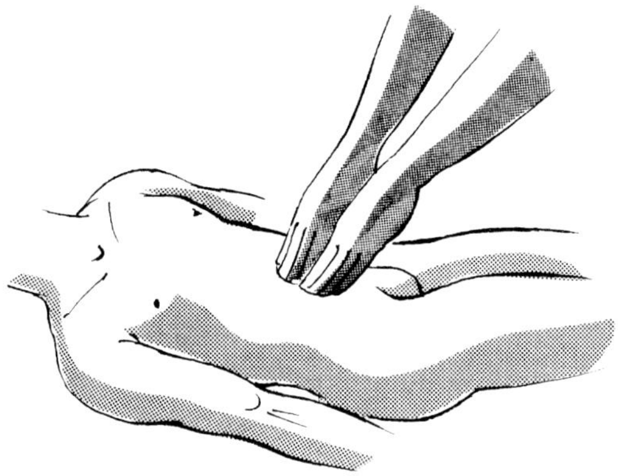

Abb. 134

Anmerkungen: Das DIAN-AN-Punktdrücken sollte so kraftvoll sein wie es der Patient vertragen kann; beim Verlagern der Finger sollte die Kraft weniger werden. Wenn nötig, die Harnblase vorher entleeren.

Wirkungen: Das YANG der Niere-SHEN wärmend stärken und das YUAN-QI (Antriebskraft) stabilisieren.

Indikationen und Kombinationen:

- Miktionsstörungen, Entzündungen der Beckenorgane, Menstruations- und Potenzstörungen; oft kombiniert mit 73. MO-Reiben am unteren Abdomen, diagonal und 120. ROU-Friktion von MP 6.

72. TUI-Schieben am unteren Abdomen

Technik: Der Patient liegt auf dem Rücken und der Masseur steht daneben. Mit beiden Händen, wobei die beiden Daumen von den anderen Fingern weg gestreckt werden und an KG 7 zusammentreffen und die restlichen Finger auf den Bauch gebracht werden (Abb. 135), wird das untere Abdomen kaudalwärts über KG 4 zu KG 2 schrittweise mit TUI-Schieben 2–3 Minuten massiert.

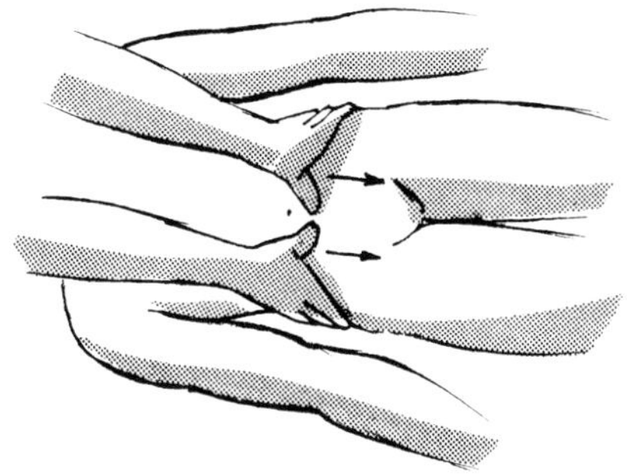

Abb. 135

Anmerkungen: Die Kraftintensität am Schambein ist schwächer als am Nabel. Das TUI-Schieben sollte gleichmäßig bleiben. Wenn nötig, die Harnblase vorher entleeren. Bei Hypermenorrhoe und dysfunktionellen Blutungen sollte man vorsichtig und sanft massieren.

Wirkungen: Das YUAN-QI (Antriebskraft) stabilisieren; die Nässe-SHI und die Hitze-RE austreiben.

Indikationen und Kombinationen:

- Krämpfe, Schmerzen und Völlegefühl im unteren Abdomen, oft mit 74. AN-Drücken am seitlichen Abdomen und 124. QIA-Tiefdrücken von Le 3.
- Zyklusstörungen und Schmerzen nach der Geburt, oft kombiniert mit 45. MO-Reiben auf dem Kreuzbein und 120. ROU-Friktion von MP 6.

73. MO-Reiben am unteren Abdomen diagonal

Technik: Der Patient liegt auf dem Rücken und der Masseur sitzt oder steht daneben. Mit 4 Fingern der beiden Hände nacheinander, wobei die eine Hand oberhalb und die andere unterhalb der Spina iliaca anterior superior angelegt wird, wird von G 27 und G 28 diagonal über MP 13, M 28, M 29 zu M 30 am Schambein (Abb. 136) mit MO-Reiben 5–8 Minuten massiert.

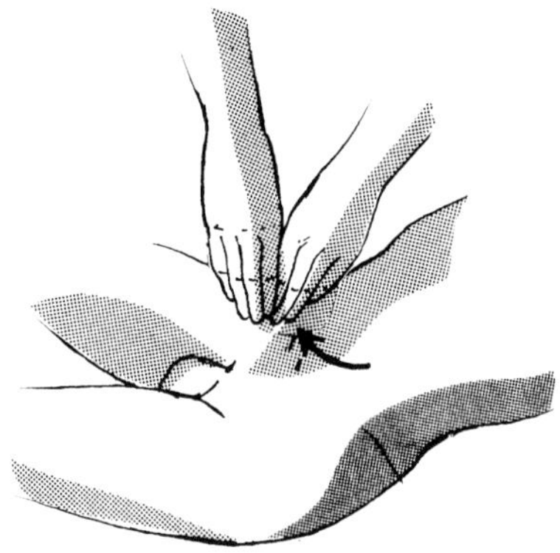

Abb. 136

Anmerkungen: Man kann dabei mit AN-Drükken kombinieren. Der Kraftaufwand am Schambein ist geringer als an der Spina iliaca. Wenn nötig, die Harnblase vorher entleeren.

Wirkungen: Das QI des unteren Erwärmers regulieren und tonisieren; die Meridiane wärmen und durchlässig machen.

Indikationen und Kombinationen:

- Völlegefühl und Schmerzen im unteren Abdomen, Entzündungen der Beckenorgane, Miktions- und Menstruationsstörungen; oft kombiniert mit 69. MO-Reiben im unteren Abdomen quer und 120. ROU-Friktion von MP 6.

74. AN-Drücken am seitlichen unteren Abdomen

Technik: Der Patient liegt auf dem Rücken und der Masseur sitzt bzw. steht daneben. Mit 4 Fingern (ohne Daumen, ein- oder beidhändig) wird am seitlichen unteren Abdomen parallel zur Leistenbeuge an M 28 und M 29 (Abb. 137) mit CHANG-AN-Langdrücken nacheinander beidseitig 1–3 Minuten massiert.

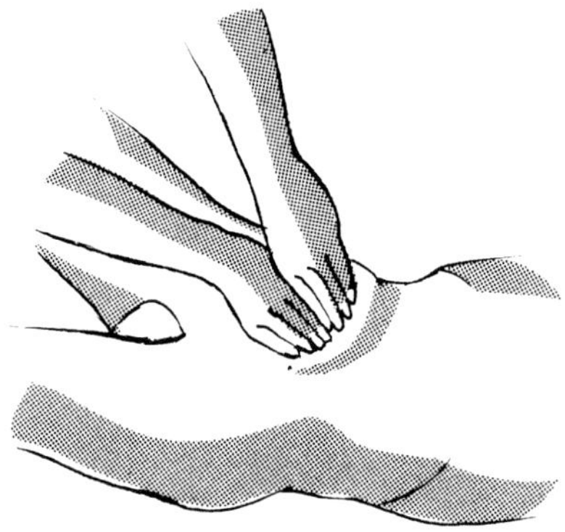

Abb. 137

Anmerkungen: Die Kraft sollte allmählich verstärkt werden und in der letzten Phase der Massage wieder allmählich vermindert. Wenn nötig, die Harnblase vorher entleeren.

Wirkungen: Die QI-Stagnation beseitigen und das Blut-XUE beleben.

Indikationen und Kombinationen:

- Völlegefühl im Bauch und im seitlichen Thorax, Kopfschmerzen und Schwindelgefühl; oft kombiniert mit 62. FEN-MO-Seitwärtsreiben unterhalb des Rippenbogens und 5. FEN-TUI-Seitwärtsschieben im Stirnbereich.
- Schmerzen im Unterleib, Dysmennorrhoe und andere Zyklusstörungen; oft kombiniert mit 118. ROU-Friktion und NIE-Kneten am Unterschenkel medial und 120. ROU-Friktion von MP 6.

75. MO-Reiben am Abdomen diagonal

Technik: Der Patient liegt auf dem Rücken und der Masseur sitzt bzw. steht daneben. Mit 4 Fingern (ohne Daumen, ein- oder beidhändig) wird von MP 16 unterhalb des Rippenbogens über M 21, KG 8, M 28 zur Leistenbeuge auf der anderen Seite (Abb. 138) mit MO-Reiben diagonal hin und her nacheinander beidseitig jeweils 3–5 Minuten massiert.

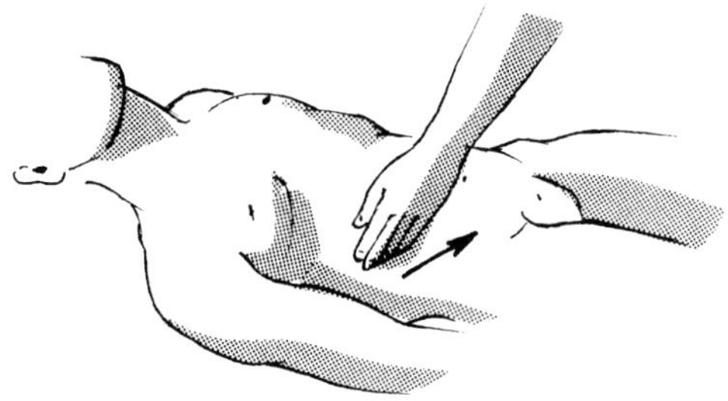

Abb. 138

Anmerkungen: Das diagonale MO-Reiben sollte durch kurzes MO-Reiben, kreisend an MP 16 eingeleitet werden. Die Kraft am unteren Abdomen ist weniger als am Oberbauch. Dieser Handgriff sollte nicht kurz nach einer Mahlzeit eingesetzt werden.

Wirkungen: Das YANG der Milz-PI wärmend tonisieren und den Magen-Darm regulieren.

Indikationen und Kombinationen:

- Völlegefühl und Schmerzen im Bauch, Dyspepsie und Magenverstimmung; oft kombiniert mit 31. TUI-Schieben am oberen Rükken, paravertebral und 114. ROU-Friktion von M 36.
- Spannung und Schmerzen im seitlichen Thorax, Schmerzen im Unterleib bzw. nach der Geburt und Menstruationsstörungen; oft kombiniert mit 69. MO-Reiben im unteren Abdomen quer und 120. ROU-Friktion von MP 6.

76. NA-Greifen und TI-Anheben von Bauchmuskeln

Technik: Der Patient liegt auf dem Rücken und der Masseur steht oder sitzt daneben. Man greift mit beiden Händen den M. rectus abdomini (auf einer Bauchseite) an seinen beiden Rändern und schiebt die Daumen und die restlichen 4 Finger gegeneinander und hebt den Muskel kurz an. Das wiederholt man von M 19 herunter über M 21, M 24 bis zu M 29 (Abb. 139) der Reihe nach 3–5mal.

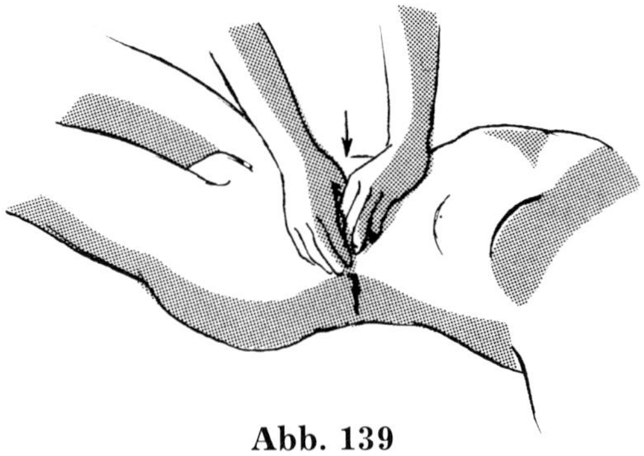

Abb. 139

Anmerkungen: Bei der Massage sollte der Patient ruhig und entspannt bleiben.

Wirkungen: Den mittleren Erwärmer regulieren und den Magen-WEI beruhigen; das QI stärken und die Niere-SHEN tonisieren.

Indikationen und Kombinationen:

- Blähungen und Völlegefühl im Bauch, Übelkeit und Erbrechen, Stagnation der Magenpassage, Appetitlosigkeit und Verstopfung; oft kombiniert mit 59. MO-Reiben und AN-Drücken am Oberbauch und 74. AN-Drücken am seitlichen unteren Abdomen.
- Kopfschmerzen, Schwindelgefühl, Beklemmungsgefühl im Thorax, Atemnot, verschwommene Sicht, Tinnitus und Schwerhörigkeit; oft kombiniert mit 91. AN-Drücken von KS 6 und 3E 5 und 124. QIA-Tiefdrücken von Le 3.

77. MO-Reiben am seitlichen Abdomen

Technik: Der Patient nimmt eine Seitenlage mit leicht angebeugten Beinen ein und der Masseur sitzt oder steht daneben. Der Masseur legt die eine Hand auf den Bauch im Bereich von M 19 und M 20 und die andere Hand auf den Rücken im Bereich von B 47 (Ch) und B 48 (Ch) (Abb. 140). Mit MO-Reiben wird beidseitig von oben nach unten, jeweils über M 25, MP 16 zu MP 13 bzw. über B 50 (Ch), B 52 (Ch) zum Dammbein, 5–7 Minuten massiert.

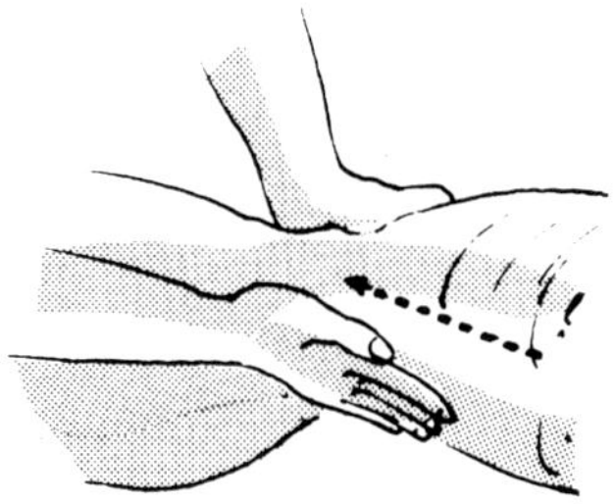

Abb. 140

Anmerkungen: Am Bauch wird vorwiegend mit MO-Reiben und am Rücken mit MO-Reiben in Kombination mit AN-Drücken massiert. Der Kraftaufwand am Bauch ist geringer als am Rücken.

Wirkungen: Die Milz-PI und den Magen-WEI regulieren; den Durchfall kurieren.

Indikationen und Kombinationen:

- Schmerzen und Völlegefühl im Bauch, Meteorismus und Durchfall; oft kombiniert mit 66. MO-Reiben kreisend um den Bauchnabel. Bei kindlicher Dyspepsie mit 45. MO-Reiben auf dem Kreuzbein quer und 96. TUI-Schieben von Lu 10.
- Schmerzen und Völlegefühl im seitlichen Thorax, oft kombiniert mit 61. MO-Reiben und AN-Drücken unterhalb des Rippenbogens und 91. AN-Drücken von KS 6 und 3E 5.

78. TUI-Schieben am seitlichen Abdomen

Technik: Der Patient liegt auf dem Rücken und der Masseur steht daneben. Die beiden Daumen legt man an MP 16 und M 22 am Oberbauch (einseitig) und ergreift mit den anderen Fingern den Körper des Patienten. Mit TUI-Schieben wird kaudalwärts von oben nach unten über MP 15, M 25 zu M 29 und MP 13 (Abb. 141) hin und her 3–5 Minuten massiert.

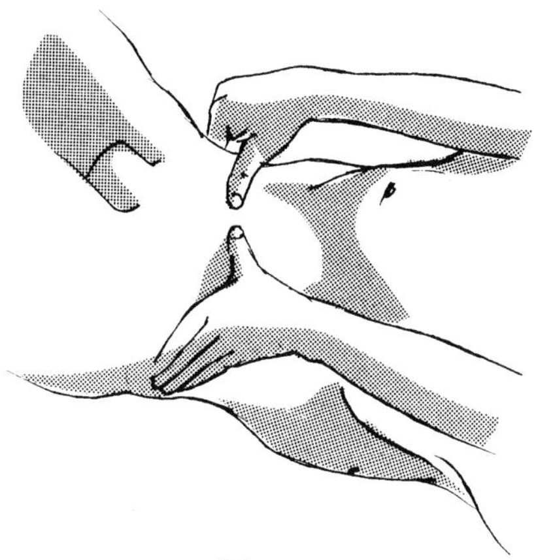

Abb. 141

Anmerkungen: Das TUI-Schieben sollte langsam und gleichmäßig durchgeführt werden. Der Kraftaufwand sollte im unteren Abdomen geringer sein als im oberen Abdomen; bei Verstopfung sollte die linke Seite verstärkt (bei Verträglichkeit seitens des Patienten) massiert werden. Bei schwacher Konstitution und bei Durchfall sollte vorsichtig und nicht zu kräftig massiert werden. Wenn nötig, die Harnblase vorher entleeren.

Wirkungen: Den mittleren Erwärmer regulieren und den QI-Fluß ordnen; die Milz-PI stärken und die Verdauung fördern.

Indikationen und Kombinationen:

- Verstopfung, Völlegefühl und Schmerzen im Bauch; oft kombiniert mit 69. MO-Reiben im unteren Abdomen quer und 73. MO-Reiben im unteren Abdomen diagonal.

79. JI-Drücken und TUI-Schieben am Abdomen

Technik: Der Patient liegt auf dem Rücken und der Masseur steht daneben oder am Kopfende des Patienten. Mit beiden Daumen drückt man die Bauchmuskeln (vom äußeren Rand Richtung Medianlinie) gegeneinander und schiebt zugleich die Daumen kaudalwärts von MP 16 über MP 15 zu MP 13 (Abb. 142), wiederholt 3–5 Minuten.

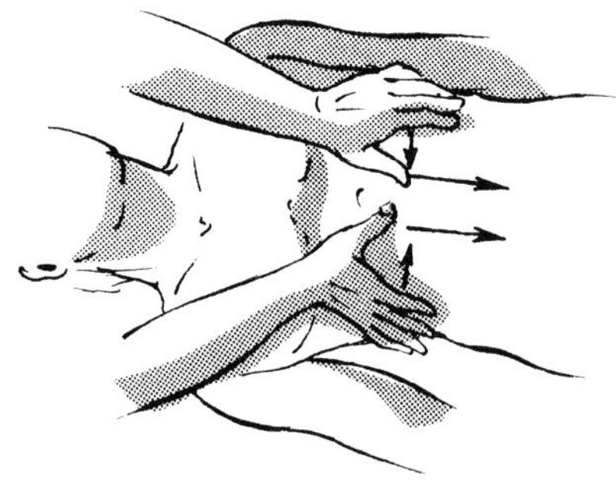

Abb. 142

Anmerkungen: Der Kraftaufwand der beiden Daumen sollte gleich stark sein und das TUI-Schieben sollte ganz langsam ausgeführt werden. Die Kraftintensität ist am unteren Abdomen geringer als am oberen Abdomen. Man sollte zu diesem Handgriff die Haut des Patienten mit einem Gleitmittel beschmieren. Bei schwacher Konstitution und Durchfall sollte man die Kraft vorsichtig dosieren; und bei Hypermenorrhoe ist dieser Handgriff kontraindiziert.

Wirkungen: Den Magen-WEI harmonisieren und den Darm regulieren; die Stase des Blut-XUE beseitigen und die Blockade (im Unterleib) lösen.

Indikationen und Kombinationen:

- Völlegefühl im unteren Abdomen, Verstopfung und Druckgefühl im oberen Abdomen; oft kombiniert mit 65. SHU-„Schnüren“ vom Abdomen und 75. MO-Reiben im Abdomen, diagonal.
- Dysmenorrhoe und andere Zyklusstörungen; oft kombiniert mit 120. ROU-Friktion von MP 6 und 45. MO-Reiben auf dem Kreuzbein, quer.

Obere Extremität

80. AN-Drücken im Schulterbereich

Technik: Der Patient sitzt aufrecht oder nimmt eine Seitenlage ein und der Masseur sitzt oder steht daneben. Mit beiden Daumen werden Di 14 am unteren Ansatz des M. deltoideus, 3E 13 am Hinterrand des M. deltoideus, Dü 9 oberhalb der hinteren Achselfalte, H1 in der Mitte der Achselhöhle am Hinterrand des M. pectoralis major und Lu 1 sowie Lu 2 unter dem äußeren Ende des Schlüsselbeins der Reihe nach mit AN-Drücken für insgesamt 3–5 Minuten massiert.

Anmerkungen: Beim AN-Drücken sollte man die Kraft gleichmäßig verteilen und warten, bis der Patient das typische QI-Gefühl, wie Schwellung, Spannung oder Taubheit bekommt.

Wirkungen: Die Meridiane wärmen und durchlässig machen; das Blut-XUE beleben und den Schmerz stillen.

Indikationen und Kombinationen:

- Schmerzen, Entzündungen und Verletzungen der Weichteile im Schulterbereich; oft kombiniert mit 85. TUI-Schieben und AN-Drükken von Di 15, Di 11 und Di 4 und 87. TUI-Schieben der 3 YANG-Meridiane am Oberarm.
- Zervikalsyndrom, Schmerzen im oberen Rükken und Schulterbereich; oft kombiniert mit 24. AN-Drücken medial der Skapula und 20. AN-XUAN-Ausdehnen von Schulter und Nacken.

81. MO-Reiben und AN-Drücken im Schulterbereich

Technik: Der Patient sitzt aufrecht und der Masseur steht oder sitzt neben bzw. hinter ihm. Mit beiden Handtellern wird zuerst im Bereich von Schulterblatt, Fossa supraspinata und Acromium (Abb. 143) 5–8 Minuten mit MO-Reiben kreisend massiert; dann von Acromium über M. deltoideus, Ellenbogen zum Handgelenk mit MO-Reiben und AN-Drücken 5–10 Minuten massiert.

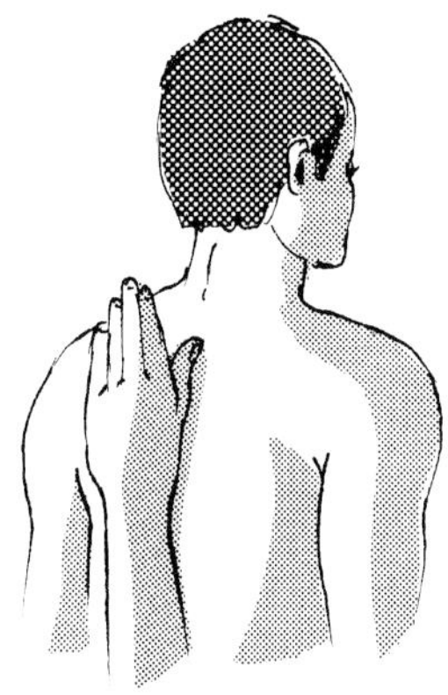

Abb. 143

Anmerkungen: Dabei sollte man auch die Muskeln und nicht nur die Haut allein mit MO-Reiben massieren. Bei trockener Haut sollte man ein Gleitmittel benutzen.

Wirkungen: Die Meridiane erwärmen und durchlässig machen; das QI zirkulieren und den Schmerz stillen.

Indikationen und Kombinationen:

- Schulter-Armsyndrom, Verletzungen und Rheumatismus der Weichteile im Schulterbereich; oft kombiniert mit 80. AN-Drücken im Schulterbereich 84. QUIAN-YIN-Strecken der Schulter.

82. NA-Greifen und TI-Anheben im Schulterbereich

Technik: Der Patient sitzt aufrecht oder nimmt eine Seitenlage ein, und der Masseur sitzt oder steht daneben. Mit einer Hand fixiert man die Schulter des Patienten und mit der anderen Hand (Daumen gegen restliche Finger) massiert man zuerst die Muskeln über dem Schulterblatt (Mm. supra-et infraspinatus, M. teres major und einen Teil vom M. trapezius) vom angulus inferior aufwärts zu Di 15 und 3E 14 (Abb. 144) schrittweise mit NA-Greifen und in Kombination mit TI-Anheben, danach herab entlang des Hinterrands des M. deltoideus zu 3E 13 insgesamt 3–5 Minuten.

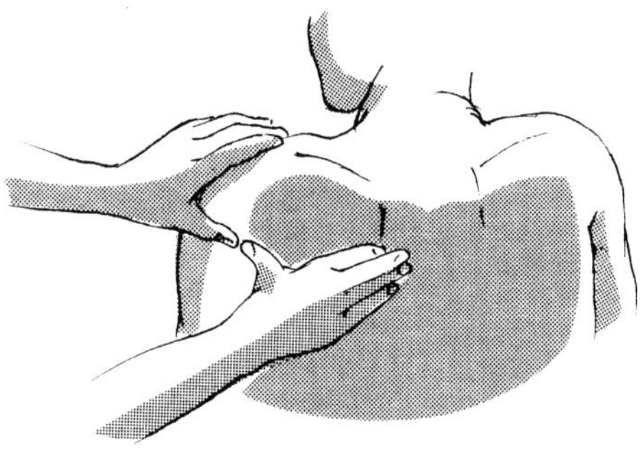

Abb. 144

Anmerkungen: Der Patient sollte sich dabei entspannen. Die Kraftintensität richtet sich nach der Verträglichkeit des Patienten.

Wirkungen: Die Meridiane regulieren und durchlässig machen; das Blut-XUE beleben und den Schmerz stillen.

Indikationen und Kombinationen:

- Schulter-Armsyndrom, Parästhesien und Atrophie der Muskeln im Schulterbereich; oft kombiniert mit 81. MO-Reiben und AN-Drücken im Schulterbereich und 83. YAO-Rotation der Schulter.
- Neuralgien und Parästhesien in der oberen Extremität, oft kombiniert mit 87. TUI-Schieben der 3 YANG-Meridiane im Oberarm und 88. ROU-Friktion von 3E 10.

83. YAO-Rotation von Schulter

Technik: Der Patient sitzt aufrecht oder nimmt eine Seitenlage ein, und der Masseur steht daneben. Mit einer Hand fixiert der Masseur die Schulter des Patienten und zwar am oberen Außenrand des M. supraspinatus und M. pectoralis major. Und mit der anderen Hand ergreift er den Unterarm des Patienten oberhalb des Handgelenks (Abb. 145). Nun rotiert er den locker gestreckten Arm des Patienten in beide Richtungen 2–3 Minuten.

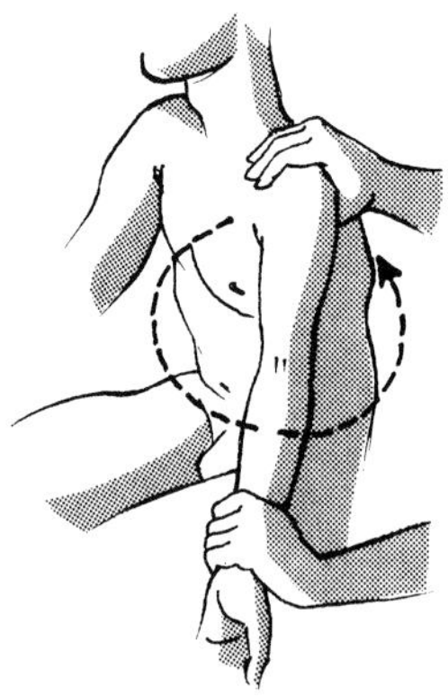

Abb. 145

Anmerkungen: Diesen Handgriff sollte man erst nach einer einleitenden Massage im Schulter-Arm-Bereich einsetzen. Der Umfang des Kreises bei der YAO-Rotation sollte am Anfang ganz klein sein und wird allmählich (eventuell parallel zur Behandlungshäufigkeit bzw. zur Besserung) vergrößert. Der Patient sollte dabei entspannt bleiben. Man sollte diesen Handgriff behutsam und ohne Gewalt einsetzen.

Wirkungen: Das Gelenk beweglich machen und die Brust lockern.

Indikationen und Kombinationen:

- Bewegungseinschränkung und Periarthropathie des Schultergelenks, oft kombiniert mit 80. AN-Drücken im Schulterbereich und 87. TUI-Schieben der 3 YANG-Meridiane am Oberarm.
- Beklemmungsgefühl und Schmerzen im oberen Thorax, oft kombiniert mit 55. KUAN-Lockern vom seitlichen Thorax und 52. NIE-Kneten vom M. pectoralis major.

84. QIAN-YIN-Strecken von Schulter

Technik: Der Patient sitzt aufrecht oder nimmt eine Seitenlage ein, und der Masseur steht seitwärts hinter ihm. Mit einer Hand ergreift er die Schulter des Patienten und zwar wird am oberen Außenrand des M. supraspinatus und des M. pectoralis major mit dem Daumen und den anderen Fingern gepreßt. Mit der anderen Hand greift er den Unterarm des Patienten knapp oberhalb des Handgelenks. Zuerst wird der Arm des Patienten schräg zur Seite nach unten 5–10mal gedehnt (Abb. 146). Danach unterstützt der Masseur den Patienten, den Arm zu bewegen (in alle Richtungen beugen und strekken) bei Beibehaltung der Griffe.

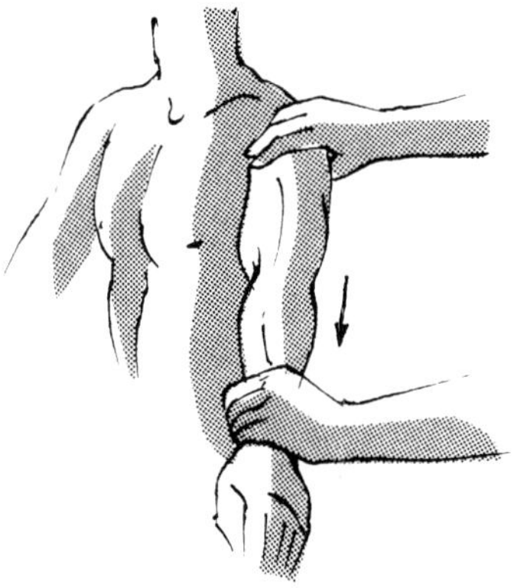

Abb. 146

Anmerkungen: Diesen Handgriff sollte man erst nach einleitender Massage im Schulter-Arm-Bereich einsetzen. Das Strecken bzw. Dehnen sollte allmählich intensiviert werden, soweit es der Patient ohne zusätzliche Schmerzen vertragen kann. Man sollte dabei keine Gewalt oder ruckartige Bewegung einsetzen.

Wirkungen: Das Blut-XUE beleben und die Muskeln entspannen; das Gelenk beweglich machen.

Indikationen und Kombinationen:

- Bewegungseinschränkung und Periarthropathie des Schultergelenks, oft kombiniert mit 81. MO-Reiben und AN-Drücken im Schulterbereich und 63. YAO-Rotation von Schulter.

85. TUI-Schieben und AN-Drücken von Di 15, Di 11 und Di 4

Technik: Der Patient sitzt aufrecht oder nimmt eine Seitenlage ein, und der Masseur steht oder sitzt daneben. Mit dem Daumen wird der Dickdarm-Meridian von der Schulter bis zur Hand (Abb. 147) mit TUI-Schieben 3–5 Minuten massiert, wobei an Di 15, Di 11 und Di 4 verstärkt und länger mit AN-Drücken oder QIA-Tiefdrücken, eventuell mit ROU-Friktion kombiniert behandelt wird.

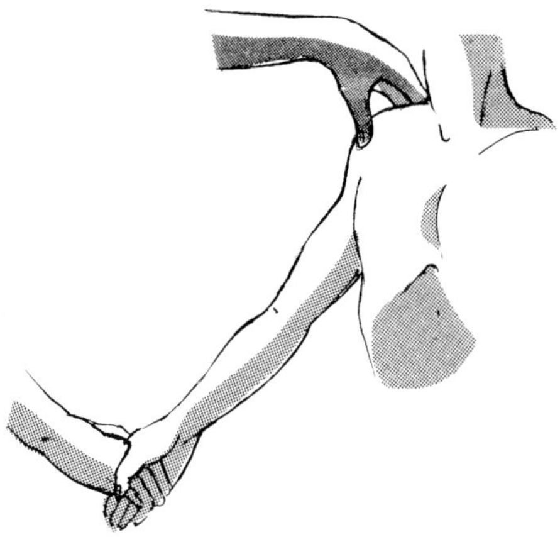

Abb. 147

Anmerkungen: Auch im anderen Bereich des Dickdarm-Meridians kann man das TUI-Schieben mit AN-Drücken kombinieren. Bei trokkener Haut sollte man ein Gleitmittel nehmen.

Wirkungen: Das QI und das Blut-XUE regulieren und harmonisieren; die Meridiane durchlässig machen und den Schmerz stillen.

Indikationen und Kombinationen:

- Lähmungen, Parästhesien und Schmerzen sowie Weichteilrheumatismus in der oberen Extremität, oft kombiniert mit 21. NA-Greifen G 21 und 115. ROU-Friktion von G 39. Bei Zervikalsyndrom zusätzlich 15. TUI-Schieben am Hinterkopf diagonal.

86. NIE-Kneten am Oberarm

Technik: Der Patient sitzt aufrecht oder liegt auf dem Rücken und der Masseur steht bzw. sitzt daneben. Mit einer Hand wird der Oberarm vom Schultergelenk bis zum Ellenbogen mit NIE-Kneten insgesamt 3–5 Minuten massiert; zuerst den Lungen- und 3-Erwärmermeridian zusammen (Abb. 148), und dann den Herz- und Dickdarmmeridian zusammen massieren.

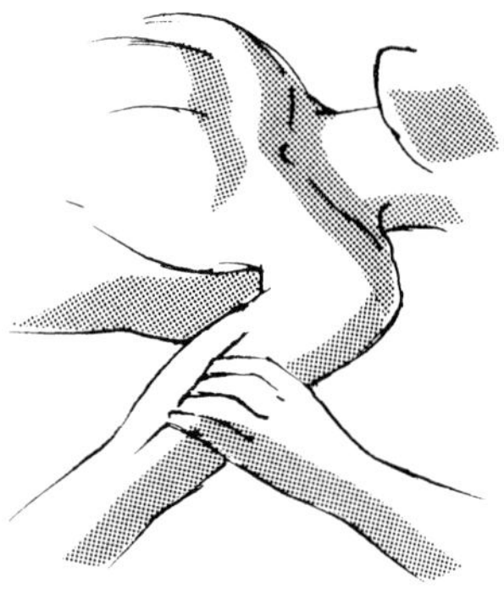

Abb. 148

Anmerkungen: Das NIE-Kneten sollte mit AN-Drücken kombiniert langsam und kraftvoll massiert werden, wie es der Patient vertragen kann. Bei trockener Haut Gleitmittel benutzen.

Wirkungen: Die Meridiane regulieren und (deren Hindernisse) aufräumen; das QI ordnen und die Brust entspannen.

Indikationen und Kombinationen:

- Schulter-Arm-Syndrom; oft kombiniert mit 81. MO-Reiben und AN-Drücken im Schulterbereich und 115. ROU-Friktion von G 39.
- Schwindelgefühl, Schmerzen und Beklemmungsgefühl im Thorax; oft kombiniert mit 91. AN-Drücken von KS 6 und 3E 5 und 124. QIA-Tiefdrücken von Le 3.

87. TUI-Schieben der 3 YANG-Meridiane am Oberarm

Technik: Der Patient sitzt aufrecht oder liegt auf der Seite, und der Masseur steht oder sitzt daneben. Der Oberarm des Patienten wird von den beiden Händen des Masseurs fixiert. Mit beiden Daumen wird zuerst der Dickdarm-Meridian von Di 15 über Di 14 bis Di 11 (Abb. 149), dann der 3-Erwärmermeridian von 3E 14 über 3E 13 bis 3E 10, anschließend der Dünndarmmeridian von Dü 10 über Dü 9 bis Dü 8 mit TUI-Schieben jeweils 2–3 Minuten massiert.

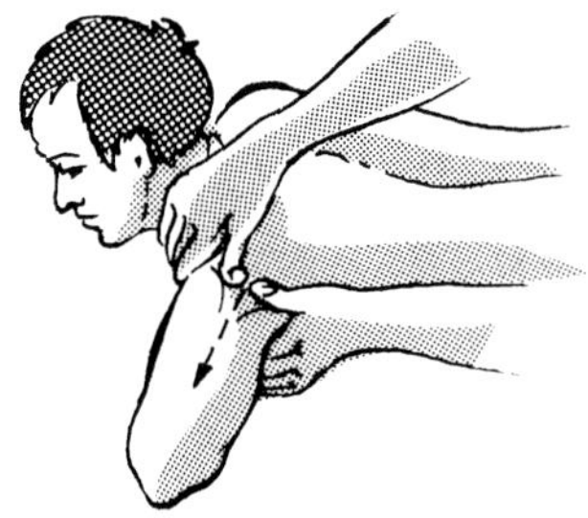

Abb. 149

Anmerkungen: Bei den oben angegebenen Punkten sollte man für eine Weile bleiben und zusätzlich mit AN-Drücken massieren. Bei trokkener Haut sollte man Gleitmittel benutzen.

Wirkungen: Das QI der 3 YANG-Meridiane zirkulieren und den Schmerz stillen.

Indikationen und Kombinationen:

- Periarthropathie des Schultergelenks, Weichteilverletzungen und -rheumatismus im Schulterbereich; oft kombiniert mit 81. MO-Reiben und AN-Drücken im Schulterbereich und 86. NIE-Kneten am Oberarm.
- Zervikalsyndrom und Okzipital-Kopfschmerzen, oft kombiniert mit 16. FEN-TUI-Seitwärtsschieben am Hinterkopf und 17. ROU-Friktion von G 20.

88. ROU-Friktion von 3E 10

Technik: Der Patient sitzt aufrecht oder liegt auf der Seite mit leicht gebeugtem Arm, und der Masseur steht oder sitzt daneben. Mit dem Daumen wird zuerst Dü 9 mit AN-Drücken 1–2 Minuten, dann von 3E 13 zu 3E 10 mit TUI-Schieben 1–2 Minuten und zum Schluß an 3E 10 mit AN-Drücken und ROU-Friktion (Abb. 150) 2–3 Minuten massiert.

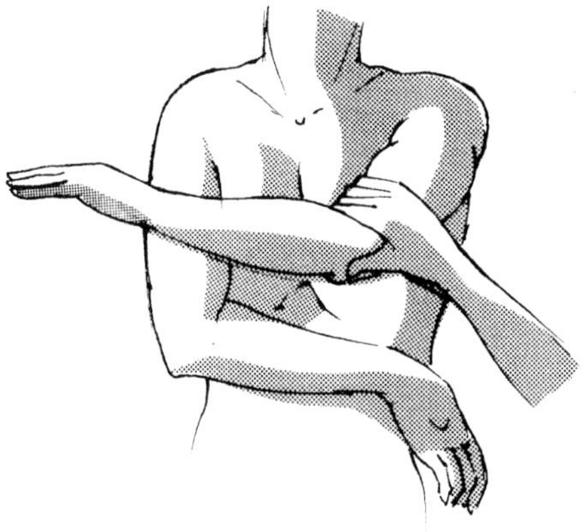

Abb. 150

Anmerkungen: An den oben genannten Punkten sollte man mit AN-Drücken betont massieren, so stark wie es der Patient vertragen kann. Nach der Massage kann der Patient den Arm in verschiedene Richtungen strecken und bewegen. Bei trockener Haut sollte man Gleitmittel benutzen.

Wirkungen: Das Blut-XUE beleben und die Stase aufräumen; die Meridiane drainieren und den Schmerz stillen.

Indikationen und Kombinationen:

- Zervikalsyndrom, Nackenschmerzen und -steife, Schmerzen und Bewegungseinschränkung im Schulter-Armbereich; oft kombiniert mit 81. MO-Reiben und AN-Drücken im Schulterbereich und 15. TUI-Schieben am Hinterkopf diagonal.
- Migräne, Tinnitus und Schwerhörigkeit; oft kombiniert mit 124. QIA-Tiefdrücken von Le 3 und 10. CONG-„Schärfen“ vom Ohr.

89. TUI-Schieben der 3 YANG-Meridiane am Unterarm

Technik: Der Patient sitzt aufrecht oder liegt auf dem Rücken und legt den Arm auf das Bett bzw. den Tisch; der Masseur steht oder sitzt daneben. Mit beiden Daumen werden die 3 YANG-Meridiane am Unterarm vom Ellenbogen zum Handgelenk nacheinander mit TUI-Schieben für jeweils 1–2 Minuten massiert, und zwar der Dünndarmmeridian von Dü 8 bis Dü 5, der 3-Erwärmermeridian von 3E 10 bis 3E 4 und der Dickdarmmeridian von Di 11 bis Di 5 (Abb. 151).

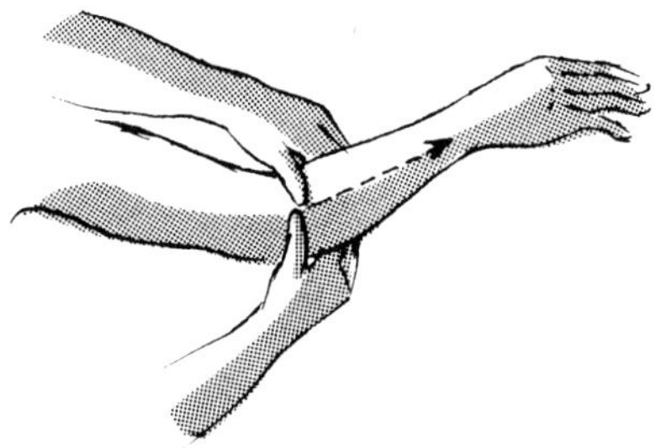

Abb. 151

Anmerkungen: Das TUI-Schieben sollte gleichmäßig bleiben; bei trockener Haut sollte man ein Gleitmittel benutzen.

Wirkungen: Die Meridiane regulieren und drainieren; den Wind-FENG austreiben und den Schweiß treiben.

Indikationen und Kombinationen:

- Schmerzen, Parästhesien und Bewegungseinschränkungen des Ellenbogens, des Handgelenks und der Finger; oft kombiniert mit 90. TUI-Schieben der 3 YIN-Meridiane am Unterarm und 80. AN-Drücken im Schulterbereich.
- Zervikalsyndrom, oft mit 21. NA-Greifen von G 21 und 19. NIU-ZHUAN-Seitwärtsdrehen des Kopfes.
- Migräne, Kopfschmerzen, Schwindelgefühl und Erkältungen; oft kombiniert mit 13. TUI-Schieben im Schläfenbereich und 5. FEN-TUI-Seitwärtsschieben im Stirnbereich.

90. TUI-Schieben der 3 YIN-Meridiane am Unterarm

Technik: Der Patient sitzt aufrecht oder liegt auf dem Rücken und legt den Arm auf das Bett bzw. auf den Tisch; der Masseur steht oder sitzt daneben. Mit beiden Daumen werden die 3 YIN-Meridiane am Unterarm vom Ellenbogen zum Handgelenk nacheinander mit TUI-Schieben jeweils 2–3 Minuten massiert und zwar der Lungenmeridian von Lu 5 bis Lu 9, der Kreislauf- und Sexualitätsmeridian von KS 3 bis KS 7 (Abb. 152) und der Herzmeridian von H 3 bis H 7.

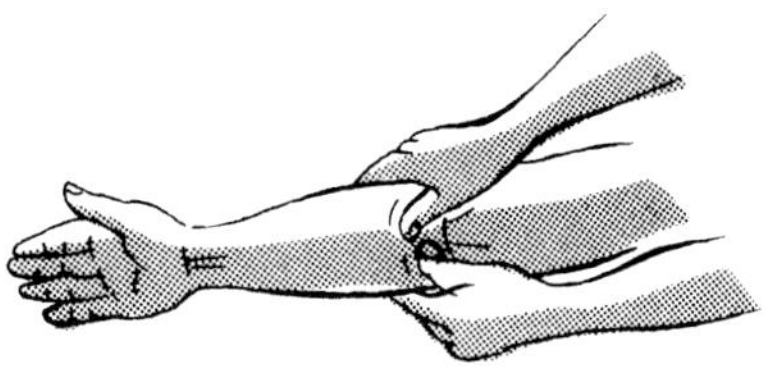

Abb. 152

Anmerkungen: Siehe 89. TUI-Schieben der 3 YANG-Meridiane im Unterarm.

Wirkungen: Das QI regulieren und den Magen-WEI harmonisieren; den Geist-SHEN beruhigen.

Indikationen und Kombinationen:

- Schmerzen, Parästhesien und Bewegungseinschränkungen des Ellenbogens, des Handgelenks und der Finger; oft kombiniert mit 89. TUI-Schieben der 3 YANG-Meridiane am Unterarm und 80. AN-Drücken im Schulterbereich.
- Beklemmungsgefühl und Schmerzen im Thorax, Atemnot, Herzklopfen und Schlafstörung; oft kombiniert mit 91. AN-Drücken von KS 6 und 3E 5 und 92. AN-Drücken von H 7.
- Verdauungsstörung, kindliche Dyspepsie und Appetitlosigkeit; oft kombiniert mit 31. TUI-Schieben am oberen Rücken und 66. MO-Reiben, kreisend um den Bauchnabel.

91. AN-Drücken von KS 6 und 3E 5

Technik: Der Patient sitzt aufrecht bzw. liegt auf dem Rücken und der Masseur sitzt daneben. Zuerst werden die Handinnenflächen und der Handrücken jeweils von KS 7 bis KS 8 bzw. von 3E 4 bis PaM 109 mit ROU-Friktion durch den Daumen und die restlichen Finger gleichzeitig an beiden Seiten 1–2 Minuten massiert. Danach werden KS 6 und 3E 5 mit dem Daumen und dem Zeigefinger (Abb. 153) mit AN-Drücken gleichzeitig 2–3 Minuten massiert.

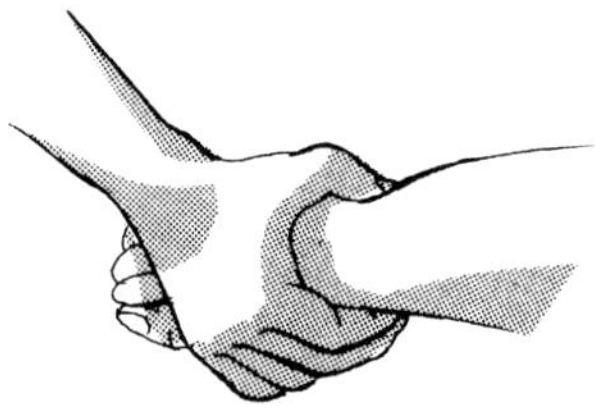

Abb. 153

Anmerkungen: Nach dem AN-Drücken kann man an KS 6 und 3E 5 anschließend mit sanfter ROU-Friktion und MO-Reiben kreisend massieren, damit das starke QI-Gefühl nach dem AN-Drücken leichter wird bzw. rascher verschwindet.

Wirkungen: Das QI regulieren und den Magen-WEI harmonisieren; den Geist-SHEN beruhigen und den Schmerz stillen.

Indikationen und Kombinationen:

- Diverse Erkrankungen bzw. Beschwerden der oberen Extremität, oft kombiniert mit 81. MO-Reiben und AN-Drücken im Schulterbereich, 89. TUI-Schieben der 3 YANG-Meridiane am Unterarm und 90. TUI-Schieben der 3 YIN-Meridiane am Unterarm.
- Schmerzen und Beklemmungsgefühl im Thorax, Angina pectoris, Herzklopfen und Schlafstörungen; oft kombiniert mit 52. NIE-Kneten vom M. pectoralis major und 56. MO-Reiben in der Mitte vom Thorax und Rücken.
- Magenschmerzen, -verstimmung, Übelkeit und Erbrechen; oft kombiniert mit 114. ROU-Friktion von M 36 und 59. MO-Reiben und AN-Drücken am Oberbauch.

92. AN-Drücken von H 7

Technik: Der Patient sitzt aufrecht oder liegt auf dem Rücken und der Masseur sitzt daneben. Mit dem Daumen wird zuerst der Kreislauf- und Sexualitätsmeridian von KS 3 bis KS 8 mit TUI-Schieben 1–2 Minuten massiert. Dann werden mit beiden Daumen jeweils H 7 und KS 6 (Abb. 154) mit AN-Drücken und kombiniert mit ROU-Friktion 3–5 Minuten massiert.

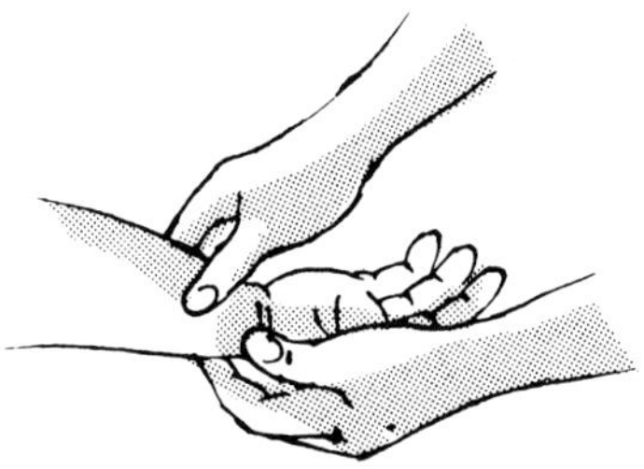

Abb. 154

Anmerkungen: Der Kraftaufwand beim AN-Drücken sollte nur so stark sein wie der Patient es vertragen kann. Wenn nötig, kann man an H 7 statt dessen mit QIA-Tiefdrücken mit der Fingerspitze massieren.

Wirkungen: Das Herz-XIN beruhigen und den Geist-SHEN harmonisieren.

Indikationen und Kombinationen:

- Schlafstörung und Konzentrationsmangel, oft kombiniert mit 8. AN-Drücken von LG 20 (Ch) und 126. ROU-Friktion von N 1.
- Angina pectoris, Herzrhythmusstörungen, Magenschmerzen und Atemnot; oft kombiniert mit 91. AN-Drücken von KS 6 und 3E 5 sowie 31. TUI-Schieben am oberen Rücken.

93. CA-Hinundherreiben von Lu 7

Technik: Der Patient sitzt aufrecht oder liegt auf dem Rücken und der Masseur sitzt daneben. Mit der einen Hand hält der Masseur die Hand des Patienten und mit dem Daumen der anderen Hand massiert er an Lu 7 (Proc. styloideus radii) zuerst mit QIA-Tiefdrücken, dann mit MO-Reiben hin und her 2–3 Minuten.

Anmerkungen: Das CA-Hinundherreiben sollte rhythmisch gleichmäßig bleiben und die Kraft wird beim Hinschieben betont.

Wirkungen: Den Wind-FENG austreiben und den Schweiß treiben; die Meridiane drainieren und den Schmerz stillen.

Indikationen und Kombinationen:

- Kopfschmerzen, Trigeminusneuralgie, Fazialisparese, Rhinitis und Erkältungen; oft kombiniert mit 94. QIA-Tiefdrücken von Di 4 und 17. ROU-Friktion von G 20.
- Hinterkopfschmerzen, Nackenschmerzen und -steife; oft kombiniert mit 15. TUI-Schieben am Hinterkopf diagonal und 98. SHU-Streichen am Handrücken.

94. QIA-Tiefdrücken von Di 4

Technik: Der Patient sitzt aufrecht oder liegt auf dem Rücken und der Masseur sitzt daneben. Zuerst wird der Dickdarmmeridian am Handrücken von Di 5 über Di 4 bis Di 1 am Zeigefinger mit dem Daumen mit MO-Reiben und ROU-Friktion wiederholt 1–2 Minuten massiert. Mit dem Daumen wird Di 4 (Abb. 155) mit QIA-Tiefdrücken 2–3 Minuten massiert.

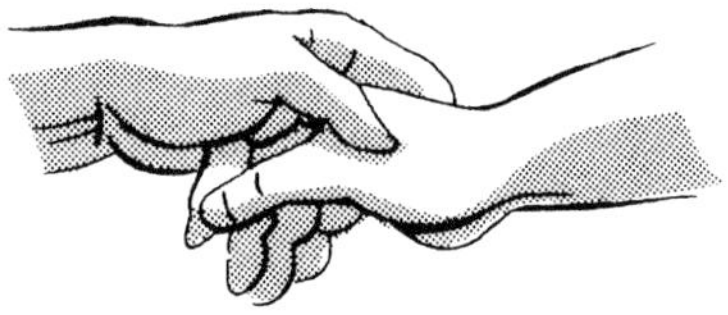

Abb. 155

Anmerkungen: Bei der Massage von Di 5 bis Di 1 sollte man die Kraft eher sanft dosieren und an Di 4 nur so stark wie der Patient es vertragen kann. Der Patient sollte dabei die Hand entspannen (loslassen).

Wirkungen: Den Wind-FENG austreiben und den Schweiß treiben; das Bewußtsein wieder erlangen.

Indikationen und Kombinationen:

- Migräne, Kopfschmerzen, Schwindelgefühl, Trigeminusneuralgie und Fazialisparese; oft kombiniert mit 13. TUI-Schieben im Schläfenbereich und 17. ROU-Friktion von G 20.
- Rhinitis und Erkältungen vom Wind-FENG- und Kälte-HAN-Typ; oft kombiniert mit 3. MO-Reiben von PaM 3 und 6. ROU-Friktion von PaM 9.
- Krampfanfall, Ohnmacht u. a. Bewußtseinsstörung; oft kombiniert mit 1. QIA-Tiefdrükken von LG 26 (Ch) und 126. ROU-Friktion von N 1.

95. ROU-Friktion von KS 8

Technik: Der Patient sitzt aufrecht oder liegt auf dem Rücken, und der Masseur sitzt daneben. Mit dem Daumen wird der Handteller von KS 7 über KS 8 zum distalen Gelenk des Mittelfingers mit TUI-Schieben 1–2 Minuten massiert. Dann wird an KS 8 mit dem Daumen und an PaM 109 (am Handrücken) (Abb. 156) mit dem Zeigefinger mit ROU-Friktion gleichzeitig 2–3 Minuten massiert.

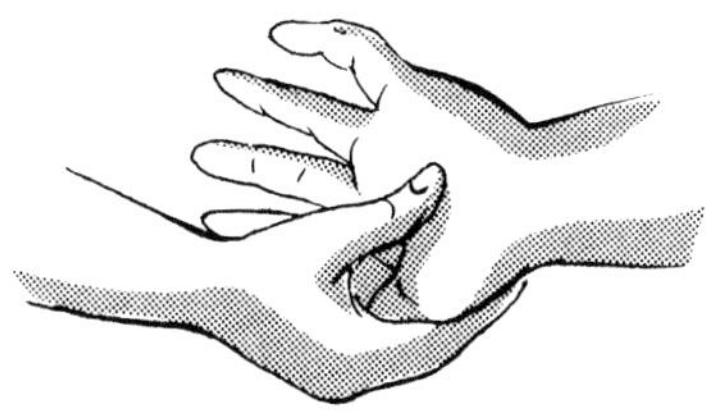

Abb. 156

Anmerkungen: Bei der ROU-Friktion sollte man sowohl links herum als auch rechts herum massieren.

Wirkungen: Den Geist-SHEN beruhigen und den Herzmeridian durchlässig machen.

Indikationen und Kombinationen:

- Kopfschmerzen, Schwindelgefühl, Herzklopfen und Schlafstörung; oft kombiniert mit 3. MO-Reiben von PaM 3 und 11. TUI-Schieben in Scheitelmitte.
- Beklemmungsgefühlt im Thorax, Übelkeit, Erbrechen und Magenverstimmung; oft kombiniert mit 59. MO-Reiben und AN-Drücken am Oberbauch und 91. AN-Drücken von KS 6 und 3E 5.
- Hohes Fieber, Krampfanfälle, kalte Extremitäten und Erkältungen (alle bei Kleinkindern); oft kombiniert mit 30. NA-Greifen und TI-Anheben über der Wirbelsäule und 17. ROU-Friktion von G 20.

96. TUI-Schieben von Lu 10

Technik: Der Patient sitzt aufrecht oder liegt auf dem Rücken und der Masseur sitzt daneben. Mit dem Daumen wird Lu 10 auf dem Daumenballen mit ROU-Friktion 1–2 Minuten massiert. Dann wird mit dem Daumen die Mittellinie des Daumenballens vom Daumengrundgelenk über Lu 10 zu Lu 9 am Handgelenk (Abb. 157) mit TUI-Schieben 1–2 Minuten massiert.

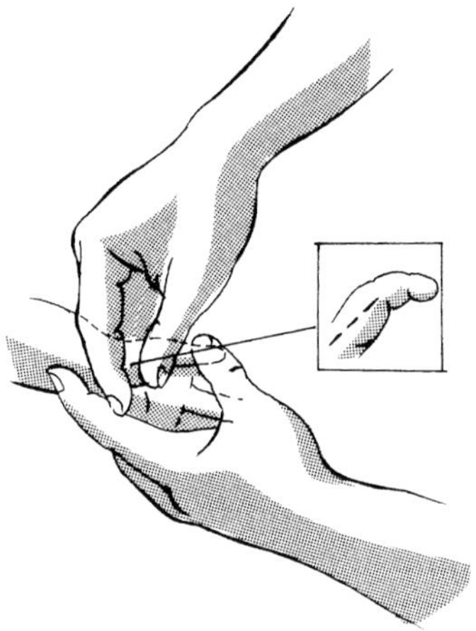

Abb. 157

Anmerkungen: Der Kraftaufwand bei der ROU-Friktion richtet sich nach der Verträglichkeit des Patienten. Das TUI-Schieben sollte man mindestens so lange machen bis die Haut warm wird.

Wirkungen: Die Milz-PI stärken und den Magen-WEI harmonisieren.

Indikationen und Kombinationen:

- Asthma bronchiale, Tonsillitis u. a. Erkältungen; oft kombiniert mit 6. ROU-Friktion von PaM 9 und 17. ROU-Friktion von G 20.
- Kindliche Dyspepsie, Appetitlosigkeit und vermehrtes Aufstoßen; oft kombiniert mit 30. NA-Greifen und TI-Anheben über der Wirbelsäule und 66. MO-Reiben kreisend um den Bauchnabel.

97. AN-Drücken und ROU-Friktion von Dü 3

Technik: Der Patient sitzt aufrecht oder liegt auf dem Rücken und der Masseur sitzt daneben. Mit dem Zeigefinger wird Dü 3 mit AN-Drücken 1–2 Minuten, dann mit ROU-Friktion ebenfalls 1–2 Minuten massiert.

Anmerkungen: Statt mit der Kuppe des Zeigefingers kann man bei ROU-Friktion auch mit der radialen Kante des distalen Zeigefingers massieren. Der Finger sollte an der Handkante angelegt und die Muskeln gegen den 5. Mittelhandknochen massiert werden.

Wirkungen: Die Muskeln regulieren und die Meridiane drainieren; das Blut-XUE beleben und den Schmerz stillen.

Indikationen und Kombinationen:

- Nackenschmerzen und -steife, Zervikalsyndrom und Periarthropathie des Schultergelenks; oft kombiniert mit 15. TUI-Schieben am Hinterkopf diagonal, 80. AN-Drücken im Schulterbereich.
- Okzipital-Kopfschmerzen und Schmerzen im Lenden-Kreuzbereich, oft kombiniert mit 121. NA-Greifen von B 60 und 17. ROU-Friktion von G 20 bzw. 43. ROU-Friktion im Lumbalbereich.

98. SHU-Streichen am Handrücken

Technik: Der Patient sitzt aufrecht oder liegt auf dem Rücken und legt die Hand auf das Bett oder den Tisch; der Masseur sitzt daneben. Mit 4 Fingern (ohne Daumen) massiert man den Handrücken „kämmend", streichend vom Handgelenk zu den Fingergrundgelenken zwischen den Mittelhandknochen (Abb. 158), wiederholt 2–3 Minuten.

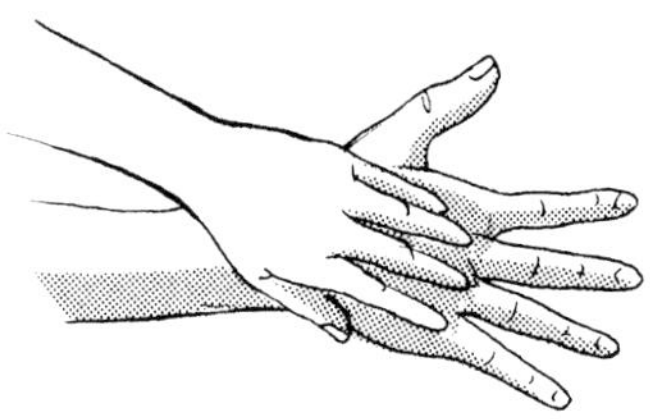

Abb. 158

Anmerkungen: Der Patient sollte dabei die Hand ganz entspannt und flach legen. Man sollte ruhig und langsam, aber kraftvoll massieren.

Wirkungen: Die YANG-Meridiane durchlässig machen und den Schmerz stillen.

Indikationen und Kombinationen:

- Schmerzen, Parästhesien und Bewegungseinschränkungen des Handgelenks und der Finger; oft kombiniert mit 89. TUI-Schieben der 3 YANG-Meridiane am Unterarm und 90. TUI-Schieben der 3 YIN-Meridiane am Unterarm.
- Nackenschmerzen und -steife, oft kombiniert mit 17. ROU-Friktion von G 20 und 18. NIE-Kneten der Nackenmuskulatur.

99. FEN-Teilen vom Handteller

Technik: Der Patient sitzt aufrecht oder liegt auf dem Rücken und der Masseur sitzt daneben. Mit dem Daumen wird zuerst KS 7 mit ROU-Friktion für eine Weile massiert und dann die Mitte des Handtellers von KS 7 bis zur Spitze des Mittelfingers mit TUI-Schieben und ROU-Friktion 1–2 Minuten massiert. Danach greift der Masseur mit beiden Händen die Hand des Patienten so, daß beide Daumen jeweils an KS 7 am Handgelenk zusammen treffen; mit den Daumen werden die Handballen und Daumen bzw. Kleinfinger des Patienten (Abb. 159) seitwärts mit MO-Reiben teilend 3–5 Minuten massiert.

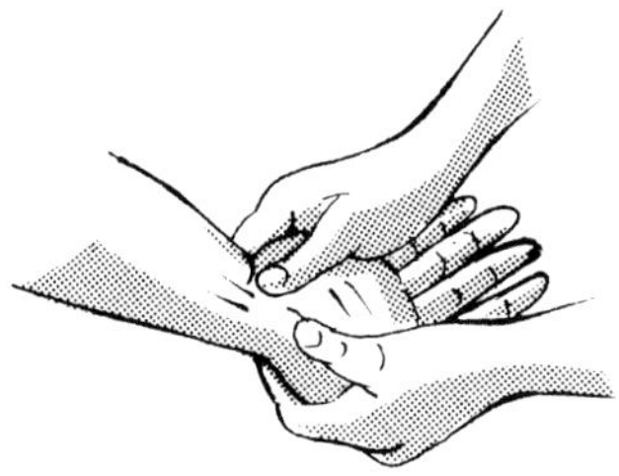

Abb. 159

Anmerkungen: Man sollte rhythmisch und kraftvoll massieren.

Wirkungen: Das Herz-XIN und den Geist-SHEN beruhigen; den Thorax und den Bauch regulieren.

Indikationen und Kombinationen:

- Herzklopfen, innere Unruhe, Konzentrationsschwäche und Schlafstörung; oft kombiniert mit 92. AN-Drücken von H 7 und 126. ROU-Friktion von N 1.
- Schmerzen und Beklemmungsgefühl im seitlichen Thorax, Magenschmerzen und Appetitlosigkeit; oft kombiniert mit 59. MO-Reiben und AN-Drücken am Oberbauch und 91. AN-Drücken von KS 6 und 3E 5.

100. NIE-Kneten von Fingern

Technik: Der Patient sitzt aufrecht oder liegt auf dem Rücken und der Masseur sitzt daneben. Mit dem Daumen wird der Unterarm mit TUI-Schieben nacheinander von 3E 5 über 3E 4 zu PaM 109 und von KS 6 über KS 7 zu KS 8 jeweils 1–2 Minuten massiert. Dann werden mit dem Daumen und dem Zeigefinger die Hand und die Finger vom Handgelenk über den jeweiligen Mittelhandknochen zur Fingerspitze mit ROU-Friktion und NIE-Kneten für insgesamt 2–3 Minuten massiert. Anschließend werden alle Finger an ihrer Außen- und Innenseite vom Grundgelenk zur Spitze mit dem Daumen und dem Zeigefinger (Abb. 160) und mit NIE-Kneten und MO-Reiben für insgesamt 1–2 Minuten massiert.

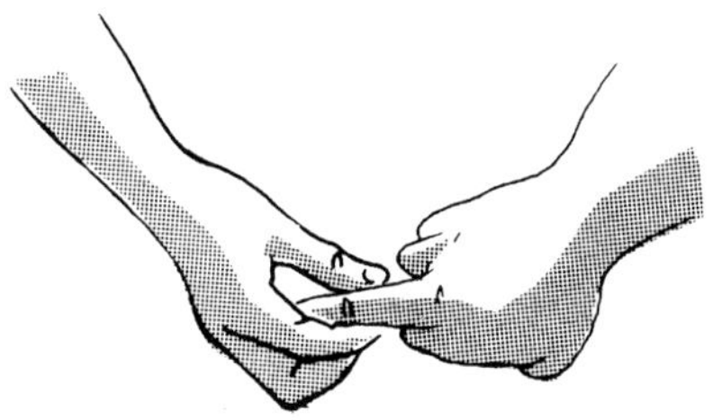

Abb. 160

Anmerkungen: Das Kneten der Finger sollte man rhythmisch gleichmäßig durchführen. Zusätzlich kann man die Finger an allen Seiten mit CA-Hinundherreiben mit dem Daumen und dem Zeigefinger massieren.

Wirkungen: Die Muskeln lockern und die Meridiane drainieren; das QI zirkulieren und den Schmerz stillen.

Indikationen und Kombinationen:

- Verletzungen und Bewegungseinschränkungen der Finger, oft kombiniert mit 89. TUI-Schieben der 3 YANG-Meridiane am Unterarm und 90. TUI-Schieben der 3 YIN-Meridiane am Unterarm.
- Innere Unruhe, Beklemmungsgefühl im Thorax, Herzklopfen, Schlafstörung und Kopfschmerzen; oft kombiniert mit 91. AN-Drükken von KS 6 und 3E 5 und 17. ROU-Friktion von G 20.

Untere Extremität

101. BAN-Kippen des Beines

Technik: Der Patient liegt auf dem Bauch und bringt die Beine locker gerade; der Masseur steht daneben. Mit einer Hand fixiert der Masseur den Körper des Patienten im Lumbalbereich in Höhe von LG 3 und mit der anderen Hand greift er den Oberschenkel des Patienten oberhalb des Knies (Abb. 161); nun wird das Bein 2–3mal in die Höhe bewegt.

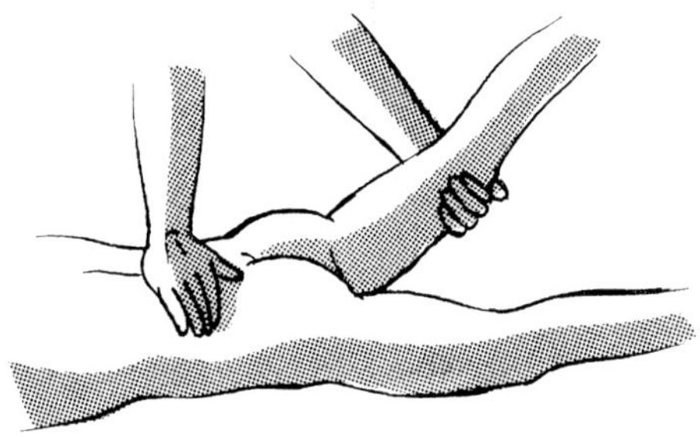

Abb. 161

Anmerkungen: Der Patient sollte dabei passiv und entspannt bleiben. Keim Kippen des Beines sollte der Körper des Patienten im Lumbalbereich durch AN-Drücken gegengehalten werden. Die Breite der Kippbewegung sollte allmählich vergrößert werden, so wie es der Patient vertragen kann. Diesen Handgriff sollte man erst nach der vorbereitenden Massage im Lumbal-Kreuzbereich und am Bein anwenden. Es darf keine Gewalt und ruckartige Bewegung eingesetzt werden.

Wirkungen: Die Blutstase aufräumen und die Gelenke mobilisieren.

Indikationen und Kombinationen:

- Schmerzen im Lumbal-Kreuzbereich, Ischialgie, Bandscheibenvorfall und Parästhesien in der unteren Extremität; oft kombiniert mit 45. MO-Reiben auf dem Kreuzbein quer und 113. ROU-Friktion von B 40 (Ch).

102. XUAN-Drehen der beiden Beine

Technik: Der Patient liegt auf dem Rücken, beugt die Beine an und läßt die Füße vorerst noch auf dem Bett; der Masseur steht daneben. Er greift mit einer Hand die beiden Beine des Patienten oberhalb des Fußgelenks und mit der anderen Hand die beiden Knie an den Kniescheiben. Nun bewegt er die Beine zum Körper des Patienten und drückt eine kurze Weile gegen den Bauch, dann rotiert er die gebeugten Beine links und rechts herum 5–12mal (Abb. 162), wobei die Hüftgelenke die Achse der Rotation darstellen.

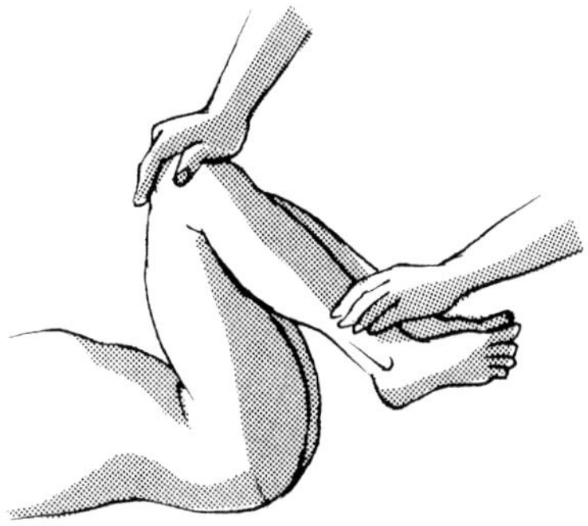

Abb. 162

Anmerkungen: Das Drücken der Beine zum Bauch sollte behutsam und langsam durchgeführt und die Beugung der Beine sollte dabei allmählich vergrößert werden. Bei der Rotation sollte der Patient den Oberkörper entspannt am Bett fixieren, und der Umfang des Kreises soll nur so groß sein, wie es der Patient vertragen kann. Es darf keine Gewalt oder ruckartige Bewegung eingesetzt werden. Dieser Handgriff ist bei der Deformation der Hüftgelenke und der Lendenwirbelsäule kontraindiziert.

Wirkungen: Das QI zirkulieren und die Meridiane durchgängig machen; das Kreuz und die Beine stärken.

Indikationen und Kombinationen:

- Schmerzen im Lumbosakrale, Ischialgie, Bandscheibenvorfall und Bewegungseinschränkung der Hüftgelenke; oft kombiniert mit 113. ROU-Friktion von B 40 (Ch) und 44. AN-Drücken im Lumbalbereich, beidhändig.

103. FU-MO-Streichen und Reiben am Bein ventral

Technik: Der Patient liegt auf dem Rücken und bringt die Beine locker gerade; der Masseur steht oder sitzt daneben. Mit dem Handteller wird die ventrale Seite des Ober- und Unterschenkels von M 31 über M 32, M 34, M 36, M 39 bis M 40 (Abb. 163) mit MO-Reiben streichend 2–4 Minuten massiert.

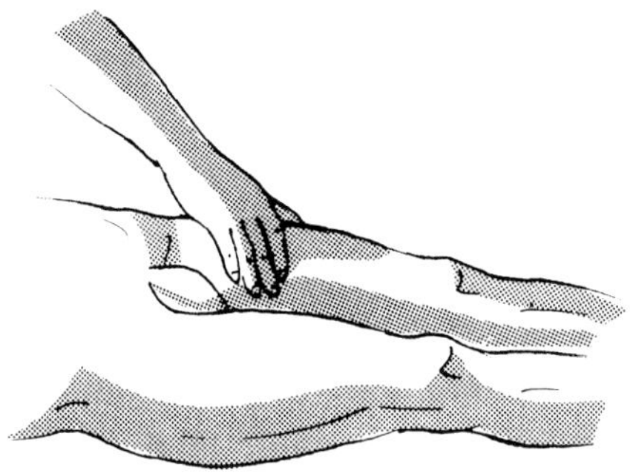

Abb. 163

Anmerkungen: Bei der Massage sollte die ganze Handfläche an der Haut des Patienten haften bleiben und am Kniegelenk sollte die Kraft an der Handwurzel etwas verstärkt werden. Wenn nötig, sollte man Gleitmittel benutzen.

Wirkungen: Die Kälte-HAN austreiben und die Meridiane drainieren; die Schwellung beseitigen und den Schmerz stillen.

Indikationen und Kombinationen:

- Völlegefühl und Schmerzen im Bauch, oft kombiniert mit 42. ROU-Friktion von LG 4 und 66. MO-Reiben kreisend um den Bauchnabel.
- Schmerzen, Verspannung und Parästhesien in der unteren Extremität; oft kombiniert mit 48. AN-Drücken von G 30 und 105. ROU-Friktion und NIE-Kneten am Bein dorsal.

104. TUI-Schieben am Bein dorsal

Technik: Der Patient liegt auf dem Bauch und bringt die Beine locker gerade; der Masseur steht oder sitzt daneben. Mit den beiden Daumen wird die Rückseite des Ober- und Unterschenkels von B 36 (Ch) über B 37 (Ch), B 40 (Ch), B 57 bis zur Ferse (Abb. 164) mit TUI-Schieben 5–7 Minuten massiert.

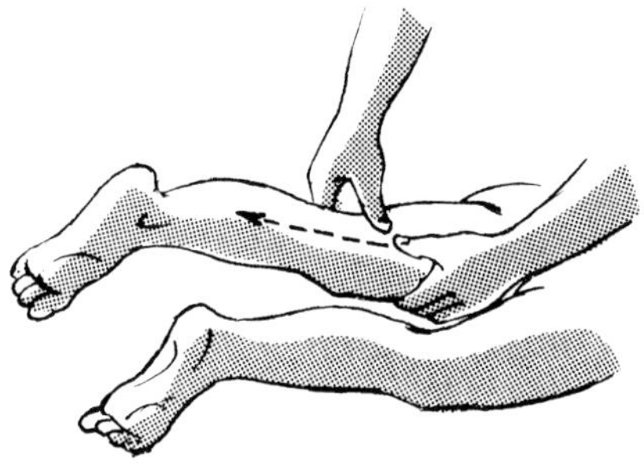

Abb. 164

Anmerkungen: Damit die Massage an der Ferse einfacher wird, kann man unter die Füße ein Kissen als Unterlage legen. Die oben genannten Punkte können zusätzlich mit AN-Drücken kombiniert werden; der Kraftaufwand richtet sich nach der Verträglichkeit des Patienten. Bei trockener Haut kann man Gleitmittel benutzen.

Wirkungen: Die Muskeln lockern und die Meridiane beleben; das Bein und das Kreuz stabilisieren.

Indikationen und Kombinationen:

- Rücken- und Kreuzschmerzen, Hüftgelenks- und Kniegelenksschmerzen, Lähmung und Parästhesien in der unteren Extremität; oft kombiniert mit 30. NA-Greifen und TI-Anheben über der Wirbelsäule und 38. MO-Reiben im Lumbalbereich.
- Schwindelgefühl, Kopfschmerzen, Nackenschmerzen und -steife; oft kombiniert mit 15. TUI-Schieben am Hinterkopf; diagonal und 18. NIE-Kneten der Nackenmuskulatur.

105. ROU-Friktion und NIE-Kneten am Bein dorsal

Technik: Der Patient liegt auf dem Bauch und bringt die beiden Beine locker gerade; der Masseur steht oder sitzt daneben. Mit beiden Händen, und zwar zangenartig durch den Daumen und die restlichen 4 Finger, wird die dorsale Seite des Ober- und Unterschenkels von B 36 (Ch) über B 37 (Ch), B 40 (Ch), B 57 und zu B 60 (Abb. 165) mit NIE-Kneten und ROU-Friktion 3–5 Minuten massiert.

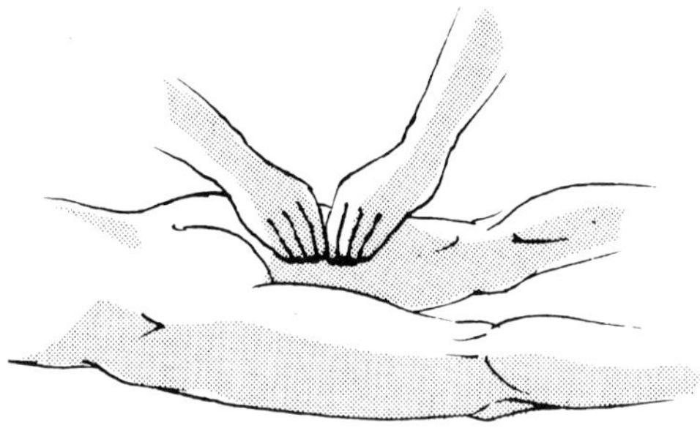

Abb. 165

Anmerkungen: Man sollte rhythmisch massieren. Ein Teil der Muskulatur d. h. nicht nur Haut und Unterhautgewebe, sollte dabei mit den Händen gegriffen werden. Weiteres siehe 104. TUI-Schieben am Bein dorsal.

Wirkungen: Das Blut-XUE beleben und die Meridiane regulieren; das Bein und das Kreuz stabilisieren.

Indikationen und Kombinationen:

- Schmerzen im Kreuz und Bein, Parästhesien und Lähmung der unteren Extremität, Wadenkrampf und kraftlose Beine; oft kombiniert mit 48. AN-Drücken von G 30 und 103. FU-MO-Streichen und Reiben am Bein, ventral.
- Okzipital-Kopfschmerzen, Nackenschmerzen und -steife; oft kombiniert mit 15. TUI-Schieben am Hinterkopf diagonal und 21. NA-Greifen von G 21.

106. FU-MO-Streichen und Reiben am Bein medial

Technik: Der Patient liegt auf dem Rücken und bringt die Beine locker gerade; der Masseur steht oder sitzt daneben. Mit einer Hand greift der Masseur das Bein des Patienten, wobei der Daumen an der Vorderseite und die restlichen Finger an der Innenseite des Beines liegen. Mit MO-Reiben wird die mediale Seite des Beines von Le 11 über Le 9, MP 10 bis MP 9 (Abb. 166) streichend 2–4 Minuten massiert.

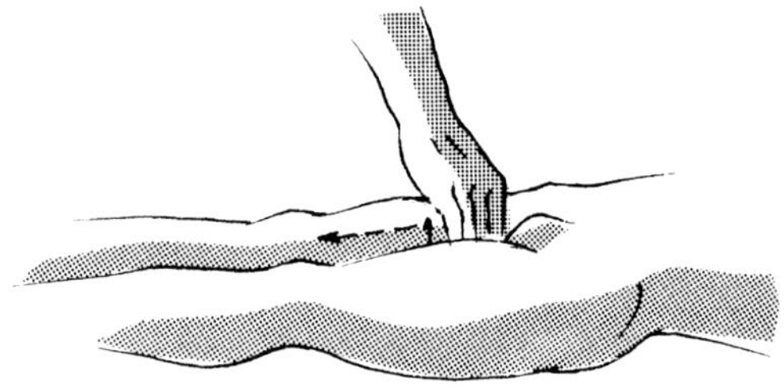

Abb. 166

Anmerkungen: Die Kraft wird bei der Massage an den 4 Fingern betont; der Daumen hat nur haltende Funktion. Bei trockener Haut sollte man Gleitmittel benutzen.

Wirkungen: Das Blut-XUE beleben und das QI regulieren; die Meridiane durchlässig machen und den Schmerz stillen.

Indikationen und Kombinationen:

- Schmerzen und Völlegefühl im unteren Abdomen, Menstruations- und Miktionsstörungen; oft kombiniert mit 109. ROU-Friktion von MP 10 und 120. ROU-Friktion von MP 6.

107. YA-Kräftigdrücken am medialen Oberschenkel

Technik: Der Patient liegt auf der Seite, streckt das zu behandelnde Bein locker gerade und beugt das andere Bein; der Masseur steht auf dem Behandlungsbett und benutzt eventuell eine Halterung (Holz- oder Bambusstab, Wandhalterung etc.), um stabil zu stehen. Mit beiden Füßen wird die mediale Seite des Oberschenkels, und zwar der eine Fuß an Le 11, Le 10 und der andere an MF 10 (Abb. 167), mit YA-Kräftigdrücken rüttelnd 2–5 Minuten massiert.

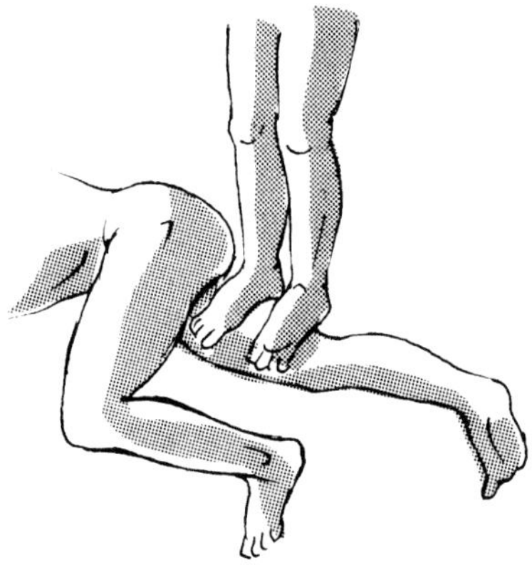

Abb. 167

Anmerkungen: Der Kraftaufwand richtet sich nach der Verträglichkeit des Patienten; wenn nötig, die Füße einzeln abwechselnd einsetzen, besonders bei älteren und körperlich schwach gebauten Patienten. Damit es angenehmer wird, kann man den medialen Oberschenkel nach dem YA-Kräftigdrücken zusätzlich mit FU-MO-Streichen eine Weile massieren.

Wirkungen: Das Blut-XUE beleben und die Leber-GAN regulieren.

Indikationen und Kombinationen:

- Schwindelgefühl, Kopfschmerzen und verschwommene Sicht; oft kombiniert mit 91. AN-Drücken von KS 6 und 3E 5 sowie 124. QIA-Tiefdrücken von Le 3.
- Beklemmungsgefühl und Schmerzen im Thorax, Atemnot und Husten; oft kombiniert mit 21. NA-Greifen von G 21 und 91. AN-Drücken von KS 6 und 3E 5.

108. ROU-Friktion und NIE-Kneten am Bein medial

Technik: Der Patient liegt auf dem Rücken mit locker gestreckten Beinen und der Masseur steht oder sitzt daneben. Mit den 4 Fingern der beiden Hände (die beiden Daumen halten das Bein an der lateralen Seite) wird die mediale Seite des Ober- und Unterschenkels von Le 11 über MP 10, MP 9 bis Le 5 (Abb. 168) mit ROU-Friktion und NIE-Kneten 3–5 Minuten massiert.

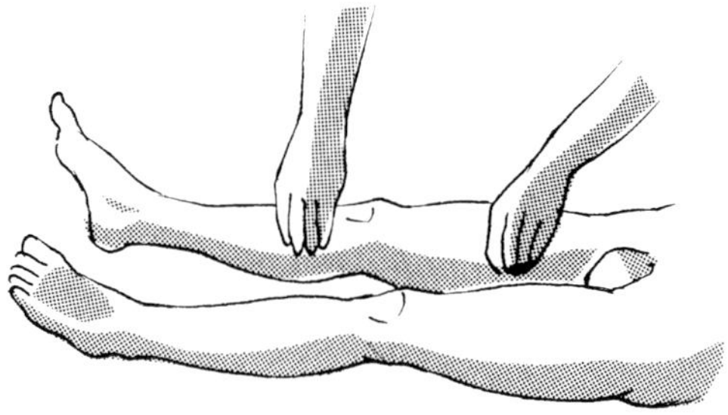

Abb. 168

Anmerkungen: Die oben genannten Punkte sollte man zusätzlich mit AN-Drücken kombinieren. Man sollte langsam, ruhig und gleichmäßig massieren.

Wirkungen: Die Meridiane wärmend regulieren und das Blut-XUE beleben.

Indikationen und Kombinationen:

- Zyklusstörungen, Völlegefühl und Schmerzen im unteren Abdomen; oft kombiniert mit 45. MO-Reiben auf dem Kreuzbein, quer und 120. ROU-Friktion von MP 6.
- Schmerzen im medialen Bein, Parästhesien und Lähmungen der unteren Extremität; oft kombiniert mit 105. ROU-Friktion und NIE-Kneten am Bein dorsal und 114. ROU-Friktion von M 36.

109. ROU-Friktion von MP 10

Technik: Der Patient liegt auf dem Rücken oder auf der Seite und beugt das zu behandelnde Bein an; der Masseur steht oder sitzt daneben. Mit den Knöcheln einer Faust wird MP 10 (Abb. 169) mit ROU-Friktion 2–3 Minuten massiert. Dann wird mit dem Handteller von MP 10 über die Innenseite des Knies bis MP 9 mit FU-MO-Streichen reibend 1–2 Minuten massiert.

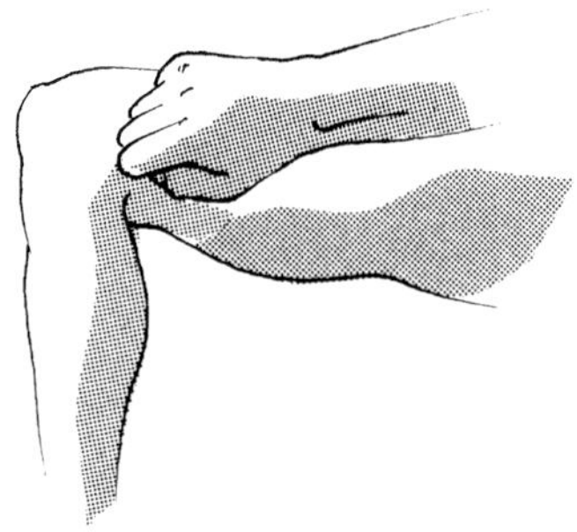

Abb. 169

Anmerkungen: Das Kreisen der Faust sollte bei der Friktion rhythmisch und gleichmäßig sein, und die Kraft langsam verstärkt werden wie es der Patient vertragen kann. Bei älteren und körperlich schwach gebauten Patienten sollte man vorsichtig und weniger kräftig massieren.

Wirkungen: Das QI und das Blut-XUE regulieren; die Stase aufräumen und den Schmerz stillen.

Indikationen und Kombinationen:

- Völlegefühl im Bauch, Meteorismus und Dysmenorrhoe; oft kombiniert mit 73. MO-Reiben am unteren Abdomen diagonal und 120. ROU-Friktion von MP 6.
- Kraftlose Beine, Schmerzen und Schwellung im (medialen) Kniebereich; oft kombiniert mit 110. ROU-Friktion oberhalb des Knies und 120. ROU-Friktion von MP 6.

110. ROU-Friktion oberhalb des Knies

Technik: Der Patient liegt auf dem Rücken mit locker gestreckten Beinen und der Masseur sitzt oder steht daneben. Mit einer Hand (zangenartig durch den Daumen und die restlichen 4 Finger) wird die ventrale Seite des Oberschenkels von M 32 bis zum Kniegelenk mit ROU-Friktion und NIE-Kneten 1–2 Minuten massiert. Danach wird oberhalb des Knies von M 32 über PaM 156, PaM 157 zu MP 10 (Abb. 170) mit der Faust und mit ROU-Friktion 3–5 Minuten massiert.

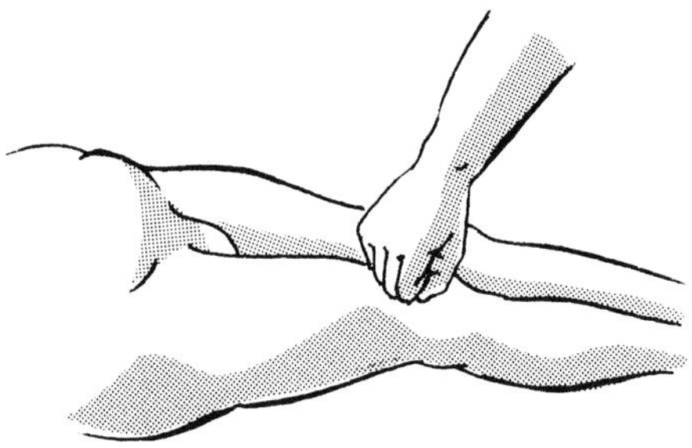

Abb. 170

Anmerkungen: Um die Muskeln besser zu entspannen, kann man ein Kissen oder einen Sandsack als Unterlage unter dem Knie benutzen. Die Kraft wird nur so stark dosiert, wie es der Patient gut vertragen kann. Bei Patienten mit schwacher Konstitution sollte man die Faust relativ locker halten. Anschließend kann man mit FU-MO-Streichen ausgleichen. Bei trokkener Haut sollte man Gleitmittel benutzen.

Wirkungen: Den Magen-WEI harmonisieren und das QI regulieren; die Schwellung und die Stase beseitigen.

Indikationen und Kombinationen:

- Beklemmungsgefühl im Thorax, innere Unruhe, Übelkeit, Erbrechen und Magenverstimmung; oft kombiniert mit 31. TUI-Schieben am oberen Rücken paravertebral und 23. ZHANG-TUI-Schieben am Schulterblatt.
- Schmerzen und Schwellung im Kniebereich, Parästhesien und Lähmungen der unteren Extremität; oft kombiniert mit 105. ROU-Friktion und NIE-Kneten am Bein, dorsal und 114. ROU-Friktion von M 36.

111. ROU-Friktion um das Knie

Technik: Der Patient sitzt aufrecht oder liegt auf dem Rücken, die Beine werden dabei um ca. 90 Grad gebeugt; der Masseur sitzt oder steht daneben. Zuerst werden die Punkte um das Kniegelenk MP 10, MP 9, G 34, M 34 und ZP 145 nacheinander mit dem Daumen und mit ROU-Friktion insgesamt 2–3 Minuten massiert. Danach legt der Masseur die Mitte des Handtellers auf die Mitte der Kniescheiben und massiert mit allen Fingern um das Knie (Abb. 171) mit ROU-Friktion und NIE-Kneten 2–3 Minuten.

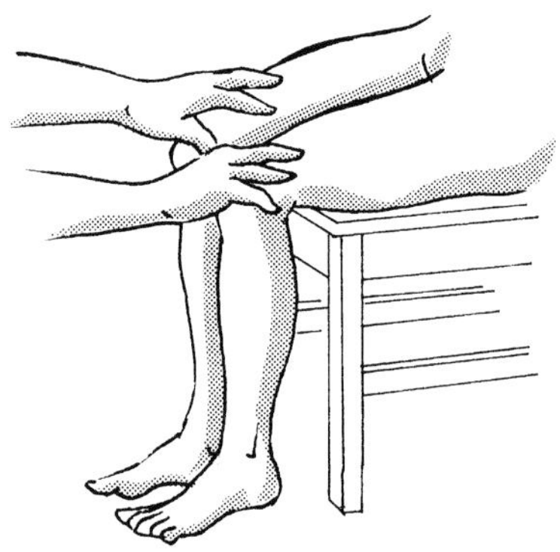

Abb. 171

Anmerkungen: Bei der Massage mit allen Fingern sollte man die Kraft gleichmäßig verteilen und rhythmisch bewegen.

Wirkungen: Die Milz-PI stärken und den Magen-WEI harmonisieren; die Nässe-SHI und die Hitze-RE austreiben.

Indikationen und Kombinationen:

- Rheumatische Kniegelenksbeschwerden, Meniskus- und andere Weichteilverletzungen im Kniebereich sowie Bewegungseinschränkung des Kniegelenks; oft kombiniert mit 112. NA-Greifen am medialen Kniebereich und 113. ROU-Friktion von B 40 (Ch).
- Magenschmerzen, Völlegefühl im Bauch, Meteorismus und Appetitlosigkeit; oft kombiniert mit 114. ROU-Friktion von M 36 und 59. MO-Reiben und AN-Drücken am Oberbauch.

112. NA-Greifen am medialen Kniebereich

Technik: Der Patient liegt auf dem Bauch und der Masseur sitzt oder steht daneben. Mit einer Hand greift man MP 10 (zangenartig durch den Daumen und die restlichen 4 Finger) und massiert hinunter zu MP 9 mit ROU-Friktion und NIE-Kneten 1–2 Minuten. Danach wird das Muskelgewebe an N 10 mit NA-Greifen und TI-Anheben durch den Daumen und die restlichen 4 Finger (Abb. 172) 2–3 Minuten massiert.

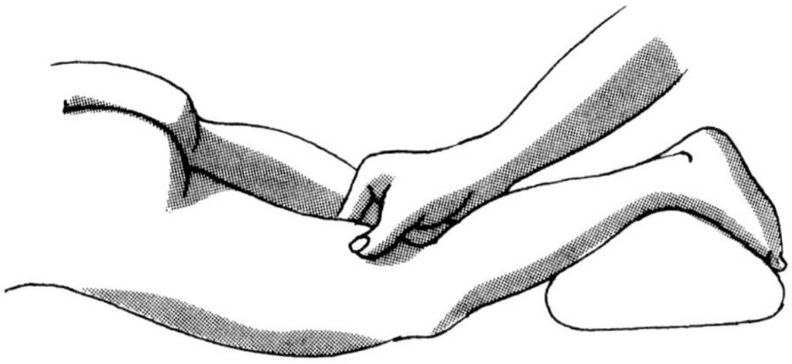

Abb. 172

Anmerkungen: Damit sich die Muskeln besser entspannen können, sollte man ein Kissen oder einen Sandsack als Unterlage unter den Beinen (oberhalb des Fußgelenks) benutzen. Diesen Handgriff sollte man erst nach der einleitenden Massage durch MO-Reiben und TUI-Schieben einsetzen. Die Muskeln sollten fest und kraftvoll gegriffen werden, wie es der Patient vertragen kann; jedoch vorsichtig und weniger kräftig bei älteren bzw. geschwächten Patienten.

Wirkungen: Das QI und das Blut-XUE regulieren; die Meridiane regulieren und das Knie stabilisieren.

Indikationen und Kombinationen:

- Schmerzen im Lumbosakrale, Ischialgie, Parästhesien und Lähmungen im Bein; oft kombiniert mit 43. ROU-Friktion im Lumbalbereich und 115. ROU-Friktion von G 39.
- Bewegungseinschränkung, Schmerzen und Schwellung des (medialen) Knies; oft kombiniert mit 105. ROU-Friktion und NIE-Kneten am Bein, dorsal und 113. ROU-Friktion von B 40 (Ch).

113. ROU-Friktion von B 40 (Ch)

Technik: Der Patient liegt auf dem Bauch mit locker gestreckten Beinen und der Masseur sitzt oder steht daneben. Mit dem Daumen bzw. dem Knöchel des Zeige- oder Mittelfingers wird an B 40 (Ch) in der Kniekehle (Abb. 173) mit ROU-Friktion 2–3 Minuten massiert.

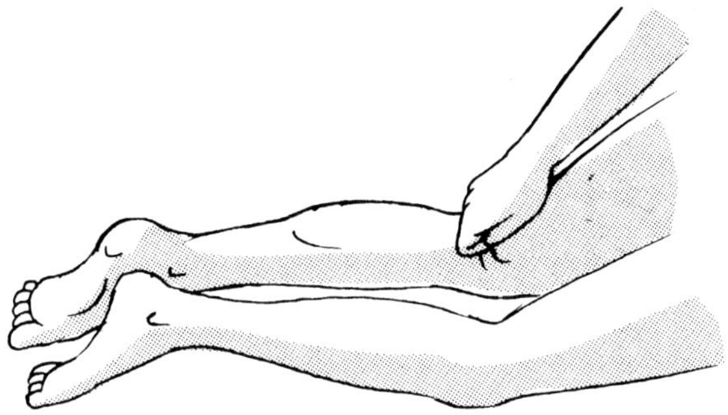

Abb. 173

Anmerkungen: Die Kraft sollte die Tiefe der Kniekehle erreichen; aber nur so stark wie es der Patient vertragen kann. Nach der ROU-Friktion kann man abschließend mit dem Handteller und mit FU-MO-Streichen und ROU-Friktion ganz sanft eine Weile massieren. (Siehe auch Anmerkungen zu 117. ROU-Friktion von B 57).

Wirkungen: Die Muskeln entspannen und den Blutkreislauf anregen; das Bein und das Kreuz stärken.

Indikationen und Kombinationen:

- Kopfschmerzen, Schwindelgefühl, Nackenschmerzen und -steife; oft kombiniert mit 8. AN-Drücken von LG 20 (Ch) und 121. NA-Greifen von B 60.
- Verspannung und Schmerzen im Rücken, Lenden- und Kreuzbereich, Ischialgie, Lähmungen und Parästhesien im Bein, Schmerzen und Bewegungseinschränkung des Knies; oft kombiniert mit 48. AN-Drücken von G 30 und 26. TUI-Schieben am Rücken paravertebral.

114. ROU-Friktion von M 36

Technik: Der Patient liegt auf dem Rücken oder sitzt aufrecht mit gebeugtem Bein; der Masseur sitzt oder steht daneben. Mit dem Daumen oder dem Knöchel des Zeigefingers wird M 36 (Abb. 174) 2–3 Minuten massiert. Dann wird mit 4 Fingern (ohne Daumen) die laterale Seite des Unterschenkels von G 34 über M 40, G 39 bis M 40 mit FU-MO-Streichen reibend 2–3 Minuten massiert.

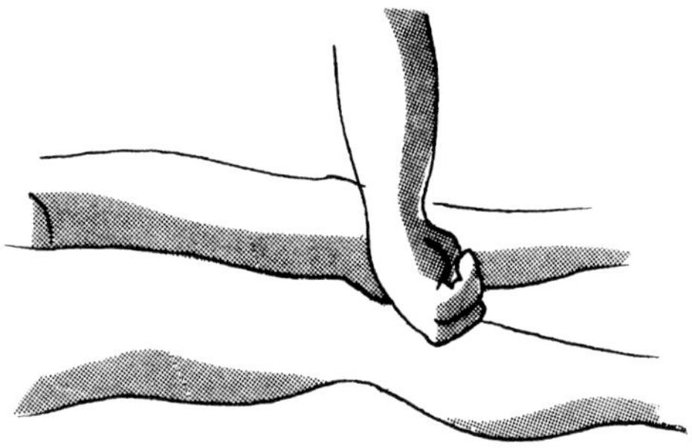

Abb. 174

Anmerkungen: Die Kraft bei der Massage richtet sich nach der Verträglichkeit des Patienten. Beim FU-MO-Streichen kann man die oben angegebenen Punkte mit AN-Drücken kombinieren.

Wirkungen: Das QI und das Blut-XUE regulieren; die Milz-PI stärken und den Magen-WEI harmonisieren.

Indikationen und Kombinationen:

- Appetitlosigkeit, Völlegefühl im Bauch, Meteorismus, Magenschmerzen und -verstimmung; oft kombiniert mit 31. TUI-Schieben am oberen Rücken paravertebral und 59. MO-Reiben und AN-Drücken am Oberbauch.
- Lähmungen und Parästhesien im Bein, oft kombiniert mit 116. AN-Drücken am Unterschenkel dorsal und 118. ROU-Friktion und NIE-Kneten am Unterschenkel medial.

115. ROU-Friktion von G 39

Technik: Der Patient liegt auf dem Rücken oder sitzt aufrecht mit gebeugtem Bein und der Masseur sitzt oder steht daneben. Mit dem Daumen oder dem Knöchel des Zeigefingers wird G 39 (Abb. 175) mit ROU-Friktion 2–3 Minuten massiert. Danach legt der Masseur den Daumen an M 38 und den Zeigefinger an B 57 und massiert diese beiden Punkte gleichzeitig mit AN-Drücken 2–3 Minuten.

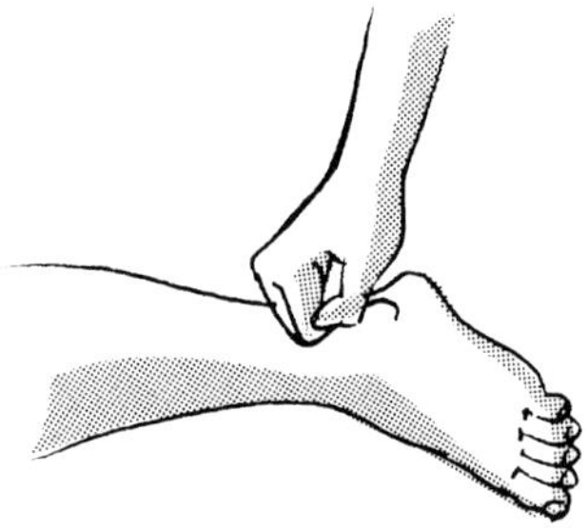

Abb. 175

Anmerkungen: Beim AN-Drücken sollte die Kraft nur so stark sein wie es der Patient vertragen kann.

Wirkungen: Die Meridiane drainieren und die Leber-GAN regulieren.

Indikationen und Kombinationen:

- Hinterkopfschmerzen, Nackenschmerzen und -steife; oft kombiniert mit 17. ROU-Friktion von G 20 und 21. NA-Greifen von G 21.
- Schmerzen im seitlichen Thorax und im Lumbalbereich, Ischialgie; oft kombiniert mit 40. ZHANG-FEN-Seitwärtsschieben mit der Handwurzel im Lumbalbereich und 48. AN-Drücken von G 30.

116. AN-Drücken am Unterschenkel dorsal

Technik: Der Patient liegt auf dem Rücken, und der Masseur sitzt oder steht daneben. Mit beiden Daumen wird die dorsale Seite des Unterschenkels von B 40 (Ch) über B 57 bis B 60 (Abb. 176) mit AN-Drücken 3–5 Minuten massiert.

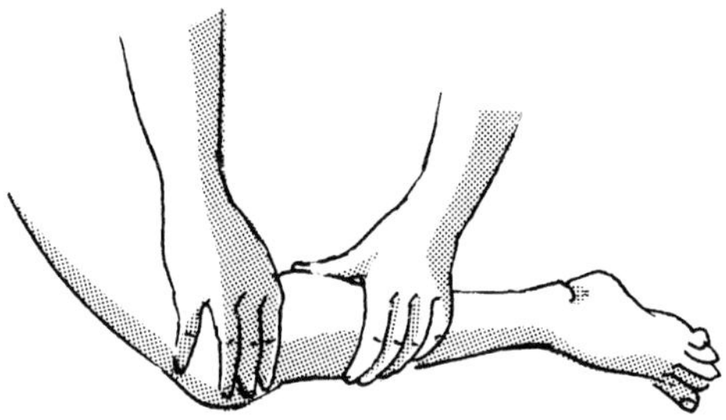

Abb. 176

Anmerkungen: Mit beiden Daumen sollte man entlang des Verlaufs vom Harnblasenmeridian schrittweise massieren und die oben genannten Punkte mit ROU-Friktion kombinieren. Die Stärke der Massage richtet sich nach der Verträglichkeit des Patienten.

Wirkungen: Das QI und das Blut-XUE regulieren und den Schmerz lindern.

Indikationen und Kombinationen:

- Wadenkrampf, kraftlose Beine, Schmerzen und Schwellung im Bein; oft kombiniert mit 118. ROU-Friktion und NIE-Kneten am Unterschenkel medial und 114. ROU-Friktion von M 36.
- Kopfschmerzen, Nacken-, Rücken- und Kreuzschmerzen; oft kombiniert mit 91. AN-Drücken von KS 6 und 3E 5 und 26. TUI-Schieben am Rücken paravertebral.

117. ROU-Friktion von B 57

Technik: Der Patient liegt auf dem Bauch und der Masseur sitzt oder steht daneben. Mit dem Daumen oder dem Knöchel des Zeigefingers wird B 57 (Abb. 177) mit ROU-Friktion 2–3 Minuten massiert.

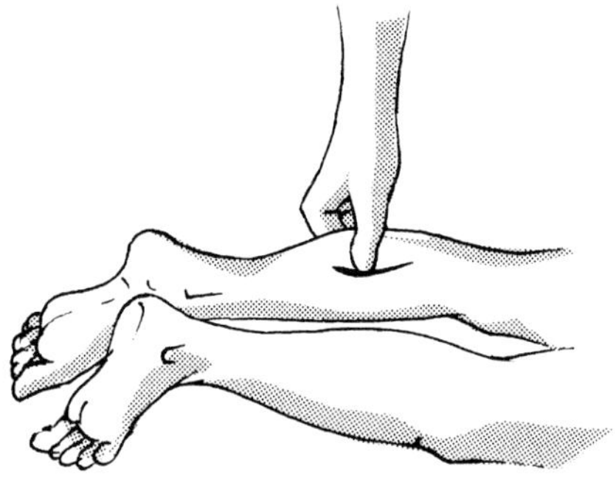

Abb. 177

Anmerkungen: Damit die Muskeln besser entspannen, kann man eine Unterlage (Kissen oder Sandsack) unter den Beinen (oberhalb des Fußgelenks) benutzen. Der Kraftaufwand bei ROU-Friktion richtet sich nach der Verträglichkeit des Patienten. Abschließend kann man mit FU-MO-Streichen oder TUI-Schieben sanft massieren.

Wirkungen: Die Muskeln entspannen und den Blutkreislauf anregen; den Magen-WEI und den Darm regulieren.

Indikationen und Kombinationen:

- Schmerzen und Schwellung im Bein und am Knöchel, Kopf-, Rücken- und Kreuzschmerzen, Ischialgie, Lähmungen und Parästhesien im Bein; oft kombiniert mit 113. ROU-Friktion von B 40 (Ch) und 121. NA-Greifen von B 60.
- Durchfall, Verstopfung und Analprolaps; oft mit 8. AN-Drücken von LG 20 (Ch) und 114. ROU-Friktion von M 36.

118. ROU-Friktion und NIE-Kneten am Unterschenkel medial

Technik: Der Patient liegt auf dem Rücken und der Masseur sitzt oder steht daneben. Mit den 4 Fingern (einhändig oder beidhändig abwechselnd) wird die mediale Seite des Unterschenkels von MP 9 unterhalb des Knies über MP 8, MP 7 und MP 6 bis N 6 (Ch) unter dem inneren Knöchel (Abb. 178) mit ROU-Friktion und NIE-Kneten massiert, wobei der Daumen das Bein an der Außenseite gegenhält; dann über N 2 zu MP 1 an der Innenseite des Fußes mit MO-Reiben, und zum Schluß wird die große Zehe heruntergedrückt. Insgesamt dauert diese Massage 4–8 Minuten.

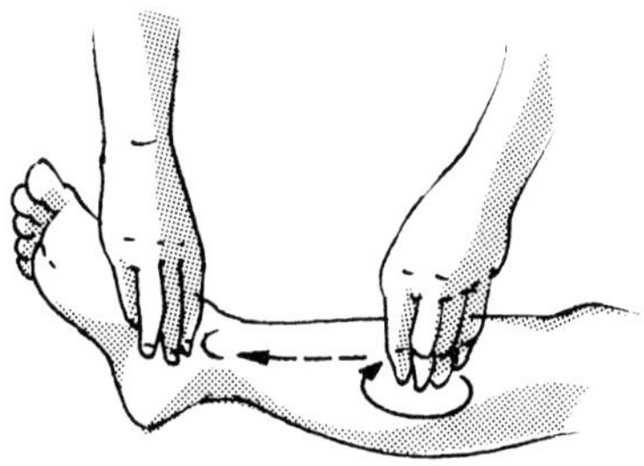

Abb. 178

Anmerkung: An den Punkten MP 9, MP 8 und MP 6 sollte man mit AN-Drücken kombinieren.

Wirkungen: Den 3 Erwärmer regulieren und die Nässe-SHI sowie die Hitze-RE austreiben.

Indikationen und Kombinationen:

- Schwindelgefühl, Kopfschmerzen, Beklemmungsgefühl im Thorax und Bauch, Schmerzen im Bauch und Unterleib sowie Zyklusstörungen; oft kombiniert mit 74. AN-Drücken am seitlichen, unteren Abdomen und 26. TUI-Schieben am Rücken, paravertebral.
- Schmerzen, Parästhesien und Lähmungen im Bein, Schmerzen und Schwellung am Knöchel sowie Verletzungen des Fußgelenks; oft kombiniert mit 114. ROU-Friktion von M 36 und 121. NA-Greifen von B 60.

119. AN-Drücken von MP 9

Technik: Der Patient liegt auf dem Rücken und der Masseur sitzt oder steht daneben. Mit dem Daumen wird an der Innenseite des Unterschenkels von MP 9 bis MP 6 mit TUI-Schieben 1–2 Minuten massiert. Danach wird MP 9 mit beiden Daumen (Abb. 179) mit AN-Drücken 2–3 Minuten massiert.

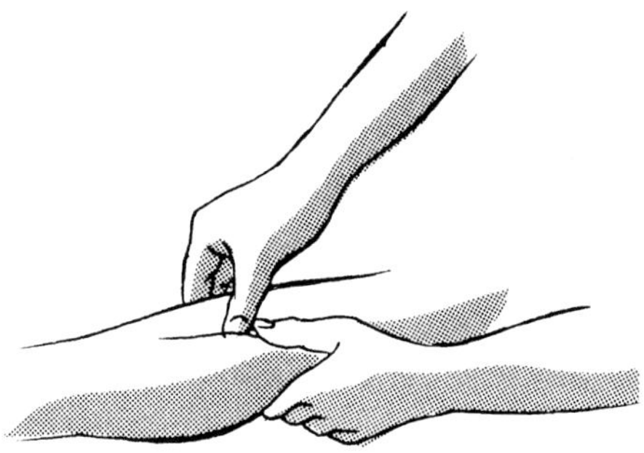

Abb. 179

Anmerkungen: Beim AN-Drücken von MP 9 kann man mit der ROU-Friktion kombinieren.

Wirkungen: Den 3 Erwärmer regulieren und die Nässe-SHI und die Hitze-RE austreiben.

Indikationen und Kombinationen:

- Völlegefühl und Schmerzen im unteren Abdomen, Dysmonorrhoe und andere Zyklusstörungen; oft kombiniert mit 120. ROU-Friktion von MP 6 und 45. MO-Reiben auf dem Kreuzbein quer.
- Schwellung, Schmerzen und andere Beschwerden am (medialen) Knie; oft kombiniert mit 111. ROU-Friktion um das Knie und 112. NA-Greifen am medialen Kniebereich.

120. ROU-Friktion von MP 6

Technik: Der Patient liegt auf dem Rücken oder auf der Seite und beugt das zu behandelnde Bein an; der Masseur steht oder sitzt daneben. Mit den 4 Fingern (ohne Daumen) wird an der Innenseite des Unterschenkels und des Fußes von MP 6 über N 6 (Ch), N 2 zu MP 1 mit ROU-Friktion 1–2 Minuten massiert; dann drückt der Masseur die Spitze der großen Zehe kräftig mit dem Daumen 3–5mal. Anschließend wird mit den 4 Fingern an MP 6 und mit dem Daumen an G 39 (Abb. 180) mit CHANG-AN-Langdrücken 2–4 Minuten massiert.

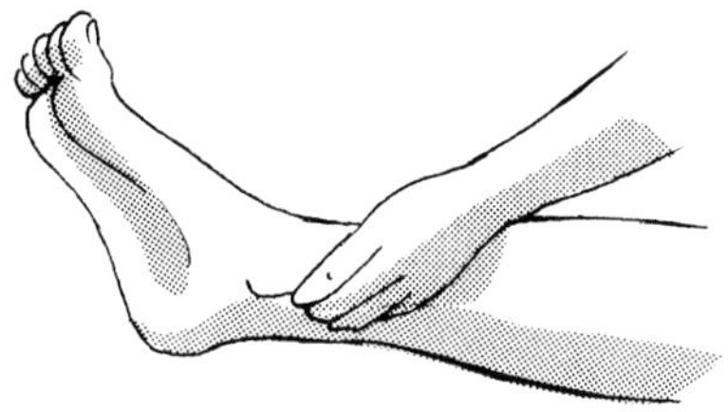

Abb. 180

Anmerkungen: Beim CHANG-AN-Langdrücken sollte die Kraft an MP 6 deutlich stärker als an G 39 sein, aber nur so stark, wie der Patient vertragen kann; gegebenenfalls kann man statt dessen DIAN-AN-Punktdrücken anwenden. Abschließend kann man mit FU-MO-Streichen reibend sanft massieren.

Wirkungen: Das Blut beleben und die Stase aufräumen; die Meridiane drainieren und den Schmerz stillen.

Indikationen und Kombinationen:

- Schmerzen im Unterleib, Zyklus- und Potenzstörungen, Enuresis, Zystitis und Miktionsstörungen; oft kombiniert mit 75. MO-Reiben am Abdomen diagonal und 45. MO-Reiben auf dem Kreuzbein quer.
- Herzklopfen, Konzentrationsschwäche und Schlafstörung; oft kombiniert mit 91. AN-Drücken von KS 6 und 3E 5 sowie 31. TUI-Schieben am oberen Rücken paravertebral.

121. NA-Greifen von B 60

Technik: Der Patient liegt auf dem Bauch und der Masseur sitzt oder steht daneben. Mit einer Hand (zangenartig durch den Daumen und die restlichen Finger) wird das Bein von MP 6 bzw. G 39 bis zur Ferse (Abb. 181) mit ROU-Friktion und NIE-Kneten 1–2 Minuten massiert. Dann wird mit dem Daumen und dem Zeigefinger die Ferse an B 60 mit NA-Greifen und TI-Anheben 2–3 Minuten massiert.

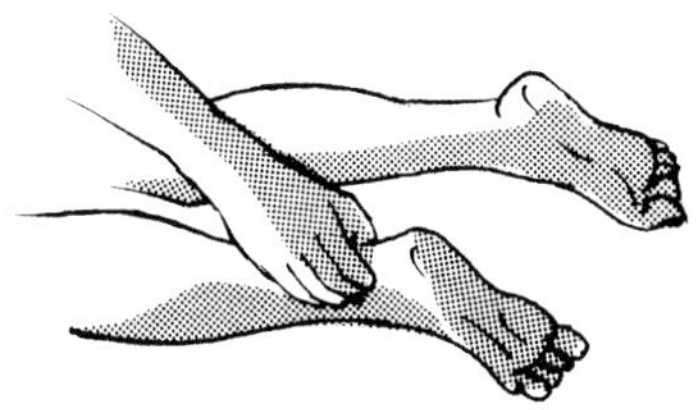

Abb. 181

Anmerkungen: Man kann Kissen oder Sandsack als Unterlage unter dem Bein oberhalb des Fußgelenks benutzen, damit der Fuß zum Unterschenkel einen Winkel von 90 Grad bildet. Nach dem NA-Greifen sollte man abschließend mit MO-Reiben und TUI-Schieben sanft massieren.

Wirkungen: Die Meridiane regulieren und den Blutkreislauf anregen; die Schwellung beseitigen und den Schmerz stillen.

Indikationen und Kombinationen:

- Verspannung und Schmerzen im Nacken, Rücken und Kreuz, Ischialgie, Schmerzen und Lähmungen am Bein, Schwellung und Schmerzen am Fußgelenk und Wadenkrampf; oft kombiniert mit 104. TUI-Schieben am Bein dorsal und 37. ROU-Friktion mit Faust am Rücken.
- Schwindelgefühl, Kopfschmerzen, Beklemmungsgefühl und Schmerzen im Thorax, Herzklopfen und Ohnmacht; oft kombiniert mit 8. AN-Drücken von LG 20 (Ch) und 24. AN-Drücken medial der Skapula.

122. TUI-Schieben am Fuß lateral

Technik: Der Patient liegt auf dem Rücken oder auf der Seite und der Masseur sitzt oder steht daneben. Mit dem Daumen wird die laterale Seite des Fußes von B 61 über B 63, B 64 bis zu B 67 (Abb. 182) mit TUI-Schieben massiert, wobei die restlichen Finger den Fuß am Fußrükken fixieren; anschließend drückt man die kleine Zehe nach unten. Dieser Massagevorgang dauert insgesamt 3–4 Minuten.

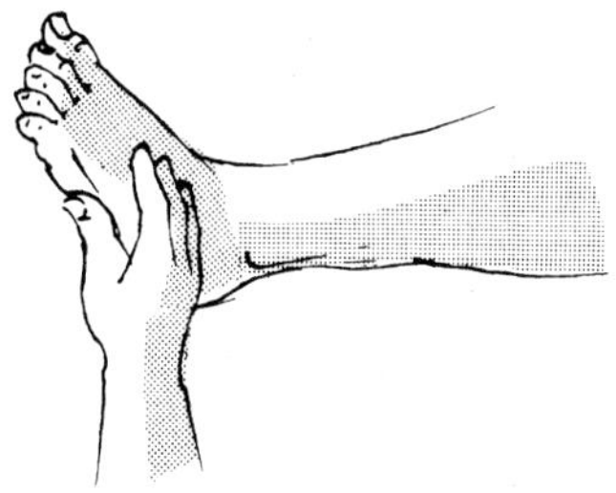

Abb. 182

Anmerkungen: Die oben genannten Punkte kann man zusätzlich mit AN-Drücken und ROU-Friktion massieren.

Wirkungen: Das QI des (Harnblasen)-Meridians leiten und den Schmerz stillen.

Indikationen und Kombinationen:

- Kreuzschmerzen, Ischialgie, Schmerzen und Verletzungen im Fußbereich; oft kombiniert mit 104. am Bein dorsal und 114. ROU-Friktion von M 36.
- Okzipital-Kopfschmerzen, Nackenschmerzen und -steife, Verspannung und Schmerzen im Rücken; oft kombiniert mit 115. ROU-Friktion von G 39 und 16. FEN-TUI-Seitwärtsschieben am Hinterkopf.

123. SHU-Streichen am Fußrücken

Technik: Der Patient liegt auf dem Rücken oder sitzt aufrecht und setzt den Fuß auf das Bett oder den Boden; der Masseur sitzt oder steht daneben. Mit den 4 Fingern (ohne Daumen) wird der Fußrücken von M 41 am Fußgelenk zu den Grundgelenken der Zehen (Abb. 183) mit SHU-MO-„Kämmen“ streichend 2–3 Minuten massiert. Dabei werden die Finger langsam und wenig auseinander gebracht. Anschließend wird mit AN-Drücken und ROU-Friktion, und zwar der Daumen an M 41 und die restlichen Finger zwischen den Grundgelenken 1–2 Minuten massiert.

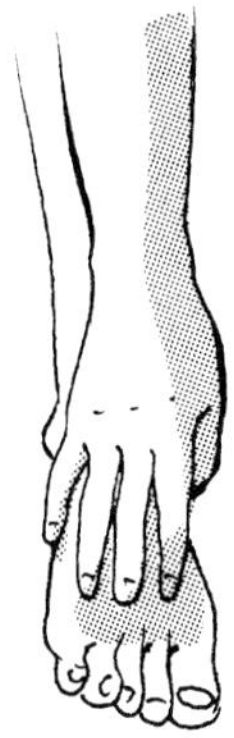

Abb. 183

Anmerkungen: Das SHU-Streichen sollte eher locker und das AN-Drücken bzw. ROU-Friktion eher stark gemacht werden.

Wirkungen: Das QI der Meridiane leiten und die Schwellung beseitigen.

Indikationen und Kombinationen:

- Verletzungen und Lähmungen im Fußbereich, Ödeme im Bein und Fuß, Magenschmerzen und Verdauungsstörungen; oft kombiniert mit 114. ROU-Friktion von M 36 und 120. ROU-Friktion von MP 6.

124. QIA-Tiefdrücken von Le 3

Technik: Der Patient sitzt aufrecht oder liegt auf dem Rücken und setzt den Fuß auf das Bett bzw. den Boden; der Masseur sitzt daneben. Mit dem Handteller wird die laterale Seite des Unterschenkels von M 39 über M 40 am Fußgelenk zu M 44 am Fußrücken zwischen den Grundgelenken der 2. und 3. Zehe mit FU-MO-Streichen reibend 1–2 Minuten massiert. Dann mit der Spitze des Daumens oder Zeigefingers wird Le 3 (Abb. 184) mit QIA-Tiefdrücken und ROU-Friktion 2–3 Minuten massiert.

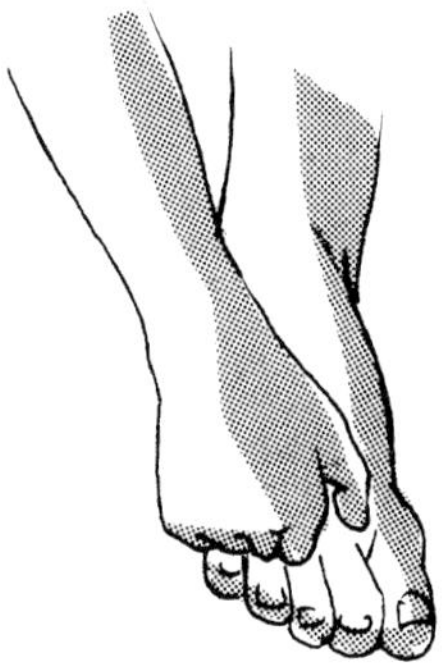

Abb. 184

Anmerkungen: Der Fußrücken sollte nach der einleitenden Massage durch FU-MO-Streichen leicht erwärmt werden. Abschließend kann man den Fußrücken mit MO-Reiben und TUI-Schieben ganz sanft massieren.

Wirkungen: Die Meridiane durchlässig machen und den Kopf sowie die Augen klar machen.

Indikationen und Kombinationen:

- Kopfschmerzen, Schwindelgefühl, Schlafstörung, Beklemmungsgefühl und Schmerzen im Thorax, Atemnot, Völlegefühl im Bauch und Magenschmerzen; oft kombiniert mit 17. ROU-Friktion von G 20 und 31. TUI-Schieben am oberen Rücken paravertebral.
- Kraftlose Beine, Schmerzen und Schwellung am Knöchel und Lähmungen im Fuß; oft kombiniert mit 115. ROU-Friktion von G 39, 118. ROU-Friktion und NIE-Kneten am Unterschenkel medial und 121. NA-Greifen von B 60.

125. CA-Hinundherreiben an der Fußsohle

Technik: Der Patient liegt auf dem Bett und der Masseur sitzt bzw. steht daneben. Mit der Handwurzel bzw. Handkante wird die ganze Fußsohle mit CA-Hinundherreiben (Abb. 185) 1–2 Minuten massiert.

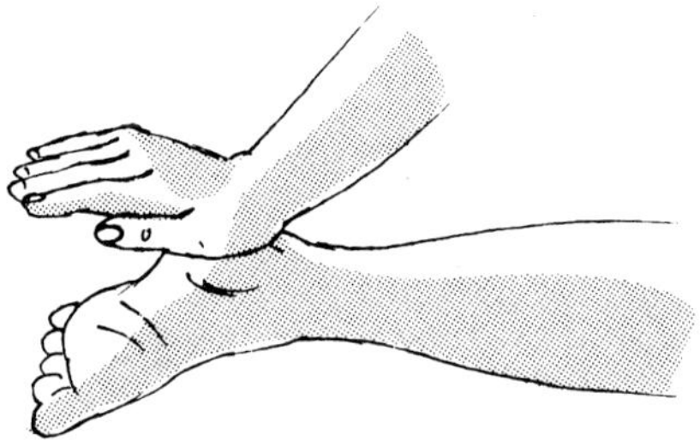

Abb. 185

Anmerkungen: Die Fußsohle sollte nach der Massage leicht erwärmt werden.

Wirkungen: Die Meridiane durchlässig machen und den Blutkreislauf anregen; den Kopf aufklaren und den Geist-SHEN beruhigen.

Indikationen und Kombinationen:

- Schwindelgefühl, Schlafstörung und nervöse Blasenbeschwerden; oft kombiniert mit 92. AN-Drücken von H 7 und 120. ROU-Friktion von MP 6.

126. ROU-Friktion von N 1

Technik: Der Patient liegt auf dem Rücken und der Masseur sitzt oder steht daneben. Mit dem Daumen wird M 1 (Abb. 186) mit ROU-Friktion 2–4 Minuten massiert, wobei die anderen Finger den Fuß am Fußrücken fixieren.

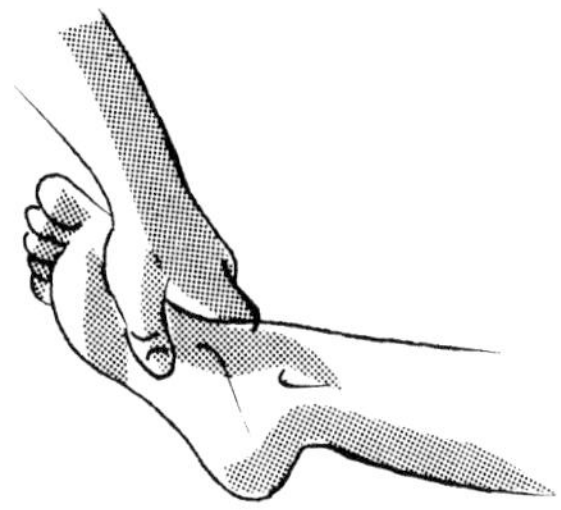

Abb. 186

Anmerkungen: Die Kraft der ROU-Friktion sollte in die Tiefe reichen und man kann dabei mit DIAN-AN-Punktdrücken kombinieren.

Wirkungen: Das Bewußtsein wieder erlangen und den Geist-SHEN beruhigen.

Indikationen und Kombinationen:

- Bewußtlosigkeit, Krampfanfall und hohes Fieber (bei Kindern); oft kombiniert mit 114. ROU-Friktion von M 36 und 8. AN-Drücken von LG 20 (Ch).
- Schock, Herzklopfen, Schlafstörung und Konzentrationsschwäche; oft kombiniert mit 91. AN-Drücken von KS 6 und 3E 5 sowie 92. AN-Drücken von H 7.

127. NIE-Kneten von Zehen

Technik: Der Patient liegt auf dem Rücken und der Masseur sitzt oder steht daneben. Mit dem Daumen oder den 4 Fingern wird der Fußrücken vom Fußgelenk zu den Grundgelenken der Zehen mit MO-Reiben und TUI-Schieben 1–2 Minuten massiert. Dann werden alle Mittelfußknochen und Zehen bis zur Spitze mit dem Daumen und dem Zeigefinger mit ROU-Friktion und NIE-Kneten 2–3 Minuten massiert. Danach werden alle Zehen an der Innen- und Außenseite vom Grundgelenk zur Spitze mit dem Daumen und Zeigefinger (Abb. 187) mit MO-Reiben und NIE-Kneten 2–3 Minuten massiert.

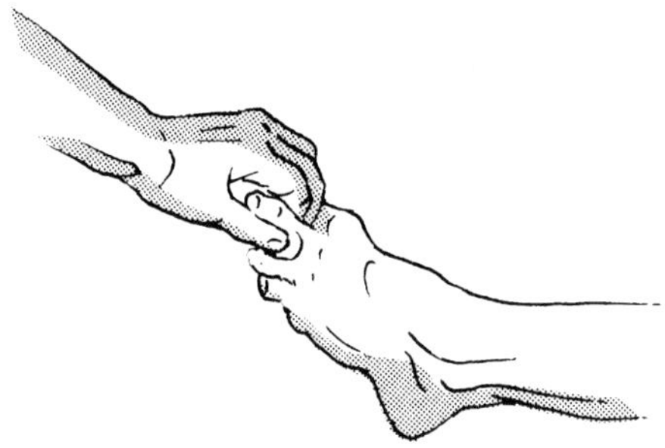

Abb. 187

Anmerkungen: Das NIE-Kneten der Zehen sollte man rhythmisch und gleichmäßig machen. Zusätzlich kann man alle Zehen an allen Seiten mit CA-Hinundherreiben massieren.

Wirkungen: Die Meridiane durchlässig machen, das QI zirkulieren und den Schmerz stillen.

Indikationen und Kombinationen:

- Kopfschmerzen, Schwindelgefühl, Schlafstörung und Beklemmungsgefühl im Thorax; oft kombiniert mit 124. QIA-Tiefdrücken von Le 3 und 91. AN-Drücken von KS 6 und 3E 5.

E. KLINISCHE ERKENNTNISSE IN DER CHINESISCHEN HEILMASSAGE

E.1. INDIKATIONEN UND KONTRAINDIKATIONEN

Die traditionelle chinesische Heilmassage hat ein sehr breites Anwendungsgebiet. Sie kann zur Behandlung von Erkrankungen in der Orthopädie, Neurologie, Urologie, Gynäkologie, Pädiatrie und Erkrankungen der anderen inneren bzw. Sinnesorgane sowie Verletzungen des Bewegungsapparates eingesetzt werden. Im allgemeinen wird sie vorwiegend bei chronischen und funktionellen Erkrankungen als erfolgversprechende Heilmethode angesehen. Aber auch bei einigen akuten Erkrankungen, ja selbst bei Bewußtlosigkeit und Krampf- sowie Asthmaanfällen zeigt sie eine gute Wirkung.

Trotzdem hat die traditionelle chinesische Heilmassage Grenzen bzw. Einschränkungen ihrer Einsatzmöglichkeit. Bei manchen Erkrankungen und in manchem Krankheitsstadium kann sie nur als begleitende bzw. symptomatische Behandlung sinnvoll angewandt werden. Bei einigen Erkrankungen bzw. Situationen ist ihre Anwendung kaum von Nutzen und kontraindiziert. Deswegen sollte man sich dieser Möglichkeiten, Grenzen und Einschränkungen des Einsatzes der chinesischen Massage stets bewußt sein. Und deswegen sollte man sich über die Prognose und das Ziel der Behandlung Klarheit verschaffen, um im Dienste der Patienten stehen zu können, ohne sich selbst und der chinesischen Heilmassage Unmögliches zuzumuten.

Nach Auffassung der traditionellen chinesischen Medizin ist die Heilmassage

unwirksam bei

- aktiv-fortschreitenden Krankheiten und allen aktiven Formen der Tuberkulose;
- bösartigen Tumoren; man darf jedoch in Bereichen außerhalb der Tumore und Metastasen zwecks Besserung des Allgemeinzustandes und als Schmerzbekämpfung massieren;
- Psychosen;

kontraindiziert bei

- akuten, schweren Infektionskrankheiten wie Diphtherie und Typhus;
- hämorrhagischen Diathesen wie thrombozytopenische Purpura bzw. bei hochdosierter Therapie mit Antikoagulantien;
- Lymphomen verschiedener Genese und tumorösen destruierenden Prozessen.

Außerdem sollte man:

- Bei Hautverletzungen und Hautkrankheiten bzw. einer akuten pyogenen Entzündung sowie Thrombophlebitis und Varizen (Gefahrenzonen für Thrombolyse) die erkrankte Stelle nicht massieren; in den nicht erkrankten Bereichen kann man jedoch wie sonst massieren.
- Bei Schwangerschaft, besonders in den ersten 5 Monaten und auch bei Verdacht auf Schwangerschaft, das untere Abdomen, das Kreuzbein und andere Akupunkturpunkte wie Di 4, G 21, B 60, B 67, Le 3, MP 6 und MP 9, die einen starken Einfluß auf die Gebärmutter ausüben, wegen der Gefahr einer Fehlgeburt nicht kräftig bzw. intensiv massieren.
- Bei starker Regelblutung und kurz nach der Geburt, solange sich die Gebärmutter noch nicht zurückgebildet hat, das untere Abdomen nicht massieren.
- Bei Kleinkindern, wenn die Fontanellen noch nicht geschlossen sind, nicht in der Scheitelgegend, mit Ausnahme von LG 20 (Ch), massieren.
- Bei Kleinkindern grundsätzlich nicht mit kräftigen Handgriffen massieren.

- Bei einem Betrunkenen wegen seiner unberechenbaren Reaktion nicht massieren.
- Bei schwacher Konstitution und übermäßig starker körperlicher Erschöpfung nicht stark massieren, sonst kann der Patient leicht in Ohnmacht fallen oder einen Kreislaufschock erleiden.
- Bei schwerem bzw. kritischem Krankheitsstadium eine andere effektive Therapie vorziehen. Es sei denn, die chinesische Heilmassage ist erwiesenerweise wirksam.

E.2. HINWEISE FÜR DIE MASSAGEBEHANDLUNG

E.2.1. Hinweise vor und bei der Behandlung

Um optimal mit der chinesischen Heilmassage zu behandeln, muß man ähnlich wie bei den anderen Massagebehandlungen unter anderem die indizierten Handgriffe bzw. Manipulationen und den passend dosierten Kraftaufwand und die Intensität der Massage bestimmen, die je nach Krankheit und Konstitution individuell gehandhabt werden müssen.

Um diese notwendige Auswahl der Manipulation und Dosierung bei der Behandlung mit der chinesischen Massage korrekt zu bestimmen, braucht man eine zutreffende Diagnose anhand der chinesischen Syndrom-Diagnostik. Bei der Besprechung der Krankheitsbehandlung (Kap. II. / Seite 129 ff.) bemühen sich die Autoren, diese Aspekte neben dem dafür geeigneten Therapiegrundsatz zu berücksichtigen; unter anderem die chinesische Diagnose im Sinne der Syndromdiagnose nach der ZANG-FU-Organ-Theorie und nach 8 Prinzipien der Differentialdiagnose sowie das typische Symptombild.

In diesem Buch werden die Bestimmung der Stärke, Dauer und Häufigkeit der chinesischen Massagebehandlung (Kap. II.A. / Seite 131) und die chinesische Massagetechnik (Kap. I.D. / Seite 43) gesondert abgehandelt. Über die Theorie der ZANG-FU-Organe und deren Diagnostik sowie über die genauen Ausführungen der jeweiligen Krankheitsbilder nach traditionell chinesischen Überlegungen weisen die Autoren auf die einschlägige Literatur über die Theorien und Diagnostik der traditionellen chinesischen Medizin hin (z. B. Praxis und Theorie der neuen chinesischen Akupunktur / G. König und I. Wancura desselben Verlags), da sonst der Rahmen dieses Buches gesprengt würde.

Außerdem sollte man folgende Hinweise beachten, damit die Massagebehandlung einwandfrei verlaufen kann.

1. Man sollte dem Patienten gegenüber eine korrekte, sachliche, aber freundliche Haltung mit Mitgefühl einnehmen.

2. Man sollte dem Patienten genügend Aufmerksamkeit schenken, und man sollte sich geduldig über die Beschwerden, das allgemeine Befinden usw. informieren.

3. Man sollte den Patienten über den Vorgang und die Funktion der Massage kurz informieren. Ferner sollte man den Patienten auch über die Reaktionen bei und nach der Massage wie DE-QI-Gefühl, vegetative Umstimmungen etc. sowie über die Verhaltensregeln wie Ruhe, Entspannung und bestimmte Körperhaltung etc. informieren.

4. Beim Bedenken seitens des Patienten ist ein weiterführendes Gespräch der Aufklärung und Ermunterung notwendig. Nur wenn der Patient über die Angelegenheit gut informiert ist und seine Bedenken ausgeräumt sind, kann man eine aktive Zusammenarbeit und positive Einstellung seitens des Patienten erreichen und fördern.

5. Nicht nur am Anfang der Behandlung, sondern bei jeder Behandlung sollte man sich beim Patienten über die aktuelle Situa-

tion erkundigen. Er sollte auch fortwährend den Zustand, die Reaktion bei und nach der Behandlung beobachten. Gegebenenfalls sollte man die Behandlung neu konzipieren und erneut Aufklärung betreiben, wenn es erforderlich wird; oder die Behandlung unterbrechen, falls eine neue Situation auftritt, die für eine Kontraindikation spricht.

6. Man sollte vor jeder Massage die Hände sauber und warm (z. B. durch Reiben oder warmes Wasser) machen. Denn kalte Hände sind nicht nur für den Patienten unangenehm; sie können auch die Muskeln zusätzlich verspannen und dadurch die Wirkung der Massage beeinträchtigen. Die Fingernägel sollten auch kurz und rund geschnitten werden, um keine Hautverletzung zu verursachen.

7. Man sollte für jede Massage-Manipulation eine passende und bequeme Körperhaltung und eine günstige Position einnehmen, die helfen, Kraft zu sparen und die nicht anstrengend sind und die zugleich eine der Behandlung notwendige Stärke und Ausdauer ermöglichen.

8. Man sollte die Kraft bei der Massage vorsichtig und allmählich, und zwar stufenweise so dosieren, daß die passende Intensität für die jeweilige Krankheit, die Konstitution und die lokale anatomische Beschaffenheit erreicht wird. Nach der vorgesehenen Dauer sollte man die Kraft wieder allmählich vermindern, um dann an einer anderen Stelle weiter zu massieren oder um die Massage zu beenden. Auf keinen Fall darf man mit Gewalt oder plötzlich kräftig massieren.

9. Man sollte mit der ganzen Konzentration bei der Behandlung bleiben, sich ruhig verhalten, gleichmäßig und langsam, aber natürlich atmen und sich bzw. den Patienten nicht durch unnötige Unterhaltung ablenken lassen. So kann die Massage ihre vollständige Wirkung entfalten und so können Verletzungen oder andere Zwischenfälle vermieden werden.

10. Wenn keine andere Behandlungsweise verlangt wird, sollte man die Massage stets von der der erkrankten Körperpartie bzw. Schmerzstelle entfernten Körperregion beginnen, um sich allmählich der erkrankten bzw. Schmerzstelle zu nähern.

11. Der Patient sollte, wenn es nötig ist, die Harnblase und den Darm entleeren, besonders wenn im unteren Abdomen massiert wird.

12. Der Patient sollte eine ihm bequeme und für die Behandlung günstige Körperhaltung (meist im Liegen oder Sitzen) einnehmen, damit sein Körper, zumindest die behandelte Körperpartie, entspannt bleibt und damit er die ganze Behandlungsdauer mühelos tolerieren kann.

13. Im hungrigen Zustand oder kurz nach der Nahrungsaufnahme sollte man nicht massieren. Es empfiehlt sich, keine Massage innerhalb der Zeitspanne von 1 Stunde vor und 2 Stunden nach einer Mahlzeit, vor allem nach üppigem schwerverdaulichem Essen, zu betreiben. Auch große Flüssigkeitsmengen sollte man nicht weniger als $^1/_2$ Stunde vor und nach der Massage trinken.

14. Wenn der Patient körperlich oder seelisch stark erschöpft ist und wenn der Patient in psychischer Aufregung wie in großem Zorn oder Schrecken ist, sollte man nicht massieren. Erst nachdem der Patient erholt bzw. beruhigt ist, kann man mit der Massage beginnen.

15. Im allgemeinen sollte sich der Patient vor der Massage 10–15 Minuten, bei körperlicher Anstrengung eventuell länger, ausruhen bzw. erholen. Nach der Massage sollte der Patient für eine Weile (5–10 Minuten) liegen oder sitzenbleiben und sich gegebenenfalls warm zudecken. Erst wenn er ausgeruht hat und der Kreislauf normalisiert ist, kann er

aufstehen. Ein anschließender kurzer Spaziergang kann die (Nach-)Wirkung der Massage durch die Regulierung und Harmonisierung vom QI und Blut-XUE unterstützen.

16. Der Behandlungsraum sollte optimal belüftet werden und warm genug (ca. 22 Grad Celsius) sein.

E.2.2. Reaktionen nach der Behandlung

Ähnlich wie bei anderen Massagebehandlungen bzw. physikalischen Therapien treten nach der Behandlung durch die chinesische Heilmassage eine Reihe von typischen Reaktionen unter anderem im Bereich des Kreislaufs, des Stoffwechsels und des Nervensystems auf, sowohl nach einer einzelnen Sitzung als auch nach einer Behandlungsserie. Diese typischen Reaktionen werden als positives Zeichen der Behandlung angesehen.

Im allgemeinen treten nach, manchmals bereits während der Behandlung folgende Reaktionen auf: leichtes Schwitzen, körperliche Lockerung, psychische Entspanntheit und leichte, aber angenehme Müdigkeit. Deswegen können einige Patienten trotz der Behandlung an ihrem Körper während bzw. nach der Massage leicht einschlafen. Die Beschwerden werden in der Regel parallel zu der steigenden Anzahl der Behandlung geringer und der Allgemeinzustand wird auch zunehmend besser, auch wenn manchmal während einer Behandlungsserie eine vorläufige Verschlimmerung der Beschwerden bzw. Verschlechterung des Zustandes beobachtet wird.

Da in der chinesischen Heilmassage häufig und recht intensiv im Abdomen massiert wird, gibt es nach einigen chinesischen Studien eine **Reihe von weiteren besonderen Reaktionen,** vor allem bei längerfristiger Behandlungsserie. Um eine unnötige Beunruhigung zu vermeiden, sollte man den Patienten über diese möglichen Reaktionen informieren, wobei die zeitliche Reihenfolge nicht immer so ist, wie es hier dargestellt wird. Manchmal treten nicht alle Reaktionen auf und die verschiedenen Phasen können auch gleichzeitig auftreten bzw. sich überlappen.

Phase 1: Unmittelbar nach der Massagebehandlung im Abdomen spürt man lokales Unbehagen und einen leichten Schmerz mit unterschiedlicher Stärke, die von der Intensität der Massage und der Konstitution abhängig sind. Dieses Unwohlgefühl spürt man am 2. oder 3. Tag am deutlichsten, doch bis spätestens am 6. Tag verschwindet es ganz von selbst. Bei akuter Erkrankung kann diese Phase mitunter auch fehlen.

Phase 2: Diese Phase der Erleichterung mit allgemeinem Wohlgefühl tritt gleich nach der Phase 1 auf. Manchmal können Phase 1 und 2 sich überlappen oder gleichzeitig auftreten, d. h. trotz des lokalen Unbehagens im Abdomen spürt man sonst im ganzen Körper eine gewisse Entlastung.

Phase 3: Mit zunehmend deutlicher Linderung der Beschwerden und Besserung des Zustandes, meist 7–20 Tage nach Behandlungsbeginn, jedoch abhängig von der Schwere der Erkrankung und von der Konstitution des Patienten, schwitzt der Patient vermehrt am distalen Bereich der unteren Extremität. Dies wird von der traditionellen chinesischen Medizin, besonders bei älteren Patienten, als ein Zeichen der guten Prognose bewertet.

Phase 4: Nach der oben genannten Phase der Besserung tritt eine weitere, relativ kurze Phase ein, in der der Patient körperlich zwar müde ist, aber Schwierigkeiten beim Einschlafen bekommt. Diese Einschlafschwierigkeit ist nicht behandlungsbedürftig. Wie erwähnt, dauert sie nur ganz kurz, maximal einige Tage. Danach schlägt sie in eine Phase mit erhöhtem Schlafbedürfnis um.

Phase 5: In dieser Phase schläft der Patient länger und auch viel schneller ein als sonst. Man sollte ihn ruhig schlafen lassen, denn es ist ein positives Zeichen der allgemeinen Regeneration.

Phase 6: Jetzt tritt eine recht ungewöhnliche Phase ein, möglicherweise mit vermehrter Urinausscheidung und Defäkation. Mitunter kann man einen dünnen, mit Schleim vermengten Stuhl, ja sogar Durchfall beobachten. Der Unterschied zu einer Durchfallerkrankung ist, daß sich der Patient nach der Ausscheidung subjektiv ganz wohl fühlt. Innerhalb von wenigen Tagen werden sich die Häufigkeit und Menge der Ausscheidung verringern und wieder in normales Ausmaß zurück pendeln. Bei Frauen kann eine Hypermenorrhoe oder eine Veränderung der Farbe oder Qualität des Regelblutes oder ein vermehrter vaginaler Ausfluß beobachtet werden. Wenn diese Reaktionen bei dem Patienten keinerlei Unwohlgefühl oder innerhalb eines vertretbaren Ausmaßes (z. B. kein gesundheitsstörender starker Blut- oder Elektrolytverlust) bleiben, braucht man keine Gegenmaßnahme zu treffen, und die Behandlung sollte fortgesetzt werden. Die traditionelle chinesische Medizin bewertet diese ungewöhnlichen Reaktionen ebenfalls als positives Zeichen der Besserung. Eine Genesung und Gesundung wird danach erwartet.

Phase 7: Nach der oben genannten Ausscheidungsphase verschwinden die Symptome und der Patient bekommt seinen Appetit wieder. Nun sollte man durch eine gesunde Ernährung (z. B. leichte, abwechslungsreiche Mischkost mit ausreichenden Nährstoffen, Vitaminen, Mineralien und Spurenelementen) die Rekonvalenszenz gezielt unterstützen. Außerdem sollte der Patient jetzt mit nicht belastenden körperlichen bzw. sportlichen Aktivitäten oder gezielter Heilgymnastik bzw. Bewegungstherapie beginnen, um die Gesundung weiter zu optimieren. In den chinesischen Kliniken und Sanatorien werden hierfür QI-GONG (Chinesische Atemübungen und -meditation) und TAI-JI-QUAN (sog. chinesisches „Schattenboxen“) empfohlen.

II. PRAKTISCHER TEIL: MASSAGEBEHANDLUNG DER TRADITIONELLEN CHINESISCHEN MEDIZIN

A. Behandlungsprinzip und -konzept der chinesischen Massage

B. Allgemeinerkrankungen

C. Erkrankungen des Respirationstraktes

D. Erkrankungen des Herz-Kreislaufsystems

E. Erkrankungen des Verdauungssystems

F. Erkrankungen der Leber und der Gallenblase

G. Urologische Erkrankungen

H. Gynäkologische Erkrankungen

I. Erkrankungen der Sinnesorgane

J. Erkrankungen des Bewegungsapparates

K. Chinesische Ganzkörper–Massage

A. BEHANDLUNGSPRINZIP UND -KONZEPT DER CHINESISCHEN MASSAGE

Für den Erfolg der Krankheitsbehandlung und -vorbeugung mit Hilfe der chinesischen Heilmassage braucht man außer einer richtigen Diagnose und einer optimalen Zusammenarbeit mit dem Patienten auch ein dem Patienten individuell angepaßtes Therapiekonzept, unter anderem die zutreffende Auswahl der Massage-Manipulation und der Intensität (Stärke, Dauer und Häufigkeit) der Massagebehandlung.

In diesem Kapitel werden die wichtigen Erkenntnisse der traditionellen chinesischen Medizin über die chinesische Heilmassage, die Prinzipien der Massagebehandlung, die Bestimmung der Massage-Manipulation und ihre Dosierung dargestellt.

Um den Aufbau dieses Therapiekonzeptes in der chinesischen Massage nach Lehrmeinung der traditionellen chinesischen Medizin, so wie es in diesem Buch versucht wird, verständlich zu machen, werden die chinesische Pathologie, die subjektive Symptomatik (im Sinne der chinesischen Syndromdiagnostik) und die daraus folgende Konsequenz (Hinweis auf Ziel bzw. indizierte Manipulationen) in der jeweiligen Massagebehandlung dargestellt.

Dadurch können die Benutzer dieses Buches ein eigenes individuelles Therapiekonzept für ihre Patienten bei Abweichungen zu den hier besprochenen Behandlungen, wie in der Symptomatik, Konstitution usw. selbst aufstellen.

Nochmals zu erwähnen ist, daß die chinesische Heilmassage, wie gut sie auch wirkt, kein Allheilmittel bzw. nicht die einzig berechtigte Therapie ist. Es muß von Fall zu Fall überprüft werden, ob hier eine individuelle Indikation bzw. Kontraindikation für die chinesische Heilmassage vorliegt, ob die chinesische Heilmassage als ergänzende bzw. begleitende Maßnahme sinnvoll ist, ob eine andere Therapiemethode wie Allopathie, Homöopathie, Diät, Bewegungs- bzw. Ergotherapie, Psychotherapie bzw. Streßbewältigungsprogramm etc. besser geeignet ist. Auch wenn die chinesische Heilmassage für die Behandlung indiziert ist, sollte man weiterhin erwägen, ob eine weitere Therapiemethode (wie oben angegeben) eine sinnvolle Ergänzung bieten kann.

A.1. BEHANDLUNGSPRINZIPIEN

Aus der ganzheitlichen Anschauung und der Syndromdiagnostik in der traditionellen chinesischen Medizin ergeben sich folgerichtig für die chinesische Heilmassage typische Behandlungsprinzipien. Diese Prinzipien bieten für die Massagebehandlung der traditionellen chinesischen Medizin Orientierungshilfen für die Aufstellung einer individuellen Therapiekonzeption, die unter anderem durch die komplexen pathologischen Vorgänge, die vielfältige Symptomatik und die Konstitution der erkrankten Person weiter mitbestimmt wird.

A.1.1. Das BEN-Wesen einer Erkrankung

Dem BEN-Wesen einer Erkrankung wird in der traditionellen chinesischen Medizin das BIAO-Merkmal im Sinne der Relativität gegenübergestellt. Z. B. das unzureichende ZHENG-QI (Essentielles QI = Abwehrfähigkeit) als die eigentliche Ursache einer Erkrankung ist das BEN-Wesen; und das XIE-QI (die gesundheitsstörenden Faktoren, wie Krankheitserreger, klimatische Einflüsse etc.) als auslösende Ursache ist das BIAO-Merkmal. Alle Faktoren, die zur Entstehung bzw. zum Ausbruch beitragen bzw. mitbeitragen, werden als BEN-Wesen, und die Symptome als BIAO-Merkmal angesehen. Die alten bzw. primären Krankheiten werden als BEN-Wesen, und die Folge- bzw. sekundären Erkrankungen als BIAO-Merkmal angesehen.

Gemäß dem eigentlichen BEN-Wesen einer Krankheit zu behandeln, wird in der traditionellen chinesischen Medizin als unerläßliches Prinzip angesehen. Gemeint ist, die Eigenschaften sowie die Wechselbeziehungen zwischen der Ursache und der Wirkung einer Erkrankung zu erkennen und daraufhin die passenden therapeutischen Maßnahmen einzuleiten. Z. B. Ischiassyndrom kann außer durch exogene Gifte (wie Alkohol, Nikotin und Schwermetalle) überwiegend durch Erkältung, Infektionskrankheiten, Traumen (wie Zerrungen) und lokale Kompressionen des Nervus ischiadicus (wie Bandscheibenvorfall, Gravidität) verursacht werden. Eine symptomatische Behandlung würde auf Dauer keine Besserung des Zustands, geschweige denn eine Heilung bringen können. Hier kommt es für den Erfolg der Behandlung darauf an, ob die eigentliche Ursache, das BEN-Wesen, erkannt und daraufhin behandelt werden kann oder nicht.

In manchen Situationen, wie ein sehr starkes akutes oder lebensgefährliches Symptom (BIAO-Merkmal einer Krankheit), müßte man oft eine symptomatische Behandlung im Sinne einer Soforthilfe einleiten, auch wenn man die eigentliche Ursache erkannt hat. Z. B. wenn der Patient bei einem Ischiassyndrom infolge einer lokalen Kompression sehr spät zur Behandlung kommt und die Muskeln im lumbosakralen Bereich stark verspannt sind, müßte man nach den Regeln der Heilkunst zuerst symptomatisch den Schmerz und die Muskelverspannung behandeln. Erst wenn die Muskeln im lumbosakralen Bereich dadurch einigermaßen entspannt sind, kann man die geeigneten Maßnahmen zur Beseitigung der lokalen Kompression (die ursächliche Therapie gemäß BEN-Wesen der Krankheit) wie z. B. Extension einleiten.

Wenn die Behandlung der Symptome und die Behandlung der eigentlichen Ursachen gleich dringend geboten sind, dann sollte man eben eine Behandlung einleiten, die sowohl die Symptome als auch die Ursache berücksichtigt.

Daraus kann man sehen, daß das Kriterium für die Entscheidung, ob zuerst das BEN-Wesen oder das BIAO-Merkmal einer Krankheit behandelt wird, nicht absolut, sondern relativ ist. Wichtig ist, die dynamische Dialektik der Wechselwirkung zwischen dem BEN-Wesen und dem BIAO-Merkmal zu erkennen und danach zu handeln.

A.1.2. ZHENG-QI (Abwehrfunktion) und XIE-QI (Krankheitsfaktoren)

ZHENG-QI wird oft als rechtes oder essentielles oder elementares QI übersetzt. Darunter versteht die chinesische Medizin die allgemeine Fähigkeit des Organismus, die verschiedenen vitalen Funktionen regelrecht wahrzunehmen und sich an die veränderten Umwelt- bzw. inneren Bedingungen anzupassen. Das heißt aber auch, die notwendigen Abwehrmaßnahmen gegen Einwirkungen von gesundheitsstörenden Faktoren zu mobilisieren. Einfachheitshalber wird ZHENG-QI hier als Abwehrfunktion übersetzt.

Unter dem Fachausdruck XIE-QI versteht die chinesische Medizin alle Umwelt- und inneren Faktoren wie Krankheitserreger, klimatische und psychosoziale Einflüsse, diätetische Fehler, Überanstrengungen usw., die die Gesundheit stören können. Hier wird XIE-QI einfachheitshalber als die Krankheitsfaktoren übersetzt.

Nach Auffassung der traditionellen chinesischen Medizin sind die Entstehung (Störung des YIN-YANG-Gleichgewichts), die Weiterentwicklung einer Erkrankung und die Heilung (Wiederherstellung des YIN-YANG-Gleichgewichts) das Ergebnis der Auseinandersetzung zwischen der ZHENG-QI-Abwehrfunktion des Organismus und den XIE-QI-Krankheitsfaktoren. Das Ziel einer Behandlung ist demnach nichts anderes, als das Kräfteverhältnis zugunsten der ZHENG-QI-Abwehrfunktion zu verschieben, sodaß das gestörte Gleichgewicht zwischen YIN und YANG wiederhergestellt werden kann.

Die ZHENG-QI-Abwehrfunktion zu fördern und die XIE-QI-Krankheitsfaktoren zu beseitigen, wird folgerichtig als das nächste wichtige Prinzip bei der Krankheitsbehandlung in der traditionellen chinesischen Medizin angesehen.

In der Praxis muß man das Kräfteverhältnis zwischen diesen beiden Faktoren durch Beobachtung und Analyse (unter anderem anhand der chinesischen Syndromdiagnostik) erkennen, um zu entscheiden, ob bestimmte Manipulationen zur Besserung der ZHENG-QI-Abwehrfunktion, ob Maßnahmen zur Reduzierung der Einflüsse bzw. Beseitigung von XIE-QI-Krankheitsfaktoren oder ob beide eingeleitet werden müssen.

A.1.3. BU-Tonisieren und XIE-Sedieren

Die traditionelle chinesische Medizin versteht unter dem Fachausdruck BU eine Reihe von therapeutischen Maßnahmen, die die folgenden Wirkungen haben:

- die Funktionsfähigkeit zu stärken bzw.
- Substanzmangel direkt oder indirekt zu substituieren; und

unter XIE eine Reihe von therapeutischen Maßnahmen, die folgende Wirkungen haben:

- übermäßige Funktionsaktivitäten zu hemmen bzw.
- die Krankheitsfaktoren direkt oder indirekt zu eliminieren.

In diesem Buch werden die gängigen deutschen Übersetzungen BU-Tonisieren und XIE-Sedieren benutzt. Das BU-Tonisieren und das XIE-Sedieren sind zwei gegensätzliche Maßnahmen. Jedoch haben sie ein gemeinsames Ziel, nämlich die ZHENG-QI-Abwehrfunktion zu stärken und das gestörte YIN-YANG-Gleichgewicht wiederherzustellen. D. h. beim XU-Leere-Syndrom werden die Massage-Manipulationen mit BU-tonisierender Wirkung und beim SHI-Fülle-Syndrom mit XIE-sedierender Wirkung eingesetzt.

Im Zusammenwirken mit bestimmten Punkten der verschiedenen Meridiane und durch bestimmte Massage-Manipulationen kann man die Funktionsaktivitäten fördern und hemmen. In diesem Sinne wird die Unterscheidung zwischen BU-Tonisieren und XIE-Sedieren in der chinesischen Heilmassage verstanden, auch wenn man damit keine direkte Substitution bzw. direkte Eliminierung von Krankheitsfaktoren durchführen kann.

Neben der inneren Bedingung von XU-Leere und SHI-Fülle werden BU-Tonisieren und XIE-Sedieren weitgehend von folgenden Kriterien bestimmt:

BU-Tonisieren	XIE-Sedieren
oberflächliche Massage	tiefe Massage
sanfte Massage	kräftige Massage
niedrige Frequenz der Handgriffe	hohe Frequenz der Handgriffe
schwaches subjektives DE-QI-Gefühl des Patienten	starkes subjektives DE-QI-Gefühl des Patienten

A.1.4. Die individuelle Behandlung

Weiters vertritt die traditionelle chinesische Medizin die Ansicht, daß die Entstehung, die Weiterentwicklung einer Erkrankung auch durch klimatische, geographische und persönliche Faktoren (wie Alter, Geschlecht, Konstitution und psychosoziale Umwelt), insbesondere durch die individuelle Konstitution beeinflußt werden. Das Gebot, die individuellen Faktoren zu berücksichtigen, ist daher das weitere Prinzip in der Krankheitsbehandlung der traditionellen chinesischen Medizin.

In der chinesischen Massagebehandlung müssen daher individuelle Massage-Manipulationen und Kraftdosierung, Dauer sowie Häufigkeit der Massagebehandlung bestimmt werden (siehe unten).

A.2. GRUNDMETHODIK DER CHINESISCHEN MASSAGE

Aufgrund der Lehrmeinungen der traditionellen chinesischen Medizin hinsichtlich der Pathologie und der Syndromdiagnostik und der darauf folgenden Therapiekonsequenzen:

- Die ZHENG-QI-Abwehrfunktion zu stärken und die XIE-QI-Krankheitsfaktoren zu beseitigen,
- Anwendung von BU-Tonisieren bei XU-Leere und Anwendung von XIE-Sedieren bei SHI-Fülle und
- das YIN-YANG-Gleichgewicht wiederherzustellen,

hat die traditionelle chinesische Heilmassage eine besondere, den oben genannten Kriterien entsprechende Behandlungsmethodik entwickelt:

a) **BU-Tonisieren,** um bei XU-Leere die Funktionsfähigkeit aufzubauen; dazu werden Massagegriffe wie AN-Drücken, MO-Reiben, TUI-Schieben und ROU-Friktion (alle ganz sanft) oft gebraucht;

b) **WEN-Wärmen,** um den Krankheitsfaktor HAN-Kälte auszutreiben; die gebrauchten Massagegriffe (betont auf ruhige, sanfte, aber rhythmische Art) dazu: MO-Reiben, CA-Reiben, hin und her sowie AN-Drücken und ROU-Friktion;

c) **HE-Harmonisieren,** um die Dysfunktionen der ZANG- und FU-Organe bzw. der Meridiane zu regulieren, auch oft bei gemischtem Syndrom zwischen XU-Leere und SHI-Fülle, dazu oft verwendete Massagegriffe (langsam, sanft und gleichmäßig): TUI-Schieben, MO-Reiben und ROU-Friktion;

d) **TONG-Regulieren bzw. -Durchlässigmachen,** bei Stase von XUE-Blut und Blockade von QI z. B. in einem Meridian, in den Muskeln bzw. Gelenken, dazu oft benutzte Massagegriffe (fließend und intensiv): TUI-Schieben, NA-Greifen, AN-Drücken, NIE-Kneten und YIN-Dehnen;

e) **XIE-Sedieren*),** bei SHI-Fülle und RE-Hitze, dazu oft verwendete Massagegriffe (kraftvoll und schnell): TUI-Schieben, NA-Greifen, JI-Zusammenpressen und ROU-Friktion;

f) **HAN-Schweißtreiben,** um die äußeren Krankheitsfaktoren wie FENG-Zugluft und HAN-Kälte bei BIAO-Äußerem auszutreiben, dazu oft gebrauchte Massagegriffe (relativ kräftig, allmählich steigernd): NA-Greifen, AN-Drücken, TUI-Schieben und ROU-Friktion;

g) **QING-Aufklaren bzw. -Reinigen,** bei RE-Hitze bzw. fieberhaften Erkrankungen, dazu oft verwendete Massagegriffe: QIA-Tiefdrükken, NIE-Kneten, AN-Drücken und NA-Greifen; sowie

h) **SAN-Vertreiben bzw. -Zerstreuen**),** bei Stase von XUE-Blut, Blockade von QI bzw.

---

*) XIE-Sedieren wird in manchen chinesischen Massageschulen auch XIA-Ableiten genannt. Wegen der starken Reizung ist es bei XU-Leere, bei älteren bzw. geschwächten Patienten sowie bei Schwangerschaft kontraindiziert.

**) SAN-Vertreiben bzw. -Zerstreuen wird in manchen chinesischen Massageschulen auch als XIAO-Lösen bzw. -Abschwellen bezeichnet.

Muskelverspannung, dazu benutzte Massagegriffe (Leichtigkeit, rund und sanft): TUI-Schieben, MO-Reiben, ROU-Friktion, CUO-Reiben beidseitig und CHUI-Klopfen.

In der chinesischen Behandlung werden bestimmte Massagegriffe sehr oft mit einigen Punkten bzw. dem Teilverlauf eines Meridians kombiniert, um die obengenannten erwünschten Wirkungen zu erzielen (siehe Kap. I.D.2. Chinesische Massage-Manipulationen, S. 59).

A.3. DOSIERUNG DER CHINESISCHEN HEILMASSAGE

Unter Dosierung einer Massagebehandlung verstehen wir die Verordnung über die Reizstärke, die Dauer einer einzelnen Behandlung und die Häufigkeit der Anwendung insgesamt. Sie bestimmen zusammen das Reizpensum (Reizstärke und Reizmenge), das neben den bereits erwähnten Kriterien, wie die richtige Diagnose, die zutreffende Auswahl der Meridianpunkte und der Massagegriffe sowie -manipulationen etc. eine wichtige Rolle für den Erfolg der Massagebehandlung spielt. Wenn das Reizpensum zu gering ist, können die körpereigenen Abwehrfunktionen und die Funktionsregulationen nicht genügend mobilisiert werden. Wenn das Reizpensum zu hoch ist, kann es den Patienten nicht nur unnötigerweise belasten, wie durch Muskelschmerzen und Kreislaufkollaps, sondern auch eine Verschlimmerung des Zustandes bzw. Verstärkung der Beschwerden und dadurch auch eine Verzögerung der Heilungsprozesse verursachen.

Bereits in einem anderen Zusammenhang (siehe BU-Tonisieren und XIE-Sedieren, S. 133) wurde die Dosierung einer chinesischen Massagebehandlung beschrieben. Hier wird sie aus einem anderen Aspekt zusammengefaßt.

A.3.1. Reizstärke

Im allgemeinen wird die Reizstärke einer Massage durch den Kraftaufwand, die Massagegriffe und die Treffsicherheit für die gebrauchten Meridianpunkte bestimmt. Das letztere hängt in erster Linie von den Kenntnissen über das Meridiansystem und von der Routine ab, worauf hier nicht weiter eingegangen wird.

Erfahrungsgemäß weiß man, daß bestimmte Handgriffe wie NA-Greifen, NIE-Kneten, QIA-Tiefdrücken und ROU-Friktion eine stärkere Reizung und daß manche Handgriffe wie MO-Reiben, YIN-Dehnen und YAO-Rotation eine sanftere Reizung hervorrufen. Jedoch bestimmt letztendlich der Kraftaufwand bei der Massage die Reizstärke. In der Regel wird bei Patienten mit geschwächter Konstitution oder mit einer langjährigen Erkrankung (wie XU-Leere) sowie bei Kleinkindern und älteren Menschen relativ sanft massiert; bei Patienten mit guter Konstitution und massiven Beschwerden (wie SHI-Fülle) relativ kräftig massiert.

geringe Reizstärke	intensive Reizstärke
geringer Kraftaufwand	hoher Kraftaufwand
oberflächliche Massage	tiefe Massage
schwaches DE-QI-Gefühl*)	starkes DE-QI-Gefühl*)
XU-Leere (auch bei Kindern und älteren Menschen)	SHI-Fülle

Jedoch muß man in manchen Situationen die Kraftdosierung individuell und flexibel gestalten. Z. B. bei einem sensiblen Patienten sollte man trotz einer guten Konstitution auch nicht allzu stark massieren und bei einem Patienten

*) Unter DE-QI versteht man typische subjektive Empfindungen wie Schwere, taubes Gefühl, Schwellung, Dehnung, Ziehen, Kribbeln, Wärme usw., die lokal bleiben, aber sich auch in die Nachbarregion ausbreiten können, wenn die Akupunkturpunkte bei der Massage richtig getroffen und mit passendem Kraftaufwand gereizt werden.

mit geschwächter Konstitution, aber relativ starken Beschwerden (wie in einem akuten Schub einer chronischen Erkrankung) sollte man trotz der schwachen Konstitution mit etwas mehr Kraftaufwand massieren.

Auch bestimmte anatomische Gegebenheiten können uns oft zwingen, den Kraftaufwand abweichend zu bestimmen, die Brust- und Bauchregion, die Vorder- und Innenseite des Oberschenkels und die Waden sind z. B. in der Regel druck- und schmerzempfindlicher als andere Körperregionen, wie etwa der Rücken. In diesem Fall sollte man dann etwas weniger kraftvoll massieren.

A.3.2. Dauer einer einzelnen Behandlung und Häufigkeit der Anwendung

Die Dauer der einzelnen Massagebehandlung und die Häufigkeit ihrer Anwendung richten sich in der Regel nach der Notwendigkeit bei der jeweiligen Erkrankung und nach der Reaktion bei und nach der Massage.

Bei einem guten DE-QI-Gefühl dauert die Massagebehandlung in der Regel kürzer als bei einem nicht deutlichen DE-QI-Gefühl. Die Behandlung örtlicher Beschwerden benötigt gewöhnlich ca. 15–30 Minuten. Bei Erkrankungen der inneren Organe braucht man mehr Punkte sowie Manipulationen und unter Umständen eine Ganzkörpermassage, daher auch eine längere Behandlungsdauer. Sie beträgt in der Regel mehr als 30 Minuten, kann aber bis zu 90 Minuten betragen.

Außerdem steht die Stärke der Handgriffe in einem proportionalen Verhältnis zu der Behandlungsdauer. Bei kraftvoller Massage braucht man nicht so lang massieren wie bei leichter Massage, um das benötigte Reizpensum zu erreichen.

Bei Kindern kann man sich nach der Reaktion der Haut bzw. nach der Anzahl des ausgeführten Massagegriffes orientieren. Dies ist zum Teil durch die leicht verletzliche Haut des Kindes bedingt und zum Teil durch die Kommunikationsschwierigkeiten mit den Kleinkindern, besonders bei Säuglingen und Kindern unter 3 Jahren.

Die Hautrötung ist bei Kindern ein verläßliches Kriterium für die Massagedauer. Wenn sie auftritt, kann man mit der Massage aufhören. Ansonsten kann man die Massagegriffe zählen, die man an einer Körperstelle macht. Im allgemeinen massiert man eine Stelle ca. 100–200mal hintereinander, was man sicherlich nach Bedarf reduzieren oder erhöhen kann. Die Dauer einer Kindermassage beträgt meist 15–25 Minuten, wobei bei Kindern gewöhnlich nicht so kräftig massiert wird wie bei Erwachsenen.

Die Kleinkinder, selbst Säuglinge lassen sich gern sanft massieren. Ja man kann sagen, sie genießen es. Bei unruhigen Kindern, was bei einer Erkrankung oft vorkommen kann, kann man die Massage komplikationslos durchführen, wenn man sie weiterhin bei der Mutter oder dem Vater auf dem Körper (Brust und Schulter) liegen läßt.

Bei den akuten Erkrankungen bzw. starken Beschwerden muß man mindestens einmal am Tag, ja bei Bedarf 2–3mal am Tag massieren. Jedoch beträgt die Gesamtdauer der Massagebehandlung nicht lange. Gewöhnlich reichen 6–10 Behandlungen (bedingt durch die gute Konstitution), damit der Patient halbwegs wieder gesund wird.

Bei den chronischen Erkrankungen bzw. relativ geringen Beschwerden (XU-Leere) genügt es in der Regel, wenn man ein bis zweimal in der Woche massiert. Jedoch kann die Gesamtdauer der Massagebehandlung gewöhnlich länger dauern bis die deutliche Besserung oder die Heilung sichtbar wird. Darauf sollte man Rücksicht nehmen und den Patienten darüber informieren, um die nötige Zusammenarbeit zu sichern.

Bei einer längeren Gesamtdauer der Massagebehandlung sollte man 6–12 Behandlungen zu einer Behandlungsserie zusammenstellen. Nach einer Pause von 1–2 Wochen kann mit der nächsten Behandlungsserie fortgesetzt werden. Dieses Intervall ist bei der Behandlung durch die chinesische Heilmassage, so ähnlich wie bei den anderen Massagemethoden, notwendig. Denn sie sind alle manuelle bzw. physikalische Reizmethoden. Der Organismus leistet eine Reihe von vegetativen Reaktionen (siehe die Reaktionen nach der Massagebehandlung, S. 126), die teils zum Heilungsprozeß gehören.

Eine länger dauernde Massageserie kann jedoch den Organismus belasten, und außerdem kann eine ständige Massagereizung eine größere Adaption hervorrufen, die den Heilungsprozeß verzögern bzw. beeinträchtigen kann.

Die oben beschriebenen Kriterien zur Bestimmung der Massagedosierung sollten einem als Wegweiser dienen. In der Praxis sollte man die Stärke des Kraftaufwands, die Auswahl der Massagemanipulationen, die Dauer der einzelnen Massagen und die Häufigkeit ihrer Anwendung sowie die Gesamtdauer der Behandlung stets nach der aktuellen konkreten Situation des Patienten und der Erkrankung selbst bestimmen. Denn die traditionelle chinesische Medizin ist der Meinung, daß jeder Patient je nach Alter, Geschlecht, Konstitution und individuellen körperlichen Merkmalen und jede Erkrankung sowie die verschiedenen Stadien ein- und derselben Krankheit unterschiedliche Reaktionen zeigen und besondere Eigenschaften haben.

A.4. GLEITMITTEL UND HEILKRÄUTERAUSZÜGE

Bei der chinesischen Heilmassage verwendet man häufig Gleitmittel und Auszüge verschiedener Heilkräuter. Das Gleitmittel vermindert den Reibwiderstand, wodurch die Massage ungehindert durchgeführt werden kann und die Haut nicht unnötig verletzt wird. Die Auszüge verschiedener Heilkräuter können die Massagebehandlung durch ihre Heilwirkung unterstützen. Hier werden einige davon vorgestellt.

Frischer Ingwersaft

Man zermalmt die frischen, geschälten Ingwerstückchen in einem Mörser und nimmt den Saft zum Massieren. Er ist nicht nur ein sehr gutes Gleitmittel, sondern besitzt auch eine wärmende Eigenschaft. Die traditionelle chinesische Medizin spricht von äußeren Krankheitseinflüssen wie von FENG-Zugluft- und HAN-Kälte – austreibender Wirkung und benutzt ihn sehr gerne bei Kindern (z. B. bei Verdauungsstörungen) und bei (rheumatischen) Gelenksbeschwerden. Bei empfindlicher Haut sollte man den frischen Ingwersaft mit ein wenig sauberem Wasser verdünnen. Da sich Ingwersaft nicht so lange aufbewahren läßt, sollte man ihn stets frisch herstellen. Ersatzweise kann man dünne Ingwerscheiben in Branntwein ansetzen (siehe auch S. 138) und den Auszug als Gleitmittel benutzen.

Holzspänewasser

Man läßt genügend Holzspäne einige Stunden in sauberem Wasser auslaugen, siebt die Späne aus und nimmt das leicht verdickte Wasser als Gleitmittel. Das Holzspänewasser ist ein hervorragendes Gleitmittel und wirkt auch leicht kühlend. Man nimmt es in China gerne zur Behandlung von fieberhaften Erkrankungen, besonders bei Kindern.

Kaltes Wasser

Als Ersatz für den frischen Ingwersaft bzw. für das Holzspänewasser kann man kaltes sauberes Wasser nehmen. Es wirkt auch leicht kühlend und wird daher auch gerne bei Kleinkindern mit Fieber eingesetzt, leider gleitet es nicht so gut wie Holzspänewasser.

Eiklar

Man kann entweder das Eiklar direkt als Gleitmittel benutzen oder man vermischt es mit feinem Mehl, knetet es zu einer Kugel (etwas kleiner als ein Tennisball) und rollt diese (mit etwas Druck) auf der Haut im Thorax, Bauch und Rücken. In der chinesischen Volksmedizin wird diese Methode wegen ihrer FENG-Zugluft- bzw. -Wind – austreibenden Wirkung gerne bei Behandlung von Erkältungen und Verdauungsstörungen (wie Blähung) angewandt.

Kiefernblütenstaub

Die Kiefernblüten (Pinus messoniana Lamb.) werden zu Puder zermalmt. Es gleitet gut und hat eine stark feuchtigkeitsbindende Wirkung und wird daher sehr oft im Sommer oder bei Patienten, die stark schwitzen, eingesetzt. Ihm wird eine lokale entzündungshemmende Wirkung nachgesagt. Ersatzweise kann man Talkpuder oder ähnliches nehmen.

Branntwein

Man nimmt zum Massieren gewöhnlichen Branntwein von hoher Reinheit. Nach Ansicht der traditionellen chinesischen Medizin besitzt Branntwein eine das XUE-Blut belebende, eine die FENG-Zugluft, HAN-Kälte und SHI-Nässe austreibende sowie eine leicht fiebersenkende Wirkung. Er wird vorwiegend bei Erwachsenen zur Behandlung von rheumatischen Muskel- und Gelenkbeschwerden sowie Muskelverspannungen oder Schwellungen bzw. Prellungen benutzt. Man kann auch Franzbranntwein dazu verwenden.

„Zimt-Öl“

Man setzt dünn geschabten Zimt (Cinnamonium cassia) in einer Flasche mit sauberem Sesamöl luftdicht 20–30 Tage lang an. Das daraus gewonnene „Zimt-Öl“ hat eine wärmende Wirkung und ist zur Behandlung von Erkrankungen mit XU-Leere oder HAN-Kälte geeignet.

Auszüge von Heilkräutern

Verschiedene Heilkräuter bzw. Kräutermischungen, meist mit wärmender, durchblutungsfördernder, entschwellender und schmerzlindernder Wirkung, werden für 2–3 Wochen (bei einigen Kräutern eventuell länger) in Branntwein, Getreideschnaps oder 70% Alkohol mit einem Verhältnis 1 : 5 bis 1 : 10 angesetzt. Man kann auch im Handel zu erwerbenden, sog. „Tigerbalsam“ oder andere Kräuterauszüge bzw. ätherische Öle verdünnt (wegen ihrer hautreizenden Wirkung) mit gewöhnlichem Hautöl oder neutralem Massage-Öl verwenden.

B. ALLGEMEINERKRANKUNGEN

B.1. KOPFSCHMERZEN

Chinesische Pathologie

Nach Auffassung der traditionell-chinesischen Medizin ist der Kopf jenes Areal, an dem alle YANG-Meridiane zusammentreffen (ZHU-YANG ZHI-HUI). Demnach führen alle Arten vom YANG-QI und das Blut-XUE aus den 5 ZHANG-Organen und 6 FU-Organen zum Kopf. Ferner ist er auch das „Meer" des Rükkenmarks (SHUI-HAI), da das Gehirn direkte Verbindung mit dem Rückenmark unterhält.

Viele Umweltfaktoren (WAI-XIE) und innere Störungen (NEI-SHANG) führen unter anderem auch zu einer Flußbehinderung des QI und Blut-XUE (QI-XUE BU-LI) und zu einer Disharmonie innerhalb des Meridiansystems (MAI-LUO SHI-HE), und damit rufen sie Kopfschmerzen hervor.

Wenn man dem Klima unangepaßt angezogen ist, wenn man sich direkt im Luftzug aufhält oder wenn man den Umweltfaktoren wie Zugluft-FENG, Kälte-HAN und Wärme-SHU bzw. Hitze-RE übermäßig stark oder jahreszeitwidrig ausgesetzt wird, kann eine Zirkulationsstörung des QI und Blut-XUE innerhalb des Meridiansystems entstehen. Gewöhnlich werden die 3 Hand-YANG- und 3 Fuß-YANG-Meridiane zuerst von diesen äußeren bzw. Umweltfaktoren angegriffen. Wie gesagt, führen alle YANG-Meridiane zum Kopf, daher treten als Symptom dann Kopfschmerzen auf.

Bei Entstehung der Kopfschmerzen spielen unter den inneren Faktoren die Störungen in den ZHANG-Organen Leber-GAN, Milz-PI und Niere-SHEN eine wesentliche Rolle. Die psychische Unausgeglichenheit, z. B. durch Unterdrückung von Gefühlen und Depression, kann ein aufsteigendes YANG der Leber-GAN (GAN-YANG SHANG-KANG) hervorrufen. Übermäßige (psychische und körperliche) Anstrengungen und Ernährungsfehler können eine Dysregulation in der Milz-PI und der Leber-GAN (PI-GAN SHI-TIAO) verursachen. Psychische, körperliche und sexuelle Überforderungen können ebenfalls einen YIN-Verlust der Niere-SHEN (SHEN-YIN KUI-HAO) herbeiführen. Weiters kann eine QI- oder Blut-XUE-Schwäche durch schwache Konstitution/Kondition oder nach einer schweren sowie nach einer langen Erkrankung entstehen.

Im allgemeinen kann man mit Umweltfaktoren als Ursache rechnen, wenn der Kopfschmerz plötzlich auftritt, sehr heftig und ununterbrochen ist und wenn der Patient eine gute Konstitution bzw. Kondition aufweist; sie tendieren dazu, ein Beschwerdebild von Fülle-SHI zu zeigen. Und man kann von inneren Krankheitsfaktoren ausgehen, wenn sich der Kopfschmerz schleichend entwickelt, nicht heftig, aber länger anhaltend ist und wenn der Patient eine schwache Konstitution bzw. Kondition aufweist; sie tendieren dazu, ein Beschwerdebild von Leere-XU zu zeigen. Jedoch sollte man die individuellen, subjektiven Symptome des Patienten zusammen mit den Befunden von Zunge und Puls berücksichtigen, um eine zutreffende Diagnose und damit wirksame Therapie zu erzielen.

Kopfschmerzen durch äußere Krankheitsfaktoren

Westliche Diagnose:
Begleitkopfschmerzen bei grippalen Infekten

a) „Zugluft-Kälte" (FENG-HAN)

Subjektive Symptomatik

- Kopfschmerzen mit Wind- und Kälte-Empfindlichkeit,
- verlegte bzw. sezernierende Nase,
- Husten,
- kein Durstgefühl,
- manchmal auch Schmerzen und Verspannung im Nacken und Rücken,
- Verschlimmerung durch Kälte- oder Wind-Einwirkung,
- Zungenbelag: dünn, weiß,
- Puls: oberflächlich, gespannt.

Massage-Manipulation nach traditionell-chinesischer Medizin

„Die Zugluft-FENG zerstreuen und die Kälte-HAN vertreiben"
(SHU-FENG SAN-HAN)

- MO-Reiben und QIA-Tiefdrücken im Gesicht,
- FEN-TUI-Seitwärtsschieben im Stirnbereich,
- AN-Drücken am Mastoideus,
- TUI-Schieben der 3 YANG-Meridiane am Unterarm,
- FEN-TUI-Seitwärtsschieben am Rücken,
- ROU-Friktion von LG 14 (Ch) und LG 3,
- CA-Hinundherreiben von Lu 7,
- ROU-Friktion von 3E 5.

b) „Zugluft und Hitze" (FENG-RE)

Subjektive Symptomatik

- Heftige Kopfschmerzen, als ob der Kopf platzen würde,
- Fieber mit Wind-Empfindlichkeit,
- Durstgefühl,
- Halsschmerzen,
- gerötetes Gesicht und Auge,
- Urin: wenig und gelb,
- Stuhl: trocken bzw. Verstopfung,
- Zungenkörper: gerötete Spitze,
- Zungenbelag: dünn und gelblich,
- Puls: gespannt und schnell.

Massage-Manipulationen nach traditionell-chinesischer Medizin

„Die Zugluft-FENG zerstreuen und die Hitze-RE vertreiben"
(SHU-FENG SAN-RE)

- ROU-Friktion von PaM 9,
- MO-Reiben von PaM 3,
- QIA-Tiefdrücken von Di 4,
- ROU-Friktion von 3E 5,
- TUI-Schieben von Lu 10,
- ROU-Friktion von G 20,
- ROU-Friktion von LG 14 (Ch) und LG 3.

c) „Zugluft-Feuchtigkeit" (FENG-SHI)

Subjektive Symptomatik

- Kopfschmerzen mit Schweregefühl im Kopf,
- Wind-Empfindlichkeit,
- Beklemmungsgefühl im Thorax,
- Wärme und Schweregefühl im ganzen Körper,
- Müdigkeit,
- Schwitzen,
- Urin: wenig und gelb,
- Stuhl: wäßrig,
- Zungenbelag: dick, körnig und schmierig,
- Puls: oberflächlich, klein, manchmal auch schnell.

Massage-Manipulationen nach traditionell-chinesischer Medizin

„Die Zugluft-FENG zerstreuen und die Feuchtigkeit-SHI austreiben"
(SHU-FENG QU-SHI)

- MO-Reiben und QIA-Tiefdrücken im Gesicht,
- AN-Drücken von G 3 und M 7 (Ch),
- ROU-Friktion von PaM 9,

- AN-Drücken im Schläfenbereich, beidseitig,
- FEN-TUI-Seitwärtsschieben im Stirnbereich,
- NIE-Kneten der Nackenmuskulatur,
- ROU-Friktion von G 20,
- ROU-Friktion von 3E 5,
- SHU-Streichen des Handrückens,
- ROU-Friktion von M 36.

Kopfschmerzen durch innere Krankheitsfaktoren

a) „Niere-SHEN-Schwäche“ (SHEN-XU)

Westliche Diagnose:
Kopfschmerzen bei Neurasthenie

Subjektive Symptomatik

- Kopfschmerzen,
- Schwindel,
- Tinnitus,
- Schmerzen und Müdigkeitsgefühl im Lumbalbereich,
- kraftlose Beine,
- Ausfluß bzw. Potenzstörungen;

bei „YIN-Schwäche der Niere-SHEN“:
- trockener Mund,
- Zungenkörper: rot,
- Puls: fein, manchmal schnell;

bei „YANG-Schwäche der Niere-SHEN“:
- kalte Extremitäten,
- Zungenkörper: hell, wabbelig,
- Puls: tief, kraftlos, fein.

Massage-Manipulationen nach traditionell-chinesischer Medizin

„Die Niere-SHEN stärken und das QI tonisieren“
(YI-SHEN BU-QI)

- FEN-TUI-Seitwärtsschieben im Stirnbereich,
- AN-Drücken von M 7 (Ch),
- AN-Drücken von LG 20 (Ch),
- TUI-Schieben am Hinterkopf quer,
- JI-TUI-Drücken-Schieben am Rücken,
- MO-Reiben im Lumbalbereich quer,
- ROU-Friktion von LG 4,
- ROU-Friktion und NIE-Kneten an Innenseite des Unterschenkels;

bei „YIN-Schwäche der Niere-SHEN“ zusätzlich:
- MO-Reiben im Lumbalbereich quer;
- CONG-„Schärfen“ von Ohren;

bei „YANG-Schwäche der Niere-SHEN“ zusätzlich:
- DIAN-Punktdrücken am Rücken paravertebral,
- AN-Drücken im Lumbalbereich beidhändig.

b) „Aufsteigendes YANG der Leber-GAN“*) (GAN-YANG SHANG-KANG)

Westliche Diagnose:
Spannungskopfschmerzen und Kopfschmerzen bei Hypertonie

Subjektive Symptomatik

- Plötzliches Auftreten der Kopfschmerzen nach heftigen emotionalen Reaktionen,
- starkes Spannungsgefühl im Kopf, als ob der Kopf platzen würde,
- ziehende Schmerzen in den seitlichen Rippenpartien,
- Schwindel und Flimmern vor den Augen,
- gerötetes Gesicht,
- trockener Mund,
- unruhiger Schlaf,
- Zungenkörper: rot,
- Zungenbelag: kaum oder gelblich, trocken,
- Puls: gespannt, schnell.

---

*) Kopfschmerzen-Typ von „Aufsteigendem YANG der Leber-GAN“ wird in der traditionellen chinesischen Medizin auch als Kopfschmerz vom emotionellen Typ (QING-ZHI) bezeichnet, weil er oft durch die starke emotionelle Reizung provoziert wird. Diesen Typ von Kopfschmerz beobachtet man auch bei Migräne, Hypertonie und Depressionen.

Massage-Manipulationen nach traditionell-chinesischer Medizin

„Die Leber-GAN beruhigen und das YANG senken“
(PING-GAN QIAN-YANG)

- MO-Reiben von PaM 3,
- FEN-TUI-Seitwärtsschieben im Stirnbereich,
- AN-Drücken von LG 20 (Ch),
- FEN-TUI-Seitwärtsschieben am Hinterkopf,
- KUAN-XIONG-Entspannen von Thorax,
- AN-Drücken von KS 6 und 3E 5,
- QIA-Tiefdrücken von Le 3,
- ROU-Friktion von M 36.

c) „Feuchtigkeit-Schleim“ (TAN-SHI)

Westliche Diagnose:
Kopfschmerzen bei Depression, Neurasthenie bzw. bei Morbus Menière und Migräne

Subjektive Symptomatik

- Kopfschmerzen mit Schweregefühl im Kopf oder einseitige Kopfschmerzen,
- Schwindel und Augenflimmern,
- Beklemmungsgefühl im Thorax,
- Völlegefühl im Oberbauch,
- Erbrechen von Schleim und Speichel,
- Appetitverlust,
- Zungenbelag: weiß, körnig, schmierig,
- Puls: gespannt und schlüpfrig.

Massage-Manipulationen nach traditionell-chinesischer Medizin

„Den Schleim-TAN lösen und die Feuchtigkeit-SHI austreiben“
(HUA-TAN QU-SHI)

- FEN-TUI-Seitwärtsschieben im Stirnbereich,
- TUI-Schieben in Scheitelmitte,
- TUI-Schieben im Schläfenbereich,
- NA-Greifen von G 21,
- MO-Kreisendreiben und AN-Drücken am Oberbauch,
- AN-Drücken von KS 6 und 3E 5,
- ROU-Friktion von M 36.

d) „QI- und Blut-XUE-Schwäche“ (QI-XUE BU-ZU)

Westliche Diagnose:
Kopfschmerzen bei Anämie, Neurasthenie und schwacher Kondition

Subjektive Symptomatik

- Kopfschmerzen, stärker durch körperliche Anstrengungen,
- Schwindel und Augenflimmern, am Vormittag stärker,
- psychische Niedergeschlagenheit,
- Herzklopfen, Kurzatmigkeit und Kraftlosigkeit,
- blasses Gesicht,
- Appetitlosigkeit,
- Zungenkörper: blaß,
- Puls: schwach, fein.

Massage-Manipulationen nach traditionell-chinesischer Medizin

„Das QI und das Blut-XUE regulieren und tonisieren“
(TIA-BU QI-XUE)

- MO-Reiben und QIA-Tiefdrücken im Gesicht,
- AN-Drücken im Schläfenbereich beidseitig,
- AN-Drücken von LG 20 (Ch),
- FEN-TUI-Seitwärtsschieben am Hinterkopf,
- DIAN-AN-Punktdrücken am Rücken interkostal,
- JI-TUI-Drücken-Schieben am Rücken,
- AN-Drücken von KS 6 und 3E 5,
- ROU-Friktion von M 36.

e) „Blut-XUE-Stase“ (YU-XUE)

Westliche Diagnose:
Posttraumatische bzw. chronische Kopfschmerzen

Subjektive Symptomatik

- Ununterbrochene bzw. stechende Kopfschmerzen,
- Schmerzlokalisation gleichbleibend,

- Zungenkörper: dunkel rot oder fleckig,
- Puls: schwach, fein und ungleichmäßig.

Manchmal begleitet von:
- Schwindel,
- Schlafstörungen,
- Konzentrationsschwäche,
- Geräuschempfindlichkeit,
- manisch-depressiver Verstimmung,
- Appetitverlust.

Massage-Manipulationen nach traditionell-chinesischer Medizin

„Das Blut-XUE beleben und die Meridiane durchlässig machen"
(HUO-XUE TONG-LUO)

- FEN-TUI-Seitwärtsschieben im Stirnbereich,
- AN-Drücken im Schläfenbereich, beidseitig,
- AN-Drücken am Mastoideus,
- FEN-TUI-Seitwärtsschieben am Hinterkopf,
- AN-Drücken von KS 6 und 3E 5,
- AN-Drücken von H 7,
- ROU-Friktion von PaM 9,
- QIA-Tiefdrücken von Le 3.

Anhang: Klassifizierung der Kopfschmerzen nach dem Schmerzort

Die traditionelle chinesische Medizin unterteilt die Kopfschmerzen ferner nach dem Schmerzort bzw. dem -zentrum in:

a) Vorderkopfschmerzen
(YANG-MING-Kopfschmerzen)

b) Seitenkopfschmerzen
(SHAO-YANG-Kopfschmerzen)

c) Hinterkopfschmerzen
(TAI-YANG-Kopfschmerzen)

d) Scheitelkopfschmerzen
(JUE-YIN-Kopfschmerzen)

Bei der Massagebehandlung der traditionellen chinesischen Medizin wird die obengenannte Unterteilung berücksichtigt, in dem die Massage der betroffenen Meridiane bzw. ihrer Punkte bei Bedarf in das Behandlungskonzept nach chinesischer Syndromdiagnostik eingebaut wird.

ad a) Vorderkopfschmerzen
(YANG-MING-Kopfschmerzen)

Bei Vorderkopfschmerzen sind hauptsächlich der Hand-YANG-MING-Dickdarm- und der Fuß-YANG-MING-Meridian sowie das Lenkergefäß betroffen.

Massage-Manipulationen nach traditionell-chinesischer Medizin

- QIA-Tiefdrücken von Di 4,
- ROU-Friktion von M 36,
- AN-Drücken von LG 20 (Ch).

ad b) Seitenkopfschmerzen
(SHAO-YANG-Kopfschmerzen)

Bei Seitenkopfschmerzen sind hauptsächlich der Hand-SHAO-YANG-3-Erwärmer- und der Fuß-SHAO-YANG-Gallenblasenmeridian betroffen.

Massage-Manipulationen nach traditionell-chinesischer Medizin

- ROU-Friktion von 3E 5,
- ROU-Friktion von G 39,
- ROU-Friktion von G 20.

ad c) Hinterkopfschmerzen
(TAI-YANG-Kopfschmerzen)

Bei Hinterkopfschmerzen sind hauptsächlich der Hand-TAI-YANG-Dünndarm- und Fuß-TAI-YANG-Blasen-Meridian sowie das Lenkergefäß betroffen.

Massage-Manipulationen nach traditionell-chinesischer Medizin

- AN-Drücken und QIA-Tiefdrücken von Dü 3,
- NA-Greifen von B 60,
- TUI-Schieben am Hinterkopf quer.

ad d) Scheitelkopfschmerzen
(JUE-YIN-Kopfschmerzen)

Bei Scheitelkopfschmerzen sind hauptsächlich der Hand-JUE-YIN-KS- und der Fuß-JUE-YIN-Leber-Meridian sowie das Lenkergefäß betroffen.

Massage-Manipulationen nach traditionell-chinesischer Medizin

- AN-Drücken von KS 6 und 3E 5,
- QI-Tiefdrücken von Le 3,
- AN-Drücken von LG 20 (Ch).

B.2. NEURASTHENISCHES SYNDROM (Neurasthenie)

Chinesische Pathologie

Das neurasthenische Syndrom wird nach Auffassung der traditionellen chinesischen Medizin vorwiegend durch innere Störungen infolge von emotionellen Ursachen (QING-ZHI NEI-SHANG) oder durch Dysfunktionen der inneren Organe infolge von schweren oder langanhaltenden Erkrankungen hervorgerufen. Die pathologischen Veränderungen, d. h. die Schwäche von QI und Blut-XUE sowie Funktionsstörungen, vollziehen sich in der Regel in den ZANG-Organen Herz-XIN, Leber-GAN, Niere-SHEN und PI-Milz. Da jedoch diese Organe miteinander intensive Wechselbeziehungen unterhalten, äußern sich die Erkrankungen nach außen hin oft mit einem komplexen Bild von verschiedenen Beschwerden.

In dem ursächlichen Zusammenhang geht die traditionelle chinesische Medizin davon aus, daß

a) der Verlust von Nieren-YIN (SHEN-YIN KUI-SUN) infolge einer langanhaltenden bzw. verzehrenden Erkrankung oder einer sexuellen Erschöpfung (wie mehrfache Geburt) reaktiv ein aufsteigendes YANG der Leber-GAN (GAN-YANG KANG-SHENG) und möglicherweise auch eine Symptomatik von Feuer-HUO im Herz-XIN (XIN-HUO SHANG-YAN / „Entzündung“ des Herz-„Feuers“) hervorrufen kann;

b) der Mangel an QI und Blut-XUE der Milz-PI (PI-XU XUE-SHAO) infolge von übermäßigem Grübeln, Sorgen oder Kümmern und von Ernährungsfehlern zu einem Angebotmangel am Blut-XUE für Herz-XIN führen kann;

c) die Dysfunktion der Leber-GAN (GAN SHI-SHU-XIE) infolge von maßlosem Ärger und Zorn, überaus starker Aggression oder Depression, Störungen der Funktionsabläufe im gesamten Organismus, insbesondere in Milz-PI (PI SHI-YUN-HUA) verursachen kann; und

d) die schwache Konstitution und Kondition eine YANG-Schwäche der Niere-SHEN (SHEN-YANG XU-RUO), besonders durch eine körperliche Erschöpfung, provozieren kann.

Gewöhnlich zeigt das neurasthenische Syndrom eine Symptomatik von einer Leere-XU. Je nachdem, welches ZANG-Organ (siehe oben) betroffen ist, tonisiert man dieses ZANG-Organ (BU-XU), damit zum Schluß das Gleichgewicht des Organismus wieder hergestellt wird. Unter bestimmter Konstellation, z. B. bei Beteiligung von Leber-GAN oder Herz-XIN (siehe a) kann es aber auch eine Symptomatik von einer Fülle-SHI bzw. eine gemischte Symptomatik von Leere-XU und Fülle-SHI zeigen.

Da das neurasthenische Syndrom meist psychische Ursachen (im Sinne der psychosomatischen und -funktionellen Störungen) hat und wenn die Notwendigkeit besteht, sollte eine patientengerechte Psychotherapie neben der Massagebehandlung durchgeführt werden. Auch ein intensives Gespräch mit dem Patienten über seine Problematik oder momentane Situation sowie Anteilnahme und Verständnis, Aufmunterung für ihn, können den Ablauf der Behandlung oft günstig beeinflussen.

Massagebehandlung bei neurasthenischem Syndrom

a) „Aufsteigendes YANG bei YIN-Schwäche"*) (YIN-XU YANG-KANG)

Westliche Diagnose:
Neurasthenische Beschwerden mit Kreislauf- und Konzentrationsstörungen und Reizbarkeit

Subjektive Symptomatik

- Spannungskopfschmerzen,
- Schwindel, Augenflimmern,
- Tinnitus,
- Konzentrationsschwäche, Vergeßlichkeit,
- unruhig und leicht reizbar,
- katerartige Muskelschmerzen am Rücken und im Lumbalbereich oder Druckgefühl und Schmerzen in den seitlichen Rippenpartien,
- trockener Mund und Rachen,
- Urin: wenig und intensiv gelb,
- Zungenkörper: rot,
- Zungenbelag: wenig oder dünn, gelblich,
- Puls: gespannt, schnell oder fein, schnell.

Massage-Manipulationen nach traditionell-chinesischer Medizin

„Das YIN vermehren und das YANG vermindern"
(ZI-YIN QIAN-YANG)
„Die Leber-GAN beruhigen und das QI ordnen"
(SHU-GAN LI-QI)

- TUI-Schieben in Scheitelmitte,
- DIAN-Punktdrücken am Rücken paravertebral,
- MO-Reiben im Lumbalbereich quer,
- SHU-„Schnüren" des Bauches,
- AN-Drücken von H 7,
- AN-Drücken von KS 6 und 3E 5,
- ROU-Friktion und NIE-Kneten an Innenseite des Unterschenkels,
- QIA-Tiefdrücken von Le 3.

b) „Schwäche von Herz-XIN und Milz-PI" (XIN-PI LIANG-XU)

Westliche Diagnose:
Neurasthenisches Syndrom mit Verdauungs- und Kreislaufstörungen

Subjektive Symptomatik

- Blasses glanzloses Gesicht,
- Dyspnoe und Müdigkeit,
- antriebsschwach,
- Schwindel,
- schreckhaft,
- vergeßlich,
- Schlafstörungen, viel träumen,
- Appetitverlust,
- Menstruationsstörungen oder Ausfluß bei Frauen,
- Stuhl: normal oder wäßrig,
- Zungenkörper: hellrot oder blaß, wabbelig, mit Zahneindruck am Zungenrand,
- Zungenbelag: dünn, weiß,
- Puls: fein, schwach.

Massage-Manipulationen nach traditionell-chinesischer Medizin

„Die Milz-PI stärken und das Herz-XIN aufbauen"
(JIAN-PI YANG-XIN)
„Das QI stärken und das Blut-XUE substituieren"
(YI-QI BU-XUE)

- FEN-TUI-Seitwärtsschieben im Stirnbereich,
- MO-Reiben am Oberbauch quer,
- AN-Drücken in Bauchmitte,
- DIAN-AN-Punktdrücken am Rücken interkostal,
- NA-Greifen und TI-Anheben über der Wirbelsäule,

*) Unter „aufsteigendes YANG bei YIN-Schwäche" ist hier aufsteigendes YANG der Leber-GAN infolge von YIN-Schwäche der Niere-SHEN zu verweisen, wobei das Herz-XIN auch gestört werden kann. Dieses Syndrom entspricht einer „QI-Blockade von Leber-GAN und Herz-XIN" (XIN-GAN QI-YU). Es zeigt in der Regel ein gemischtes Beschwerdebild von Leere-XU und Fülle-SHI, mitunter aber auch ein Beschwerdebild einer Fülle-SHI.

- AN-Drücken im Lumbalbereich beidseitig, vertikal,
- ROU-Friktion von KS 8,
- ROU-Friktion von MP 6,
- ROU-Friktion von M 36.

c) „YIN-Schwäche von Herz-XIN und Niere-SHEN"
(XIN-SHEN YIN-XU)

Westliche Diagnose:
Neurasthenisches Syndrom mit Kreislauf- und sexuellen Störungen

Subjektive Symptomatik

- Schwindel, Augenflimmern,
- Tinnitus,
- Herzklopfen,
- Schlafstörungen,
- unruhig, vergeßlich,
- katerartige Schmerzen im Lumbalbereich,
- Ejaculatio praecox bei Männern,
- Zyklusstörungen bei Frauen,
- Zungenkörper: rot,
- Zungenbelag: kaum,
- Puls: fein, schnell.

Massage-Manipulationen nach traditionell-chinesischer Medizin

„Das YIN von Herz-XIN und Niere-SHEN vermehren"
(ZI-YANG XIN-SHEN)

- AN-Drücken im Schläfenbereich, beidseitig,
- FU-Streichen und MO-Reiben am Rücken,
- AN-Drücken im Lumbalbereich beidseitig vertikal,
- ROU-Friktion im Glutäalbereich,
- AN-Drücken von H 7,
- AN-Drücken von KS 6 und 3E 5,
- FEN-Teilen von Handteller,
- ROU-Friktion von MP 6.

d) „YANG-Schwäche der Niere-SHEN"
(SHEN-YANG-XU)

Westliche Diagnose:
Neurasthenisches Syndrom mit sexuellen Störungen

Subjektive Symptomatik

- Blasses Gesicht,
- Antriebsarmut,
- Gefühl der Müdigkeit und Schmerzen im Lumbalbereich,
- kraftlose Beine,
- Appetitverlust,
- kalte Extremitäten,
- Schlafstörungen, leicht weckbar,
- Dysmenorrhoe oder Zyklusstörungen bei Frauen,
- verminderte Libido und andere Potenzstörungen bei Männern,
- Urin: viel, klar und Nykturie,
- Zungenkörper: blaß,
- Zungenbelag: weiß,
- Puls: tief, fein oder schwach.

Massage-Manipulationen nach traditionell-chinesischer Medizin

„Die Niere-SHEN wärmen und das YANG kräftigen"
(WEN-SHEN ZHUANG-YANG)

- AN-Drücken im Lumbalbereich, beidhändig,
- DIAN-Punktdrücken am Rücken paravertebral,
- JI-TUI-Drücken-Schieben am Rücken,
- MO-Reiben am Unterleib quer,
- AN-Drücken am Unterleib,
- ROU-Friktion in Lumbalbereich,
- AN-Drücken und NIE-Kneten an Innenseite des Unterschenkels,
- ROU-Friktion von MP 6.

B.3. SCHWINDEL (Vertigo)

Chinesische Pathologie

Die traditionelle chinesische Medizin geht davon aus, daß Schwindel sehr eng mit einseitigem Übermaß am YIN oder YANG von Leber-GAN, Milz-PI, Niere-SHEN und Herz-XIN zusammenhängt. Folgende Überlegungen werden als Ursachen des Schwindels dargestellt:

a) „Aufsteigendes YANG bei YIN-Schwäche"
(YIN-XU YANG-KANG)

„YIN-Mangel der Niere-SHEN" (SHEN-YIN BU-ZHU) bedingt einen Mangel an Nährstoffen in Leber-GAN, der wiederum relatives YANG-Übermaß in Leber-GAN hervorruft. Dieses YANG der Leber-GAN steigt aufwärts (GAN-YANG SHANG-RAO) und beeinträchtigt dadurch unter anderem die Gleichgewichtsfunktion.

Auch übermäßig starke emotionelle Reaktionen oder ständige psychische Anspannungen können das YIN der Leber-GAN unbemerkt verbrauchen. Dadurch entwickelt sich das YANG der Leber-GAN reaktiv und einseitig (GAN-YANG PIAN-KANG), steigt aufwärts zum Kopf und stört die Funktionen des zentralen Nervensystems.

b) „Schwäche von Herz-XIN und Milz-PI"
(XIN-PI LIANG-XU)

Das Herz-XIN und Milz-PI können durch übermäßig starkes Grübeln, Kümmern und Sorgen beeinträchtigt werden, sodaß das QI und das Blut-XUE verbraucht (QI-XUE KUI-XU) werden und das Gehirn dadurch nicht mehr ausreichend damit versorgt werden kann.

c) „Essenz-JING-Mangel der Niere-SHEN"
(SHEN-JING BU-ZHU)

Ein Mangel an Essenz-JING in der Niere-SHEN kann vielfältig verursacht werden. Z. B. durch angeborene oder anlagebedingte Konstitutionsschwäche; durch chronische oder verzehrende Erkrankungen und durch sexuelle Ausschweifungen bzw. Überanstrengungen, wie mehrfache Geburten. Ebenfalls eine langanhaltende YIN-Schwäche der Leber-GAN kann auch einen YIN-Mangel der Niere hervorrufen, da die Leber-GAN und der Niere-SHEN nach Auffassung der traditionellen chinesischen Medizin aus der gleichen Quelle die Nährstoffe erhalten (GAN-SHEN TONG-YUAN). Und

d) „Blockade durch Schleim-TAN"
(TAN-ZHUO ZHONG-ZU)

Durch Funktionsschwäche der Milz-PI und des Magens-WEI werden die Absorption und der Stoffwechsel der Nährstoffe und der Flüssigkeit gestört (YUN-HUA SHI-ZHI). Die Ansammlung der Flüssigkeit im Körper führt nach einer gewissen Dauer zu einer Bildung von Schleim-TAN (SHI-ZU SHENG-TAN), der die Durchlässigkeit der Meridiane beeinträchtigt. Daraufhin kann das YANG nicht mehr ungehindert aufwärts steigen und unter anderem wird die Versorgung im Innenohr gestört.

Klinisch erscheint der Schwindel durch Schwäche an QI und Blut-XUE bzw. Schwäche von Herz-XIN und Milz-PI und durch YIN- bzw. Essenz-JING-Mangel der Niere-SHEN gewöhnlich ein Symptombild von Leere-XU. Und der Schwindel durch aufsteigendes YANG sowie durch Schleim-TAN-Blockade zeigt gewöhnlich ein Symptombild von Fülle-SHI an.

Massagebehandlung bei Schwindel

a) „Schwäche von QI und Blut-XUE"*)
(QI-XUE BU-ZHU)

Westliche Diagnose:
Schwindel bei Anämie, Blutverlust, Hypotonie, schwacher Konstitution und Kondition, neur-

*) Beim Schwindel entspricht „Schwäche von QI und Blut-XUE" dem Syndrom „Schwäche von Herz-XIN und Milz-PI" (XIN-PI LIANG-XU).

asthenischem Syndrom und nach langer Erkrankung

Subjektive Symptomatik

- Schwindel und Augenflimmern, besonders beim plötzlichen Aufstehen,
- Tinnitus,
- Herzklopfen,
- Schlafstörungen,
- blasses oder gelblich-fahles Gesicht,
- Dyspnoe und Schwitzen,
- körperlich unbelastbar,
- verminderter Appetit,
- Zungenkörper: blaß,
- Zungenbelag: dünn,
- Puls: fein, kraftlos.

Massage-Manipulationen nach traditionell-chinesischer Medizin

„Das QI tonisieren und das Blut-XUE substituieren“
(BU-QI YI-XUE)

- FEN-TUI-Schieben im Stirnbereich,
- AN-Drücken von LG 20 (Ch),
- FEN-TUI-Seitwärtsschieben am Hinterkopf,
- DIAN-Punktdrücken am Rücken paravertebral,
- NA-Greifen und TI-Anheben über der Wirbelsäule,
- AN-Drücken von KS 6 und 3E 5,
- ROU-Friktion von M 36,
- ROU-Friktion von MP 10.

b) „Schwäche von Leber-GAN und Niere-SHEN“ (GAN-SHEN KUI-SUN)

Westliche Diagnose:
Schwindel beim neurasthenischen Syndrom

Subjektive Symptomatik

- Benommenheit, besonders am Nachmittag oder bei Nervosität und Grübeln,
- Antriebsarmut,
- Konzentrationsschwäche, Vergeßlichkeit,
- innere Unruhe, Schlafstörungen,
- Gewichtsabnahme,
- katerartige Schmerzen im Lumbalbereich,
- kraftlose Beine,
- Tinnitus,
- Potenzstörungen bei Männern,
- Zungenkörper: rot,
- Zungenbelag: kaum,
- Puls: gespannt, fein.

Massage-Manipulationen nach traditionell-chinesischer Medizin

„Die Niere-SHEN stärken und das YIN (der Leber-GAN) vermehren“
(BU-SHEN YI-YIN)

- FEN-TUI-Seitwärtsschieben im Stirnbereich,
- AN-Drücken von LG 20 (Ch),
- FEN-TUI-Seitwärtsschieben am Hinterkopf,
- MO-Reiben am Rücken diagonal,
- MO-Reiben im Lumbalbereich quer,
- ROU-Friktion von MP 6.

c) „Aufsteigendes YANG der Leber-GAN“ (FENG*-YANG SHANG-KANG)

Westliche Diagnose:
Schwindel bei Hypertonie und neurasthenischem Syndrom

Subjektive Symptomatik

- Schwankschwindel, stärker bei Ärger und Zorn,
- Spannungskopfschmerzen,
- Tinnitus,
- trockener Mund,
- gerötetes Gesicht,
- psychisch leicht reizbar,
- Schlafstörungen mit lebhaften Träumen,
- Parästhesien in Extremitäten,
- Zungenkörper: rot,

*) FENG bedeutet wörtlich Wind. Es ist der Ausdruck für das heftigst aufsteigende YANG der Leber-GAN, bei dem das Symptom plötzlich heftig auftritt, aber rasch vergeht. In der traditionellen chinesischen Medizin spricht man auch von Symptomatik des „inneren Wind-FENG der Leber-GAN“.

- Zungenbelag: gelb,
- Puls: gespannt, schnell.

Massage-Manipulationen nach traditionell-chinesischer Medizin

„Die Leber-GAN beruhigen, den Wind-FENG beseitigen und das YANG senken“
(PING-GAN XI-FENG QIAN-YANG)

- QIA-Tiefdrücken von Le 3,
- ROU-Friktion und NIE-Kneten an Innenseite des Unterschenkels,
- ROU-Friktion von M 36,
- AN-Drücken von KS 6 und 3E 5,
- JI-TUI-Drücken und Schieben am Rücken,
- ROU-Friktion von PaM 9,
- TUI-Schieben in Scheitelmitte,
- AN-Drücken von LG 20 (Ch),
- ROU-Friktion von G 20.

d) „Schleim-TAN-Blockade“ (TAN-ZHUO ZHONG-ZHU)

Westliche Diagnose:
Vestibulärer Schwindel wie Morbus Menière

Subjektive Symptomatik

- Periodischer Drehschwindel, stärker bei Bewegung,
- Schweregefühl im Kopf,
- Übelkeit, schleimiges Erbrechen,
- Beklemmungsgfühl im Thorax und Völlegefühl im Oberbauch,
- verminderter Appetit,
- großes Schlafbedürfnis,
- Müdigkeit,
- Zungenkörper: wabbelig mit Zahneindruck am Zungenrand,
- Zungenbelag: weiß, naß oder körnig und schmierig,
- Puls: gespannt, schlüpfrig.

Massage-Manipulationen nach traditionell-chinesischer Medizin

„Den Schleim-TAN auflösen und den mittleren Erwärmer harmonisieren“
(HUA-TAN HE-ZHONG)

- AN-Drücken im Schläfenbereich beidseitig,
- AN-Drücken auf Sternum,
- MO-Reiben am Bauch diagonal,
- TUI-Schieben am Unterleib,
- NA-Greifen von G 21,
- AN-Drücken von KS 6 und 3E 5,
- QIA-Tiefdrücken von Di 4,
- ROU-Friktion von M 36.

C. ERKRANKUNGEN DES RESPIRATIONSTRAKTES

EINLEITUNG

Der gesamte Respirationstrakt, inklusive obere Luftwege und Nase, wird nach Ansicht der traditionellen chinesischen Medizin durch die Lunge-FEI dominiert. Daher wird das ZANG-Organ Lunge-FEI als Synonym für den gesamten Respirationstrakt verstanden. Bei der Wahrnehmung ihrer physiologischen Funktionen wird die Lunge-FEI von dem Herz-XIN, der Milz-PI und Niere-SHEN unterstützt. Ebenso in der Pathologie sieht man deutliche Wechselwirkungen zwischen diesen genannten ZANG-Organen und der Lunge-FEI.

Die Lunge-FEI ist für das QI und das Herz-XIN für das Blut-XUE zuständig. Die wechselseitige Beziehung zwischen diesen beiden ZANG-Organen spielt sich eben im Bereich vom QI und Blut-XUE ab. Der Organismus benötigt das Blut-XUE als Nährstoffquelle, um das QI zu gewinnen. Daher behauptet die traditionelle chinesische Medizin: „Das Blut-XUE ist die Mutter vom QI" (XUE WEI QI-MU). Andererseits braucht der Organismus wiederum das QI als Antriebskraft, um das Blut-XUE in die Zirkulation zu bringen. Deshalb sagt man: „Das QI ist der Führer des Blut-XUE" (QI WEI XUE-SHUAI). Ein Mangel an Blut-XUE (XUE-XU) führt unter anderem zu einer körperlichen Unbelastbarkeit und einer Dyspnoe bei Belastung. Und ein Patient mit einer QI-Schwäche (QI-XU) zeigt in der Regel ein blasses Gesicht als Zeichen einer Folgestörung im Bereich vom Blut-XUE, wie unzureichende Sauerstoffsättigung.

Die Milz-PI als stellvertretendes ZANG-Organ für den gesamten Verdauungstrakt ist zuständig für die Aufnahme und für den Weitertransport der Nährstoffe und Flüssigkeit. Ob die Lunge-FEI ausreichend QI besitzt, hängt unter anderem von dem Nährstoffangebot durch die Milz-PI ab. Andererseits braucht die Milz-PI auch das QI der Lunge-FEI, um die Nährstoffe weiter zu transportieren. Wenn das QI der Milz-PI schwach (PI-QI XU-RUO) ist, ist das QI der Lunge-FEI auch schwach. So beobachtet man Symptome wie Kraftlosigkeit und Dyspnoe. Wenn die Funktionsaktivität der Milz-PI gestört ist (PI SHI JIAN-YUN), entsteht oft eine Ansammlung von Flüssigkeit, die sich zum Schleim-TAN weiter entwickelt. Und so wird die Ventilation in der Lunge-FEI beeinträchtigt. Es entstehen dann Husten und Auswurf. Wenn die Funktionsabläufe der Lunge-FEI dysreguliert (FEI SHI XIAN-JIANG) sind, wird die Funktionsaktivität der Milz-PI auch entsprechend gestört. So bekommt man Völlegefühl im Bauch, Ödeme, wäßrigen Stuhl etc.

Die Niere-SHEN wird in der traditionellen chinesischen Medizin unter anderem für die Aufnahme des QI verantwortlich gemacht. Wenn eine QI-Schwäche in der Niere-SHEN herrscht, kann sie die Lunge-FEI bei der Atmung nicht mehr genügend unterstützen, so entsteht Dyspnoe, die bei Belastung verstärkt wird. Andererseits braucht die Niere-SHEN auch die Versorgung durch die Lunge-FEI, um ausreichendes YIN zu erhalten. Wenn die Lunge-FEI eine YIN-Schwäche hat, dann entsteht auch eine YIN-Schwäche in der Niere-SHEN. So treten dann Symptome wie Schweißausbruch, Potenzstörungen, Gefühl von Müdigkeit und Schmerzen im Lumbalbereich usw. auf.

Die inneren Störungen in der Lunge-FEI selbst und im Herz-XIN, in der Milz-PI und in der Niere-SHEN sind die meisten inneren Faktoren bei Erkrankungen und Funktionsstörungen im Respirationstrakt bzw. für ihre Disposition. Diese haben ihre Bedeutung besonders bei Asthma-Beschwerden.

Bei Erkrankungen der oberen Luftwege und Bronchitis spielen neben der momentanen Abwehrlage hauptsächlich die folgenden äußeren Faktoren wie Zugluft-FENG, Kälte-HAN und Hitze-RE eine wichtige Rolle. Mitunter kann Feuchtigkeit-SHI als zusätzlicher Faktor dazukommen.

In der Massagebehandlung nach der traditionellen chinesischen Medizin werden die oben aufgeführten Überlegungen berücksichtigt. Die Auswahl der Meridiane mit ihren Punkten und die Manipulationstechnik haben gemeinsam das Ziel, entweder die Störungen innerhalb der oben genannten ZANG-Organe: Lunge-FEI, Herz-XIN, Milz-PI und Niere-SHEN zu beseitigen oder die äußeren Krankheitsfaktoren: Zugluft-FENG, Kälte-HAN und Hitze-RE zu vertreiben.

C.1. INFEKT DER OBEREN LUFTWEGE

Chinesische Pathologie

Nach Ansicht der traditionellen chinesischen Medizin gehören die Nase und die Haut mit ihren Anhangsorganen, wie Schweißdrüsen etc. zu dem ZANG-Organ Lunge-FEI. Gleichzeitig ist die Lunge-FEI für die Abwehrfunktion zuständig. Wenn die Funktionsaktivität (das QI) der Lunge-FEI z. B. durch Streß, Überanstrengung usw. beeinträchtigt wird, kann die Abwehrkraft reduziert werden. Bei wechselhafter Wetterlage oder der Jahreszeit widriger Außentemperatur können die äußeren Krankheitsfaktoren (WAI-XIE), insbesondere Zugluft-FENG, Kälte-HAN und Hitze-RE dann leicht durch die Nase, den Mund und den Rachen in den Körper eindringen. Dies blockiert wiederum das QI der Lunge-FEI, sodaß Beschwerden in der Nase und in der Hautoberfläche wie verstopfte Nase, Störung der Schweißsekretion usw. auftreten.

Die traditionelle chinesische Medizin ist der Ansicht, daß sich die Erkrankung in erster Linie an der Körperoberfläche (BIAO), wie an der Nase und an der Haut manifestiert, auch wenn die Bronchien dabei mitbeteiligt sein können. Daher ordnet sie den Infekt der oberen Luftwege zu den Erkrankungen der Körperoberfläche (BIAO-ZHENG). Das Symptombild kann je nach Jahreszeiten, vorherrschenden klimatischen Faktoren sowie Reaktionsfähigkeit des Organismus sehr unterschiedlich sein.

Da die Krankheitsentstehung und die Symptomatik unter anderem von dem QI der Lunge-FEI abhängig ist, spielt die Regulierung des QI von der Lunge-FEI z. B. über die Punkte des Lunge-, Dickdarm-Meridians und die Punkte im oberen Rücken bei der Behandlung eine wichtige Rolle neben den Massagemanipulationen, die das Ziel haben, die äußeren Faktoren zu beseitigen und die Beschwerden zu lindern.

Massagebehandlung bei Infekt der oberen Luftwege

a) „Zugluft-Kälte“ (FENG-HAN)

Westliche Diagnose:
Grippe, grippaler Infekt, Rhinitis und Bronchitis

Subjektive Symptomatik

- Kopfschmerzen,
- Fieber,
- Kälteempfindlichkeit,
- fehlende Schweißsekretion,
- Schnupfen, viel Niesen,
- Gliederschmerzen,
- Kratzen im Hals,
- leichter Husten,
- kaum (dünnflüssiger) Auswurf,
- Zungenbelag: dünn, weiß,
- Puls: oberflächlich, gespannt oder kräftig.

Massage-Manipulationen nach traditionell-chinesischer Medizin

„Die Oberfläche lösen und die Zugluft-FENG zerstreuen“
(JIE-BAO* SHU-FENG)

- MO-Reiben und QIA-Tiefdrücken im Gesicht,
- FEN-TUI-Seitwärtsschieben im Stirnbereich,
- ROU-Friktion von LG 14 (Ch) und LG 3,
- NA-Greifen und TI-Anheben über der Wirbelsäule,
- QIA-Tiefdrücken von Di 4,
- ROU-Friktion von KS 8.

Bei starken Kopfschmerzen zusätzlich:
- ROU-Friktion von PaM 9.

Bei starkem Husten:
- FEN-Seitwärtsschieben im oberen Thorax,
- AN-Drücken auf dem Sternum.

b) „Zugluft-Hitze“ (FENG-RE)

Westliche Diagnose:
Grippe, grippaler Infekt, Tonsillitis und Bronchitis

Subjektive Symptomatik

- Kopfschmerzen mit Spannungsgefühl im Kopf,
- Schwellung und Schmerzen im Hals,
- Husten mit gelblichem Auswurf,
- Fieber,
- leichte Wind- und Kälteempfindlichkeit,
- wenig Schwitzen,
- trockener Mund,
- Zungenkörper: rot,
- Zungenbelag: dünn, weiß oder gelblich,
- Puls: oberflächlich, schnell.

*) JIE-BIAO (die Oberfläche lösen) ist eine schweißtreibende Maßnahme in der traditionellen chinesischen Medizin.

Massage-Manipulationen nach traditionell-chinesischer Medizin

„Die Oberfläche lösen und die Hitze vertreiben“
(JIE-BIAO QING-RE)

- ROU-Friktion von PaM 9,
- FEN-TUI-Seitwärtsschieben im Stirnbereich,
- TUI-Schieben in Scheitelmitte,
- FEN-TUI-Seitwärtsschieben am Hinterkopf,
- ROU-Friktion von G 20,
- FU-Streichen und MO-Reiben am Rücken,
- QIA-Tiefdrücken von Di 4.

Bei hohem Fieber zusätzlich:
- TUI-Schieben der 3 YANG-Meridiane am Unterarm.

Bei innerer Unruhe zusätzlich:
- AN-Drücken von KS 6 und 3E 5.

C.2. ASTHMA BRONCHIALE

Chinesische Pathologie

Nach Theorie der traditionellen chinesischen Medizin wird eine asthmatische Beschwerde durch in dem Körper angesammelten Schleim-TAN verursacht (TAN-YIN NEI-YUN). Der Schleim-TAN entwickelt sich aus der angestauten Flüssigkeit, deren Transport durch YIN-YANG-Disharmonie aufgrund der Konstitutions- und/oder Konditionsschwäche gestört wird. Viele andere Faktoren wie Ernährung (bestimmte Eiweiße), langanhaltende bzw. schwere Krankheit, körperliche und psychische Streßsituationen sowie äußere Krankheitsfaktoren wie klimatische Einflüsse oder allergene Noxen (Staub und Pollen) können die YIN-YANG-Disharmonie begünstigen bzw. den Ausbruch der Asthma-Beschwerden provozieren.

Bei diesen pathologischen Prozessen beteiligen sich außer der Lunge-FEI auch folgende ZANG-Organe: Milz-PI und Niere-SHEN (siehe auch die Einleitung / Seiten 19, 20). Bei langem Bestehen der Asthma-Beschwerden kann die QI-Schwäche in der Lunge-FEI und Niere-SHEN weiterhin das Herz-XIN in Mitleidenschaft ziehen.

Am Anfang der Erkrankung zeigen die asthmatischen Beschwerden in der Regel ein Symptombild von Fülle-SHI, weil unter anderem das QI der Lunge-FEI durch den Schleim-TAN blokkiert wird und die äußeren Faktoren massiv sind, wenn sie an dem Krankheitsprozeß beteiligt sind. Die Rezidive und der chronische Verlauf führen aber dazu, daß das QI der Lunge-FEI, der Milz-PI und der Niere-SHEN allmählich erschöpft wird. Daher sieht man in der späteren Phase der Erkrankung eher asthmatische Beschwerden mit einem gemischtem Symptombild von Fülle-SHI und Leere-XU. Trotz der QI-Schwäche in der späteren Krankheitsphase kann ein asthmatischer Anfall doch ein klares Symptombild einer Fülle-SHI zeigen, auch wenn Symptome einer Leere-XU während des Intervalls überwiegen.

Massagebehandlung bei Asthma bronchiale

a) „Zugluft-Kälte und Fülle“ (FENG-HAN SHI-CHUAN)

Westliche Diagnose:
Akutes Asthma bronchiale, akute Bronchitis

Subjektive Symptomatik

- Starke Kurzatmigkeit,
- Beklemmungsgefühl im Thorax,
- Kopfschmerzen,
- Kälteempfindlichkeit,
- Schnupfen,
- Husten mit dünnflüssigem Auswurf,
- kalte Extremitäten,
- kein Durst, Vorliebe für warme Getränke,
- Zungenbelag: weiß, körnig und schmierig,
- Puls: oberflächlich.

Massage-Manipulationen nach traditionell-chinesischer Medizin

„Die Lunge-FEI durchlässig machen, die „Kälte-HAN vertreiben und das Keuchen beruhigen“
(XUAN-FEI SAN-HAN PING-CHUAN)

- ROU-Friktion von G 20,
- NA-Greifen und TI-Anheben über der Wirbelsäule,
- AN-Drücken von Lu 1 und Lu 2,
- SHU-„Schnüren“ des Thorax,
- MO-Reiben und AN-Drücken am Rippenbogen,
- TUI-Schieben der 3 YIN-Meridiane am Unterarm,
- AN-Drücken von KS 6 und 3E 5.

b) „Zugluft-Hitze und Fülle“*) (FENG-RE SHI-CHUAN)

Westliche Diagnose:
Akutes Asthma bronchiale, akute Bronchitis

Subjektive Symptomatik

- Keuchende Atmung,
- Husten, zäher bronchialer Auswurf,
- innere Unruhe,
- Spannungsgefühl und Schmerzen im Thorax,
- Durst,
- Stuhl: trocken bzw. hart,
- Urin: gelb,
- Zungenkörper: rot,
- Zungenbelag: dünn oder gelblich, körnig und schmierig,
- Puls: schnell oder schlüpfrig.

*) Das Syndrom „Zugluft-Hitze und Fülle“ (FENG-RE SHI-CHIAN) wird auch als „Schleim-Hitze und Stauung in der Lunge“ (TAN-RE YONG-FEI) bezeichnet.

Massage-Manipulationen nach traditionell-chinesischer Medizin

„Die Lunge-FEI reinigen, das Feuer-HUO löschen und das Keuchen beruhigen“
(QING-FEI JIANG-HUO PING-CHUAN)

- MO-Reiben von PaM 3,
- ROU-Friktion von G 20,
- FEN-TUI-Schieben am Rücken,
- DIAN-AN-Punktdrücken am seitlichen Thorax,
- AN-Drücken von KS 6 und 3E 5,
- QIA-Tiefdrücken von Di 4,
- ROU-Friktion von M 36.

c) „QI-Schwäche von Lunge-FEI und Milz-PI“ (FEI PI QI-XU)

Westliche Diagnose:
Chronisches Asthma bronchiale, chronische Bronchitis

Subjektive Symptomatik

- Kurzatmigkeit, stärker durch Belastung,
- schwache Stimme,
- zeitweiliger Husten mit dünnflüssigem Auswurf,
- Kälteempfindlichkeit,
- spontaner Schweißausbruch,
- verminderter Appetit,
- Antriebsarmut und Müdigkeit,
- Stuhl: weich oder dünnflüssig,
- Zungenkörper: blaß,
- Zungenbelag: dünn, weiß,
- Puls: schwach, fein.

Massage-Manipulationen nach traditionell-chinesischer Medizin

„Die Lunge-FEI tonisieren und die Milz-PI stärken“
(BU-FEI YI-PI)

- ZANG-TUI-Schieben am Schulterblatt,
- DIAN-Punktdrücken am Rücken paravertebral,
- DIAN-AN-Punktdrücken am Rücken interkostal,
- NA-Greifen von G 21,
- FEN-TUI-Seitwärtsschieben am oberen Thorax,
- MO-Reiben und AN-Drücken am Rippenbogen,
- AN-Drücken am Oberbauch,
- ROU-Friktion von M 36.

d) „YIN-Schwäche von Lunge-FEI und Niere-SHEN“ (FEI SHEN YIN-XU)

Westliche Diagnose:
Chronisches Asthma bronchiale, chronische Bronchitis und Lungenemphysem.

Subjektive Symptomatik

- Keuchende Atmung,
- Husten mit wenig, klebrigem Auswurf,
- trockener Mund,
- rotes Gesicht,
- innere Unruhe,
- Hitzegefühl am Handteller und an der Fußsohle,
- Zungenkörper: rot,
- Puls: schnell, fein.

Massage-Manipulationen nach traditionell-chinesischer Medizin

„Das YIN (der Niere-SHEN) vermehren und die Lunge-FEI stärken“
(ZI-YIN BU-FEI)

- JI-TUI-Drücken-Schieben am Rücken,
- FEN-Seitwärtsschieben am oberen Thorax,
- MO-Reiben am Oberbauch quer,
- SHU-„Schnüren“ des Bauches,
- AN-Drücken am Unterleib,
- ROU-Friktion von LG 14 (Ch) und LG 3,
- ROU-Friktion von MP 6.

e) „YANG-Schwäche von Milz-PI und Niere-SHEN“ (PI SHEN YANG-XU)

Westliche Diagnose:
Chronisches Asthma bronchiale, chronische Bronchitis und Lungenemphysem.

Subjektive Symptomatik

- Kurzatmigkeit, stärker bei Belastung,
- vermehrter Auswurf,
- blasses glanzloses Gesicht,
- spontaner Schweißausbruch,
- starke Müdigkeit,
- katerartige Schmerzen im Lumbalbereich,
- Ödeme,
- kalter Körper und kalte Extremitäten,
- Kälteempfindlichkeit,
- Appetitlosigkeit,
- Stuhl: wäßrig,
- Urin: vermehrt,
- Zungenkörper: blaß,
- Zungenbelag: weiß, dünn,
- Puls: fein, schwach oder tief.

Massage-Manipulationen nach traditionell-chinesischer Medizin

„Die Milz-PI und die Niere-SHEN wärmen und tonisieren“
(WEN-BU PI SHEN)

- ROU-Friktion von LG 14 (Ch) und LG 3,
- JI-TUI-Drücken-Schieben am Rücken,
- SHU-„Schnüren“ des Bauches,
- AN-Drücken in Bauchmitte,
- AN-Drücken am Unterleib,
- ROU-Friktion von MP 10,
- ROU-Friktion von MP 6,
- ROU-Friktion von M 36.

D. ERKRANKUNGEN DES HERZ-KREISLAUFSYSTEMS

EINLEITUNG

Nach der Theorie der traditionellen chinesischen Medizin ist das ZANG-Organ Herz-XIN unter anderem zuständig für den Blutkreislauf und steht in einer sehr engen Beziehung zu dem Bewußtsein. Daher sagt man, daß das Herz-XIN den Geist / die Seele aufbewahrt (XIN CANG SHEN). Deswegen spielen die psychischen Faktoren bei den Erkrankungen des Herz-Kreislaufsystems eine sehr wichtige Rolle, der besondere Aufmerksamkeit geschenkt werden sollte.

Außerdem unterhält Herz-XIN als das Haupt der ZANG-Organe mit den anderen inneren Organen sehr intensive Wechselbeziehungen, sowohl in den physiologischen als auch in den pathologischen Prozessen. Die Wechselbeziehungen zwischen dem Herz-XIN und der Lunge-FEI wurden bereits im Kapitel „Erkrankungen des Respirationstraktes“ (Seite 150) beschrieben. Hier werden die Wechselbeziehungen zwischen dem Herz-XIN und der Niere-SHEN, der Leber-GAN und der Milz-PI behandelt.

Das Herz-XIN gehört zu dem oberen Erwärmer und wird als YANG innerhalb der ZANG-Organe angesehen; und nach der Theorie der 5 Elemente bzw. Wandlungsphasen (WU-XING) wird es dem Element Feuer (HUO) zugeordnet. Die Niere-SHEN gehört zu dem unteren Erwärmer und wird als YIN innerhalb der ZANG-Organe angesehen und dem Element Wasser (SHUI) zugeordnet. Unter anderem ist die Niere-SHEN für den Wasserhaushalt verantwortlich.

Wenn das Wasser durch die Funktionsschwäche der Niere-SHEN (SHEN-QI-XU) nicht genügend aus dem Körper ausgeschieden werden kann, belastet es das Herz-Kreislaufsystem. Wenn die Durchblutung der Niere-SHEN aufgrund einer Funktionsschwäche des Herz-XINs als Motor des Kreislauf-Systems und aufgrund anderer Störungen der Blut-Zirkulation z. B. bei Hypotonie nicht ausreichend gewährleistet werden kann, gibt es keine genügende Filtration in der Niere. So treten Symptome wie Ödeme, Tachykardie, innere Unruhe, Schlafstörungen usw. auf. Die traditionelle chinesische Medizin bezeichnet diese Situationen als „das Herz-XIN verträgt sich nicht mit der Niere-SHEN (XIN-SHEN BU-JIAO) bzw. „das Wasser und das Feuer unterstützen sich nicht gegenseitig“ (SHUI-HUO BU-JI).

Was die Wechselbeziehung zwischen dem Herz-XIN und der Leber-GAN betrifft, erklärt sie die traditionelle chinesische Medizin über die gemeinsame Aufgabe, den Blutkreislauf aufrecht zu erhalten. Denn die Leber-GAN steuert die im Körper zirkulierende Blutmenge als ein blutspeicherndes Organ (GAN CANG XUE). Nach der Theorie der modernen westlichen Medizin spielen sich die Wechselbeziehungen hauptsächlich über das zentrale und vegetative Nervensystem ab. Die Symptome der Störungen von den beiden ZANG-Organen äußern sich sehr ähnlich. Sowohl bei „empor loderndem Feuer-HUO des Herz-XINs“ (XIN-HUO KANG-SHENG) als auch bei „aufsteigendem Feuer-HUO der Leber-GAN“ (GAN-HUO SHANG-YAN) treten unter anderem Symptome wie innere Unruhe, psychische Reizbarkeit, Schlafstörungen, Hypertonie auf.

Die Milz-PI als stellvertretendes Organ des Verdauungstraktes ist unter anderem für die Gewinnung der Ausgangsmaterialien zur Synthese der Blutbestandteile verantwortlich. Es ist ja bekannt, daß Anämien bei Verdauungsstörungen oder einigen Erkrankungen des Magen-Darmtraktes, die in der traditionellen chinesischen Medizin als „QI-Schwäche der Milz-PI“ (PI-QI XU-RUO) bezeichnet werden, entstehen können. Dadurch erhält das Herz-XIN zu wenig

Blut-XUE (XIN-XUE BU-ZU) und dann treten blasses Gesicht, blasse Zunge und Lippen, Tachykardie, Schlafstörungen und andere Symptome auf. Andererseits kann eine „QI-Schwäche des Herz-XINs“ (XIN QI XU-RUO) auch Störungen innerhalb des ZANG-Organs Milz-PI hervorrufen; man beobachtet dann Symptome wie Appetitverlust, körperliche Unbelastbarkeit etc.

Für die Pathogenese des Herz-Kreislaufsystems sind weitere Faktoren außerdem verantwortlich: schwache Konstitution und Kondition, Fehlernährung, mangelhaftes körperliches Training, äußere Krankheitsfaktoren (vor allem Kälte-HAN und Feuchtigkeit-SHI).

Deshalb sollte man neben der chinesischen Massagebehandlung, die gegen einige obengenannte Krankheitsfaktoren gezielt und gut wirkt, weitere Maßnahmen ergreifen, welche die anderen Faktoren wie Fehlernährung, mangelhaftes körperliches Training und psychische Faktoren, die sich durch die Massage nicht besonders wirksam behandeln lassen, besser berücksichtigen.

D.1. HYPERTONIE

Chinesische Pathologie

Die traditionelle chinesische Medizin sieht die Ursache der Hypertonie in den Störungen des YIN-YANG-Gleichgewichts in der Leber-GAN und Niere-SHEN, die die Funktionsaktivitäten des Herz-XINs beeinträchtigen (siehe auch Einleitung, Seiten 19, 20). Die Störungen des YIN-YANG-Gleichgewichts können durch die psychischen Faktoren, Konstitutions- bzw. Konditionsschwäche, Ernährungsfehler u. a. hervorgerufen werden.

Hypertonie ist zwar eine Erkrankung, die im Inneren das Wesen einer Leere-XU (BEN-XU) besitzt und nach außen hin in der Regel eine Symptomatik einer Fülle-SHI zeigt, kann je nach Entwicklungsstadium jedoch verschiedene Symptomatik zeigen. Nach Auffassung der traditionellen chinesischen Medizin zeigt die Hypertonie am Anfang eine Symptomatik einer Fülle-SHI im Sinne eines aufsteigenden YANG (YANG-KANG), dann eine Symptomatik einer Leere-XU im Sinne einer YIN-Schwäche (YIN-XU) und in dem Spätstadium eine Symptomatik einer gleichzeitigen Schwäche von YIN und YANG (YIN-YANG LIANG-XU), die manchmal Betonung auf YANG-Schwäche (YANG-XU) haben kann.

Massagebehandlung bei Hypertonie

a) „Aufsteigendes YANG der Leber-GAN“*) (GAN-YANG SHANG-KANG)

Westliche Diagnose:
Essentielle Hypertonie, stabile Hypertonie, oft bei Patienten mit athletischem Habitus

Subjektive Symptomatik

- Kopfschmerzen,
- Schwindel,
- Tinnitus,
- rotes Gesicht,
- trockener Mund und Rachen,
- Wärmeempfindlichkeit,
- psychisch leicht reizbar,
- Schlafstörungen mit vielen Träumen,
- Urin: gelb,
- Stuhl: trocken bzw. Verstopfung,
- Zungenkörper: rot,
- Zungenbelag: gelb oder trocken,
- Puls: gespannt, schnell oder kräftig.

*) Dieser Typ von Hypertonie wird in der traditionellen chinesischen Medizin auch als „loderndes Feuer der Leber-GAN“ (GAN-HUO CHI-SHENG) bzw. „empor entzündetes Feuer der Leber-GAN“ (GAN-HUO SHANG-YAN) bzw. „Verwirrung durch aufsteigenden Wind-FENG und aufsteigendes YANG“ (FENG-YANG SHANG-RAO) bezeichnet.

Massage-Manipulationen nach traditionell-chinesischer Medizin

„Die Leber-GAN beruhigen und das YANG bzw. die Hitze-RE senken“
(PING-GAN QIAN-YANG QING-RE)

- TUI-Schieben in Scheitelmittel,
- TUI-Schieben am Kopf temporal,
- DIAN-AN-Punktdrücken am seitlichen Thorax,
- TUI-Schieben am seitlichen Abdomen,
- FEN-TUI-Seitwärtsschieben am Rücken,
- TUI-Schieben am Rücken paravertebral,
- YA-Kräftigdrücken an der Innenseite des Oberschenkels,
- AN-Drücken von KS 6 und 3E 5,
- AN-Drücken von MP 9,
- QIA-Tiefdrücken von Le 3.

b) „Aufsteigendes YANG bei YIN-Schwäche“ (YIN-XU YANG-KANG)

Westliche Diagnose:
Essentielle Hypertonie, stabile Hypertonie, oft bei Patienten mit leptosomem asthenischem Habitus.

Subjektive Symptomatik

- Schwindel, Augenflimmern,
- verschwommenes Sehen,
- Schweregefühl im Kopf,
- rotes Gesicht,
- Tinnitus,
- Zittern bzw. Parästhesien in Extremitäten,
- aggressiv, jähzornig,
- Zungenkörper: rot,
- Zungenbelag: weiß, dünn oder kaum,
- Puls: gespannt, fein oder schnell.

Massage-Manipulationen nach traditionell-chinesischer Medizin

„Das YIN pflegen und das YANG senken“
(YU-YIN QIAN-YANG)

- AN-Drücken von LG 20 (Ch),
- AN-Drücken im Schläfenbereich beidseitig,
- MO-Reiben am Rücken diagonal,
- MO-Reiben im Lumbalbereich quer,
- SHU-„Schnüren“ des Bauches,
- AN-Drücken von KS 6 und 3E 5,
- NIE-Kneten von Fingern,
- ROU-Friktion von MP 10,
- ROU-Friktion von G 39,
- QIA-Tiefdrücken von Le 3.

c) „YIN-Schwäche von Leber-GAN und Niere-SHEN“ (GAN SHEN YIN-XU)

Westliche Diagnose:
Essentielle Hypertonie, renale Hypertonie, stabile Hypertonie im Spätstadium bzw. maligne Hypertonie

Subjektive Symptomatik

- Schwindel, Augenflimmern,
- verschwommenes Sehen,
- Tinnitus,
- Tachykardie,
- Antriebsarmut,
- Schlafstörungen, Gedächtnisstörung,
- Schweregefühl im Lumbalbereich und kraftlose Beine,
- Nykturie,
- Zungenkörper: rot,
- Zungenbelag: kaum,
- Puls: tief, fein oder gespannt.

Massage-Manipulationen nach traditionell-chinesischer Medizin

„(Das YIN von) Leber-GAN und Niere-SHEN stärken und vermehren“
(ZI-YANG GAN-SHEN)

- CONG-„Schärfen“ von Ohren,
- FU-Streichen und MO-Reiben am Rücken,
- MO-Reiben im Lumbalbereich quer,
- FU-Streichen und MO-Reiben an der Innenseite des Oberschenkels,
- ROU-Friktion von KS 8,
- ROU-Friktion von MP 6,
- ROU-Friktion von G 39.

d) „Gleichzeitige Schwäche von YIN und YANG“ (YIN-YANG LIANG-XU)

Westliche Diagnose:
Essentielle Hypertonie, renale Hypertonie, maligne Hypertonie

Subjektive Symptomatik

Symptome wie bei c) und zusätzlich:

- Kälteempfindlichkeit,
- kalte Extremitäten,
- Dyspnoe,
- Beklemmungsgefühl im Thorax,
- Potenzstörungen bei Männern,
- Ödeme,
- Durchfall,
- Zungenkörper: hellrot oder blaß,
- Zungenbelag: kaum oder dünn, schmierig,
- Puls: tief, schwach oder langsam, unregelmäßig oder intermittierend.

Massage-Manipulationen nach traditionell-chinesischer Medizin

„Das YIN vermehren und das YANG tonisieren“
(ZI-YIN BU-YANG)

- FEN-TUI-Seitwärtsschieben im Stirnbereich,
- JI-TUI-Drücken am Rücken,
- ROU-Friktion von LG 4,
- MO-Reiben am Kreuzbein quer,
- MO-Reiben am Unterleib quer,
- AN-Drücken am Unterleib,
- NA-Greifen und TI-Anheben von Bauchmuskeln,
- ROU-Friktion von M 36,
- ROU-Friktion und NIE-Kneten an der Innenseite des Unterschenkels.

e) „Blockade durch Schleim-TAN und Feuchtigkeit-SHI“ (TAN-SHI YONG-ZU)

Westliche Diagnose:
Maligne Hypertonie mit Infarktgefährdung, oft bei übergewichtigen Patient

Subjektive Symptomatik

- Beklemmungsgefühl im Thorax,
- Tachykardie,
- Schwindel,
- Übelkeit und Erbrechen,
- Antriebsarmut,
- Parästhesien in den Extremitäten,
- verminderte körperliche Geschicklichkeit,
- Zungenbelag: dick, körnig und schmierig,
- Puls: gespannt, schlüpfrig.

Massage-Manipulationen nach traditionell-chinesischer Medizin

„Den Schleim-TAN beseitigen und die Feuchtigkeit austreiben“
(QU-TAN LI-SHI)

- FEN-TUI-Seitwärtsschieben am Hinterkopf,
- DIAN-AN-Punktdrücken am seitlichen Thorax,
- MO-Reiben und AN-Drücken am Rippenbogen,
- MO-Reiben am Rücken, vertikal,
- ROU-Friktion und NIE-Kneten an der Innenseite des Unterschenkels,
- NA-Greifen von G 21,
- AN-Drücken von KS 6 und 3E 5,
- AN-Drücken von H 7,
- ROU-Friktion von M 36.

D.2. HERZ- UND KORONARE ERKRANKUNGEN

Chinesische Pathologie

Die traditionelle chinesische Medizin meint, daß übermäßig starke bzw. langanhaltende Emotionen, Ernährungsfehler, Mangel an körperlichem Training und hohes Lebensalter Funktionsstörungen der inneren Organe (QI-QING NEI-SHANG*) herbeiführen können. Diese führen dann zu einer Schwäche der Kondition und einer Verschlechterung der Konstitution, so daß die äußeren Krankheitsfaktoren wie Kälte-HAN und Feuchtigkeit-SHI die Situation ausnutzen und die Gesundheit stören können. Wenn dabei die Meridiane angegriffen werden, können sie beschädigt werden. Bei Bestehen einer Schwäche der Milz-PI kann sich die angestaute Flüssigkeit zum Schleim-TAN weiter entwikkeln, der dann die Blutgefäße verstopft. Die Schädigung der Meridiane und die Verstopfung der Gefäße rufen eine Durchblutungsstörung auch im Herz-XIN hervor, die sich mit Herzschmerzen (Stenokardie) bemerkbar macht.

Ferner können auch YIN-Schwäche der Leber-GAN und der Niere-SHEN sowie Blut-XUE-Verlust und QI-Schwäche das Angebot an Blut und Flüssigkeit verringern, so daß die Blut-Versorgung für das Herz-XIN bzw. die Durchblutung im Herz-XIN nicht mehr genügend gewährleistet ist. Als Symptom treten neben vielen anderen auch Herzschmerzen auf.

Nach Auffassung der traditionellen chinesischen Medizin sind die Schwäche der Kondition bzw. Konstitution (BEN-XU) und die starken Störungen (BIAO-SHI) wie Kälte-HAN bzw. sklerotisch bedingte Gefäßverlegung für die koronaren Beschwerden maßgebend (siehe oben). Dadurch ergeben sich oft unterschiedlich stark geprägte und manchmal gemischte Symptombilder, für die man bei jeweiliger Konstellation entsprechend passende Massage-Manipulationen und Dosierungen der Massage-Intensität auswählen sollte.

Wenn die Beschwerden von Fülle-SHI, wie Ohnmacht, Stenokardie usw. im Vordergrund stehen, sollte man die Manipulation in der Peripherie (Arme und Beine) recht intensiv ausführen. Und wenn die Beschwerden von Leere-XU wie kalt-feuchte Extremitäten, Schweißausbruch, Erschöpfung etc. im Vordergrund stehen, dann sollte man im allgemeinen recht schonend manipulieren. Bei undeutlich gemischtem Symptombild empfiehlt sich eine mittelstarke Intensität der Manipulation (siehe auch Kap. I.E. / S. 124).

Die chinesische Massagebehandlung kann durch spasmolytische Wirkung auf Blutgefäße eine sehr gute und rasche Schmerzlinderung und eine Besserung der Durchblutung herbeiführen. Auch viele andere Begleitsymptome können effektiv gelindert oder ganz beseitigt werden. Jedoch ist sie nicht in der Lage, organische Schädigungen wie Arteriosklerose und Stoffwechselstörungen bzw. Ernährungsfehler, wie Hypercholesterinämie, Hyperlipidämie oder Diabetes mellitus sowie psychische Faktoren und Mangel an körperlichem Training zu behandeln. Dazu sollte man die adäquate Therapie, wie Umstellung der Ernährung, Psychotherapie, Entspannungsübungen, körperliches Training (gegebenenfalls unter ärztlicher Leitung) usw. aussuchen.

---

*) NEI-SHANG bedeutet wörtlich innere Verletzung oder Schädigung; in der traditionell-chinesischen Medizin versteht man darunter die Funktionsstörungen oder Erkrankungen der inneren Organe, die durch innere Faktoren (siehe oben) verursacht sind.

Massagebehandlung bei Herz- und koronaren Erkrankungen

a) „QI-Schwäche von Herz-XIN*)“ (XIN-QI XU-RUO)

Westliche Diagnose:
Herzinsuffizienz, Koronarinsuffizienz, psychovegetatives Herzsyndrom

Subjektive Symptomatik

- Tachykardie,
- Beklemmungsgefühl im Thorax, mitunter auch Stenokardie,
- innere Unruhe und Schlafstörungen,
- spontaner Schweißausbruch,
- blasses Gesicht, manchmal Zyanose (Lippen und Akren),
- Dyspnoe und Kraftlosigkeit,
- mitunter auch Ödeme,
- kalte Extremitäten und Kälteempfindlichkeit,
- Zungenkörper: blaß, dick und wabbelig,
- Zungenbelag: weiß, körnig und schmierig,
- Puls: langsam; tief oder schwach, fein, manchmal unregelmäßig.

Massage-Manipulationen nach traditionell-chinesischer Medizin

„Das YANG von Herz-XIN aufwärmen und unterstützen“
(WEN-ZHU XIN-YANG)
bzw.
„das Herz-XIN und die Niere-SHEN aufwärmen und tonisieren“
(WEN BU XIN-SHEN)

- NA-Greifen von G 21,
- DIAN-AN-Punktdrücken am seitlichen Thorax,
- SHU-„Schnüren“ vom Thorax,
- ZHANG-TUI-Schieben am Schulterblatt,
- MO-Reiben im Lumbalbereich vertikal,
- ROU-Friktion im Lumbalbereich,
- AN-Drücken von KS 6 und 3E 5,
- AN-Drücken von H 7.

*) Dieser Typ von Herz- bzw. Koronarinsuffizienz wird bei deutlicher Herz-Kreislauf-Symptomatik und ohne Ödeme als „Schwäche des Brust-YANG“ (XIONG-YANG BU-ZHEN) bezeichnet; bei deutlichen Zeichen von Ödemen und Zyanose und beim Fehlen von Stenokardie als „YANG-Schwäche des Herz-XINs und der Niere-SHEN“ (XIN-SHEN YANG-XU).

b) „Aufsteigendes YANG bei YIN-Schwäche“*) (YIN-XU YANG-KANG)

Westliche Diagnose:
Koronare Herzkrankheit bei Hypertonie, Zustand nach einem alten Infarkt

Subjektive Symptomatik

- Beklemmungsgefühl im Thorax,
- Stenokardie, häufig in der Nacht,
- Schwindelgefühl, Augenflimmern,
- Tinnitus,
- Schweißausbruch in der Nacht,
- trockener Mund,
- psychische Reizbarkeit,
- Schweregefühl im Lumbalbereich,
- manchmal Parästhesien in den Extremitäten,
- Zungenkörper: dunkelrot oder rot, wabbelig, oft mit Petechien am Zungenrand,
- Zungenbelag: dünn, weiß oder dick, gelblich,
- Puls: fein, schnell oder unregelmäßig, gespannt.

Massage-Manipulationen nach traditionell-chinesischer Medizin

„Die Leber-GAN und das YANG beruhigen“
(PING-GAN QIAN-YANG)
„Die Blockade lösen und das Gefäß durchgängig machen“
(HUA-YU TONG-LUO)

- ROU-Friktion von MP 10,
- NA-Greifen von B 60,
- AN-Drücken von KS 6 und 3E 5,

*) Dieser Typ von koronarer Herzkrankheit wird auch als „YIN-Schwäche von Leber-GAN und Niere-SHEN“ (GAN-SHEN YIN-XU) bezeichnet.

- AN-Drücken von H 7,
- AN-Drücken auf dem Sternum,
- NIE-Kneten vom M. pectoralis major,
- NA-Greifen von G 21,
- AN-Drücken medial der Skapula.

c) „Schwäche von QI und Blut-XUE"*) (QI-XUE LIANG-KUI)

Westliche Diagnose:
Koronare Herzkrankheit, Herzneurose, Effort-Syndrom, funktionell kardiovaskuläre Störungen bei Anämie, Wasser- und Elektrolytverlust, Zustand nach Herzinfarkt

Subjektive Symptomatik

- Tachykardie,
- Stenokardie bzw. dumpfe Schmerzen in der Herzgegend,
- Kurzatmigkeit, mitunter Erstickungsgefühl in der Nacht,
- Schwindelgefühl, Tinnitus,
- blasse Gesichtsfarbe,
- Antriebsarmut, körperliche Erschöpfung,
- innere Unruhe, Schlafstörung,
- Schweregefühl im Lumbalbereich und kraftlose Beine,
- verminderter Appetit,
- manchmal Völlegefühl im Bauch,
- Stuhl: dünnflüssig,
- Zungenkörper: blaß oder zyanotisch,
- Zungenbelag: weiß, trocken,
- Puls: fein, schwach oder langsam, unregelmäßig.

*) Dieser Typ von koronarer Herzkrankheit wird auch als „QI- und YIN-Schwäche von Herz-XIN, Milz-PI und Niere-SHEN" (XIN-PI-SHEN QI-YIN-XU) bezeichnet.

Massage-Manipulationen nach traditionell-chinesischer Medizin

„Das QI tonisieren und das Blut-XUE stärken" (YI-QI YANG-XUE).
„Die Blutgefäße durchgängig machen" (TONG-LI XUE-MAI)

- DIAN-Punktdrücken am Rücken paravertebral,
- SHU-„Kämmen" am Rücken,
- MO-Reiben in der Mitte vom Thorax und Rücken,
- SHU-„Schüren" vom Thorax,
- FU-MO-Streichendreiben an der Innenseite des Oberschenkels,
- AN-Drücken von H 7.

d) „Durchblutungsstörung des Herzens"*) (XIN-XUE YU-ZU)

Westliche Diagnose:
Koronare Herzkrankheit, Myokardinfarkt, funktionell kardiovaskuläre Störungen, Effort-Syndrom

Subjektive Symptomatik

- Heftige, stechende Herzschmerzen mit Beklemmung und Druck- bzw. Oppressionsgefühl,
- Ausstrahlung der Schmerzen zur Vorderseite der Schulter und ulnaren Seite des Armes (entlang dem Herzmeridian) oder zum Rükken,
- Tachykardie,
- Dyspnoe,
- kalte Extremitäten infolge der heftigen Schmerzen,
- Zungenkörper: blaß oder zyanotisch, oft mit Petechien am Zungenrand,
- Zungenbelag: weiß oder dick, körnig, schmierig,
- Puls: tief, langsam, unregelmäßig oder schwach bzw. schlüpfrig, gespannt.

*) Dieser Typ koronarer Herzkrankheit wird auch als „Blokkade durch Schleim-TAN" (TAN-YU BI-ZU) genannt.

Massage-Manipulationen nach traditionell-chinesischer Medizin

„Das Blut-XUE beleben und die Blockade lösen"
(HUO-XUE QU-YU)
„Die Blutgefäße durchgängig machen"
(TONG-LI XUE-MAI)

- TUI-Schieben von 3 YIN-Meridianen am Unterarm,
- AN-Drücken von KS 6 und 3E 5,
- AN-Drücken von H 7,
- NIE-Kneten vom M. pectoralis major,
- AN-Drücken medial der Skapula,
- NA-Greifen von G 21,
- QIA-Tiefdrücken von Le 3.

f) „Ohnmacht durch YANG-Schwäche von Herz-XIN" (XIN-YANG XU-TUO)

Westliche Diagnose:
Myokardinfarkt, kardiogener Schock

Subjektive Symptomatik

- Länger anhaltende, heftige Herzschmerzen,
- mitunter Bewußtlosigkeit,
- Schweißausbruch,
- fahl-blasse bzw. zyanotische Gesichtsfarbe,
- zyanotische Finger und Lippen,
- kalte Extremitäten,
- Zungenkörper: tief violett,
- Zungenbelag: weiß oder körnig, schmierig,
- Puls: fein, schwach, kaum tastbar.

Massage-Manipulationen nach traditionell-chinesischer Medizin

„Das YANG zurückholen und die Widrigkeit überwinden"
(HUI-YANG JU I-NI)

- NA-Greifen von G 21,
- NIE-Kneten vom M. pectoralis major,
- AN-Drücken medial der Skapula,
- AN-Drücken von H 7,
- NIE-Kneten von Di 4,
- ROU-Friktion von M 36;

bei Bewußtlosigkeit zusätzlich:
- QIA-Tiefdrücken von LG 26 (Ch),
- ROU-Friktion von N 1,
- AN-Drücken von KS 6 und 3E 5.

E. ERKRANKUNGEN DES VERDAUUNGSSYSTEMS

EINLEITUNG

In der traditionellen chinesischen Medizin wird das ZANG-Organ Milz-PI zum Verdauungssystem zugeordnet und als das dominierende Organ innerhalb des Verdauungssystems angesehen*). Sie ist nicht nur für das Blut und die Blutgerinnung („das Blut innerhalb der Gefäße zügeln" [TONG-XUE]) sondern auch für die Digestion (Zerkleinerung und Abbau [XIAO-HUA]), die Resorption und den Transport (YUN-SHU) der Nährstoffe und Flüssigkeit zuständig.

Das FU-Organ Magen-WEI, das mit der Milz-PI ein YIN-YANG-Organ-Paar bildet, ist in der traditionellen chinesischen Medizin für die Vorverdauung (FU-SHU SHUI-GU) und die Passage (WEI ZHU NA-QI / WEI-QI ZHU JIANG) der aufgenommenen Nahrungsmittel im gesamten Magen-Darmtrakt zuständig. Die Beziehung zwischen dem Magen-WEI und der Verdauung und der Magen-Darmpassage sieht man besonders deutlich, wenn man das FU-Organ Magen-WEI im Zusammenhang mit den allgemeinen Heilfunktionen des dazugehörigen Magen-Meridians betrachtet.

Bei der Wahrnehmung ihrer Aufgaben und in den pathologischen Prozessen steht Milz-PI als Stellvertreter des Verdauungssystems ebenso in engen Wechselbeziehungen mit den anderen ZANG-Organen. Über die Wechselbeziehungen zwischen der Milz-PI und dem Herz-XIN (siehe S. 160) und zwischen der Milz-PI und der Lunge-FEI (siehe S. 150) wurde bereits geschrieben. Hier werden die Beziehungen der Milz-PI mit der Leber-GAN und der Niere-SHEN besprochen.

Die Leber-GAN ist nach Auffassung der traditionellen chinesischen Medizin unter anderem für die regelrechten Funktionsabläufe (im Sinne der vegetativen Funktionsregelung) aller Organe zuständig (GAN ZHU SHU-XIE). Sie unterstützt normalerweise die Digestions- und Transportfunktion der Milz-PI im weiteren Sinne auch durch die Absonderung des Gallensaftes. Bei QI-Störungen der Leber-GAN, insbesondere bei QI-Blockade (GAN-QI YU-JIE), treten viele Symptome der Verdauungsstörungen wie Völlegefühl im Oberbauch, Spannungsschmerzen in seitlichen Rippenpartien, Appetitverlust, Bauchschmerzen, Durchfall oder Verstopfung auf.

Andererseits ist die Leber-GAN angewiesen auf die Funktionsfähigkeit der Milz-PI als Verdauungsorgan, das dem Organismus ausreichend Ausgangsmaterialien für die Blutsynthese zur Verfügung stellt. Wenn diese Milz-PI-Funktion gestört ist (PI-YUN BU-JIAN), erhält die Leber-GAN zu wenig Blut-XUE (GAN-XUE BU-ZU). Dann treten Beschwerden, wie Schwindelgefühl, Augenflimmern, Menstruationsstörung (Oligo- oder Hypomenorrhoe) etc. auf.

---

*) Nach obiger Darstellung der traditionellen chinesischen Medizin versteht man unter der Milz-PI bezüglich ihrer Funktionsaufgaben neben den eigentlichen Milz-Funktionen im Sinne eines lymphoretikulären Organs der westlichen modernen Medizin, wie Bildung von Blutzellen (z. B. Lymphozyten), Abwehrfunktion und Blutgerinnung auch die Pankreas-Funktionen und einen Teil der Leber-Funktionen. Dies wurde wahrscheinlich durch die damaligen religiösen und ethischen Vorstellungen in China, als die theoretischen Grundlagen der traditionellen chinesischen Medizin begründet wurden, mitbedingt. Unter anderem hatten die chinesischen Ärzte durch das gesellschaftliche Tabu wenig Gelegenheit, Leichen zu obduzieren. Wenn es überhaupt möglich war, dann machten sie es in der Regel heimlich und die Leiche war meist nicht mehr „frisch". Das Pankreas konnte vermutlich durch die Autolyse nicht identifiziert werden. Jedoch wußten die chinesischen Ärzte damals schon über einige Erkrankungen und Funktionsstörungen des Pankreas (ohne von dessen Existenz zu wissen) mit entsprechenden Oberbauch-Beschwerden und Symptomen der Verdauungsstörungen Bescheid. Es wird angenommen, daß die Physiologie und die Pathologie des Pankreas dadurch irrtümlich der Milz zugeordnet wurde.

Die Milz-PI braucht auch das antreibende YANG der Niere-SHEN, um ausreichend „wärmende“ Energie für die Verdauung und den Transport der Nährstoffe zu erhalten. Wenn das YANG der Niere-SHEN schwach ist (SHEN-YANG XU-RUO), dann kann man Verdauungsstörungen, wie verminderten Appetit und chronischen Durchfall beobachten. Die Niere-SHEN selbst braucht auch andauernd die Substitution von Nährstoffen, die durch die Funktionsaktivitäten der Milz-PI gewonnen werden müssen. Wenn diese Funktionen der Milz-PI gestört sind, dann kann das YANG der Niere-SHEN aufgrund des Mangels an Essenz-JING auch geschwächt werden. Es treten dann Symptome auf, wie chronische Schmerzen im Lumbalbereich, kalte Extremitäten, Ödeme, Potenzstörungen usw.

Neben den oben genannten inneren Störungen, der schwachen Konstitution bzw. Kondition spielen weiter Emotionen, Fehlernährung, (reizende) scharfe Gewürze, Nikotin, Alkohol sowie äußere Faktoren (Kälte-HAN, Feuchtigkeit-SHI, Hitze-SHU und Zugluft-FENG) in der Pathologie des Verdauungssystems eine wichtige Rolle.

In der Massagebehandlung nach traditioneller chinesischer Medizin werden verschiedene Manipulationen eingesetzt, die die oben genannten Faktoren am besten berücksichtigen. Neben den Punkten, die auf die Milz-PI und den Magen-WEI regulierend wirken, werden häufig auch Punkte, die die Leber-GAN und die Niere-SHEN günstig beeinflussen, in der Therapie herangezogen.

Für den Erfolg der Behandlung ist ebenso notwendig, weitere Ursachen, wie psychosoziale und Ernährungsfaktoren, entsprechend und gebührend zu berücksichtigen. Gegebenenfalls sollten eine Umstellung der Lebensführung, Entspannungsübungen oder Psychotherapie empfohlen werden.

E.1. MAGENERKRANKUNGEN

Chinesische Pathologie

Nach Ansicht der traditionellen chinesischen Medizin spielen folgende 3 Faktoren bei den Magenerkrankungen eine wesentliche Rolle:

a) YANG-Schwäche des Magen-WEI selbst und der Milz-PI, die als „Schwäche des mittleren YANG“ (ZHONG-YANG BU-ZHEN, gemeint ist das YANG des mittleren Erwärmers) bezeichnet wird. Es entsteht im Magen Kälte-HAN von innen durch die YANG-Schwäche. Die Kälte-HAN wird durch Kälteeinwirkung von außen oder durch die Aufnahme von rohen bzw. kalten Nahrungsmitteln verstärkt, so daß die vermehrte Kälte-HAN das QI erfrieren und blockieren.

b) Maßlose Ernährung (YIN-SHI BU-JIE). Die unregelmäßige Nahrungsaufnahme und einseitige Ernährung (auch roh, kalt und salzig, scharf) können den Magen und die Milz überbelasten und beeinträchtigen.

c) Psychische Ursachen. Neben den Emotionen/Verhaltensweisen, wie Grübeln und übermäßiges Sorgen bzw. Nachdenken (SI-LÜ), die direkt auf den Magen einwirken, können auch Zorn, Ärger und (gestaute) Aggression (YU-NU) die Funktionsabläufe der Leber-GAN stören und blockieren. Das blockierte QI der Leber-GAN beeinträchtigt dann den Magen-WEI und die Milz-PI.

Zu den Magenerkrankungen, die überwiegend durch die obengenannten Ursachen hervorgerufen werden, rechnet die traditionelle chinesische Medizin unter anderem Gastropathien, wie Reizmagen bzw. Magenneurosen, akute und chronische Gastritis, Ulcus ventriculi et duodeni. Ihre Behandlung durch die traditionelle chinesische Heilmassage gestaltet sich im großen und ganzen ähnlich. Die unterschiedlichen Massage-Manipulationen werden außer durch die ursächliche Differenzierung auch durch die Differenzierung nach der chinesischen Syndrom-Diagnostik bestimmt.

Daher ist es für den Erfolg der Behandlung neben der Erkennung der Krankheitsursachen auch wichtig, diese verschiedenen Magenerkrankungen nach der Schmerz-Modalität, -Lokalisation und andere typischen Symptomen in „Leere-XU", „Fülle-SHI", „Kälte-HAN", „Hitze-RE" und nach QI- oder Blut-XUE-Störung zu unterscheiden.

Anmerkung

Bei Ulcus ventriculi und Ulcus duodeni mit Blutungen (Bluterbrechen oder Blutstuhl) ist Massagebehandlung (insbesondere im Abdomen und Rücken) kontraindiziert. In diesem Fall ist der Patient ins Krankenhaus einzuweisen und andere effektive Therapien sind vorzuziehen.

Massagebehandlung bei Magenerkrankungen

a) „Das QI der Leber-GAN attackiert den Magen-WEI"*) (GAN-QI FAN-WEI)

Westliche Diagnose:
Akute und chronische Gastritis, Magenneurosen und Ulcus ventriculi

Subjektive Symptomatik

- Schmerzen in Magengegend, die manchmal in die seitlichen Rippenpartien ausstrahlen,
- Völlegefühl im Oberbauch,
- Übelkeit und Brechreiz,
- Aufstoßen von Luft oder Reflux von Magensaft,
- Verstärkung der Beschwerden durch psychische Aufregungen,
- verminderter Appetit,
- Zungenbelag: weiß, dünn,
- Puls: gespannt, klein oder tief.

*) Dieser Typ der Magenerkrankung wird auch als „Unverträglichkeit zwischen der Leber-GAN und dem Magen-WEI" bzw. „QI-Blockade in der Leber-GAN" (GAN-YU QI-ZHI) angegeben.

Massage-Manipulationen nach traditionell-chinesischer Medizin

„Die Leber-GAN regulieren und den Magen-WEI beruhigen"
(SHU-GAN HE-WEI)

- DIAN-AN-Punktdrücken am Rücken interkostal,
- JI-TUI-Drücken-Schieben am Rücken,
- ROU-Friktion mit Faust am Rücken,
- AN-Drücken auf dem Sternum,
- SHU-„Schnüren" vom Thorax,
- MO-Reiben am Oberbauch, quer,
- AN-Drücken von KS 6 und 3E 5,
- ROU-Friktion von M 36,
- QIA-Tiefdrücken von Le 3.

b) „Leere-XU und Kälte-HAN von Milz-PI und Magen-WEI"*) (PI-WEI XU-HAN)

Westliche Diagnose:
Chronische Gastritis, Ulcus ventriculi et duodeni und Magenneurosen

Subjektive Symptomatik

- Diffuse Schmerzen im Oberbauch, die nach der Nahrungsaufnahme oft gelindert werden,
- Völlegefühl im Abdomen,
- Besserung der Beschwerden durch Wärme und Druck,
- verminderter Appetit,
- Aufstoßen von Luft oder klarer Flüssigkeit,
- Kältegefühl in der Magengegend,
- Bevorzugung von warmen Getränken und Speisen,
- kalte Extremitäten,
- allgemeine Müdigkeit,
- Stuhl: dünnflüssig oder Durchfall,
- Zungenkörper: blaß,
- Zungenbelag: weiß, dünn,
- Puls: schwach, fein.

*) Dieser Typ von Magenerkrankung entspricht auch dem Krankheitsbild von „Schwäche von Milz-PI und Magen-WEI" (PI-WEI XU-RUO) bzw. „Kälte-HAN attackiert den Magen-WEI" (HAN-XIE FAN-WEI).

Massage-Manipulationen nach traditionell-chinesischer Medizin

„Den mittleren Erwärmer aufwärmen, die Milz-PI stärken und den Magen-WEI beruhigen" (WEN-ZHONG JIAN-PI HE-WEI)

- DIAN-Punktdrücken am Rücken paravertebral,
- ROU-Friktion mit Faust am Rücken,
- MO-Reiben im Bauch diagonal,
- SHU-„Schnüren" vom Abdomen,
- MO-Reiben am Oberbauch quer,
- MO-Reiben und AN-Drücken am Oberbauch,
- TUI-Schieben am seitlichen Abdomen,
- AN-Drücken in Bauchmitte,
- MO-Reiben, Kreisen um den Bauchnabel,
- ROU-Friktion von M 36.

c) „YIN-Mangel vom Magen-WEI"*) (WEI-YIN BU-ZU)

Westliche Diagnose:
Akute Gastritis, chronisch-atrophische Gastritis, Ulcus ventriculi

Subjektive Symptomatik

- Manchmal brennende Schmerzen in Magengegend mit Spannungsgefühl,
- „knurrender" Magen,
- Reflux von Magensaft oder Brechreiz,
- trockener Mund mit bitterem Geschmack,
- Bevorzugung von kalten Getränken und Speisen,
- Stuhl: hart oder Verstopfung,
- Urin: wenig und gelblich,
- Zungenkörper: leicht gerötet,
- Zungenbelag: dünn, gelb,
- Puls: gespannt, fein oder schnell.

*) Dieser Typ von Magenerkrankung wird auch „Hitze-RE im Magen-WEI" (WEI-RE) genannt.

Massage-Manipulationen nach traditionell-chinesischer Medizin

„Die Hitze-RE beseitigen und den mittleren Erwärmer harmonisieren"
(QING-RE HE-ZHONG)

- TUI-Schieben am oberen Rücken paravertebral,
- MO-Reiben am Rücken diagonal,
- DIAN-AN-Punktdrücken am seitlichen Thorax,
- MO-Reiben und AN-Drücken am Rippenbogen,
- MO-Reiben vom M. rectus abdomini quer,
- JI-TUI-Drücken-Schieben am Abdomen,
- ROU-Friktion um das Knie,
- ROU-Friktion von M 36.

E.2. CHRONISCHE DIARRHOE

Chinesische Pathologie

Nach Auffassung der traditionellen chinesischen Medizin wird eine chronische Diarrhoe hauptsächlich durch QI-Schwäche der Milz-PI und des Magens-WEI hervorgerufen. Dafür sind folgende Faktoren verantwortlich:

a) Akute Diarrhoe, die nicht richtig geheilt wurde. So wird das QI der Milz-PI und des Magens-WEI direkt verbraucht.

b) Ernährungsfehler; unregelmäßige, maßlose und einseitige (fettige und süße) Nahrungsaufnahme können die Magen-Darmpassage stören. Ferner können übermäßige Aufnahme von Rohkost und kalten sowie unsauberen Nahrungsmitteln das QI von Milz-PI und Magen-WEI stören.

c) Die schwache Konstitution oder Kondition bzw. (nach einer) langanhaltenden Krankheit und wiederholte Störungen durch äußere Krankheitsfaktoren; insbesondere Kälte-HAN und Feuchtigkeit-SHI können die Funktionsfähigkeit der Milz-PI und des Magens-WEI beeinträchtigen.

d) Die YANG-Schwäche der Niere-SHEN bedingt die YANG-Schwäche der Milz-PI, weil die Milz-PI die Unterstützung der Niere-SHEN braucht, um ihre Aufgaben (Verdauung und Absorption) regelrecht wahrnehmen zu können. Und

e) die unausgeglichene Psyche bzw. Emotionen. Grübeln, übermäßiges Sorgen und Nachdenken führen direkt zu einer Disharmonie innerhalb von Milz-PI und Magen-WEI. Zorn, Ärger und gestaute Aggression führen einer QI-Blockade in Leber-GAN; die Milz-PI wird dann von dem blockierten QI der Leber-GAN attackiert.

Das Hauptziel der Behandlung durch die chinesische Massage bei chronischer Diarrhoe wird insofern die Stärkung des QI von Milz-PI bzw. Magen-WEI sowie die Beseitigung von anderen Faktoren wie Feuchtigkeit-SHI und Kälte-HAN sein. Wenn dabei die Niere-SHEN oder die Leber-GAN beteiligt ist, wird zusätzlich entweder das YANG der Niere-SHEN tonisiert oder das QI der Leber-GAN reguliert.

Massagebehandlung bei chronischer Diarrhoe

a) „Schwäche von Milz-PI und Magen-WEI“ (PI-WEI XU-RUO)

Westliche Diagnose:
Chronische Gastroenteritis und Enterokolitis, Achylia gastrica, Pankreasinsuffizienz, Gallensekretions- oder Abflußstörung u. a. Enzymmangel bei Maldigestion und Malabsorptionssyndrom.

Subjektive Symptomatik

- Kraft- und Antriebslosigkeit,
- leise Stimme und fahlgelbliche Gesichtsfarbe,
- verminderter Appetit,
- Völlegefühl im Abdomen, besonders nach einer Mahlzeit,
- Hyperperistaltik mit vermehrtem Darmgeräusch,
- Durchfall mit unverdauten Nahrungsmitteln,
- Zungenkörper: blaß,
- Zungenbelag: dünn, körnig, schmierig,
- Puls: fein oder tief.

Massage-Manipulationen nach traditionell-chinesischer Medizin

„Die Milz-PI tonisieren, den Magen-PI beruhigen und das QI stärken“
(BU-PI HE-WEI YI-QI)

- MO-Reiben am Abdomen, diagonal,
- AN-Drücken von M 25,
- MO-Reiben, Kreisen um den Bauchnabel,
- SHU-„Schnüren“ vom Abdomen,
- MO-Reiben am seitlichen Abdomen,
- NA-Greifen und TI-Anheben über der Wirbelsäule,
- ROU-Friktion mit Faust am Rücken,
- ROU-Friktion von M 36.

b) „YANG-Schwäche von Milz-PI und Niere-SHEN“*) (PI-SHEN YANG-XU)

Westliche Diagnose:
Chronische Enteritis, Enteritis regionalis Crohn, Colitis ulcerosa, Ileozökal-Tbc

Subjektive Symptomatik

- Fahlgelbliche Gesichtsfarbe,
- Kurzatmigkeit,

*) Dieser Typ von Durchfall ist auch unter der Bezeichnung „schwaches Feuer-HUO des MING-MEN“ (MING-MEN HUO-SHUAI) bekannt: unter MING-MEN versteht die traditionell-chinesische Medizin das YANG und das QI der Niere-SHEN insgesamt, unter anderem die Antriebskraft und wärmende Funktion.

- verminderter Appetit,
- Kälteempfindlichkeit, besonders im Bauch,
- Kälte- und Schweregefühl im Lumbalbereich,
- kalte und kraftlose Beine,
- dumpfe Schmerzen um den Bauchnabel,
- Durchfall mit ziehenden Schmerzen und starkem Darmgeräusch, oft gegen Morgendämmerung,
- Stuhl: vermischt mit unverdauten Nahrungsmitteln,
- Bauchschmerzen, lindern sich nach dem Stuhlgang,
- Zungenkörper: blaß,
- Zungenbelag: weiß, dünn,
- Puls: fein, gespannt oder tief.

Massage-Manipulationen nach traditionell-chinesischer Medizin

„Die Milz-PI stärken und die Niere-SHEN erwärmen“
(JIAN-PI BU-SHEN)

- MO-Reiben am Oberbauch quer,
- AN-Drücken in Bauchmitte,
- MO-Reiben neben dem Bauchnabel quer,
- NA-Greifen und TI-Anheben von Bauchmuskeln,
- MO-Reiben am seitlichen Abdomen,
- MO-Reiben kreisend um den Bauchnabel,
- DIAN-Punktdrücken am Rücken paravertebral,
- JI-TUI-Drücken-Schieben am Rücken,
- ZHANG-Seitwärtsschieben im Lumbalbereich mit Handwurzel,
- MO-Reiben auf dem Kreuzbein quer,
- ROU-Friktion von M 36.

c) „Disharmonie zwischen Leber-GAN und Milz-PI“*)
(GAN-PI BU-HE)

Westliche Diagnose:
Reizkolon, Colitis ulcerosa

Subjektive Symptomatik

- Psychisch unruhig und reizbar,
- Verstärken oder Auslösen der Beschwerden oft durch psychische Reizung,
- Aufstoßen von Luft und verminderter Appetit,
- oft begleitet von Spannungsschmerzen in seitlichen Rippenpartien,
- starkes Darmgeräusch mit Meteorismus,
- plötzliches Auftreten von Bauchschmerzen, die nach dem Stuhlgang erleichtert werden,
- manchmal Wechsel von Tenesmus und Obstipation,
- Zungenkörper: blaß-rötlich,
- Zungenbelag: dünn, weiß oder leicht gelblich,
- Puls: gespannt.

Massage-Manipulationen nach traditionell-chinesischer Medizin

„Leber-GAN und Milz-PI harmonisieren“
(TIAO-HE GAN-PI)

- AN-Drücken in Bauchmitte,
- MO-Reiben neben dem Bauchnabel quer,
- MO-Reiben von M. rectus abdomini,
- KUAN-Lockern des seitlichen Thorax,
- MO-Reiben am Rücken diagonal,
- DIAN-AN-Punktdrücken am Rücken interkostal,
- AN-Drücken von KS 6 und 3E 5,
- ROU-Friktion von M 36,
- QIA-Tiefdrücken von Le 3.

*) Dieser Typ von Durchfallerkrankung wird auch „das QI der Leber-GAN attackiert die Milz-PI“ (GAN-QI FAN-PI) genannt.

E.3. OBSTIPATION

Chinesische Pathologie

Neben der Fehlernährung (Mangel an Ballaststoffen und Flüssigkeit) und der allgemeinen Tonusschwäche der Muskulatur (des Darmtraktes selbst sowie des Zwerchfelles, der Bauchdekke und des Beckenbodens) sind nach Meinung der traditionellen chinesischen Medizin weitere Faktoren – wie folgt – für die Obstipation verantwortlich:

a) Trockenheit-ZAO und Hitze-RE. Alkoholgenuß, scharf-würzige Speisen können die Flüssigkeit des Magen-Darmtraktes verbrauchen. Die Trockenheit begünstigt die Entstehung der inneren Hitze-RE, die wiederum mehr Flüssigkeit im Magen-Darmtrakt „verdunstet". Ebenfalls bei einer Erkrankung durch äußere Faktoren Trockenheit-ZAO oder Hitze-RE bzw. mit Symptomatik von Hitze-RE kann ein solcher Flüssigkeitsverbrauch (YIN-Verlust) hervorgerufen werden.

b) Schwäche von QI und Blut-XUE. Durch körperliche Überanstrengung und chronische oder schwere Erkrankung und Geburt kann das Blut-XUE übermäßig verbraucht werden. Dieser Verlust vom Blut-XUE zieht einen Flüssigkeitsmangel im Magen-Darmtrakt nach sich. Weiter wird das QI auch infolge des Verlustes von Blut-XUE geschwächt, sodaß die Darmpassage ebenfalls gestört wird. Bei Menschen in hohem Lebensalter oder mit schwacher Konstitution bzw. Kondition beobachtet man auch oft Obstipation von diesem Typ.

c) Stagnation durch Kälte-HAN. Bei Menschen mit hohem Lebensalter oder mit schwacher Konstitution bzw. Kondition kann die allgemeine Schwäche des YANG eine innere Kälte-HAN entstehen lassen. Diese innere Kälte-HAN und Kälte-HAN-Einwirkung von außen können eine Stagnation des Flusses vom QI und Blut-XUE hervorrufen. Als Folge entsteht ein Mangel an Flüssigkeit im Magen-Darmtrakt. Und

d) Emotionen. Verschiedene Emotionen wie Besorgtsein, Kummer, Gram, Depression können außer in Leber-GAN auch in Milz-PI und Magen-WEI das QI blockieren, und die regelrechten Funktionsabläufe können nicht mehr gewährleistet werden. So wird die Passage des Magen-Darmtraktes beeinträchtigt.

Die verschiedenen Massage-Manipulationen bei Obstipation haben allgemein Peristaltik-fördernde und Verdauungs-regulierende Funktionen sowie ihre spezifischen Wirkungen, wie Hitze-RE beseitigen und QI-aufbauen. Da aber zusätzliche Faktoren für die Obstipation verantwortlich sind (siehe oben), müssen gegebenenfalls auch weitere Maßnahmen, z. B. Umstellung der Ernährung, genügende Flüssigkeitszufuhr, körperliches Training (Sport, Bewegungen usw.), Training zur Streßbewältigung, gelassene innere Einstellung etc. ergriffen werden, um dauerhaften Erfolg erzielen zu können.

Massagebehandlung bei Obstipation

a) „Trockenheit-ZAO und Hitze-RE des Magen-Darm-Traktes" (WEI-CHANG ZAO-RE)

Subjektive Symptomatik

- Rote Gesichtsfarbe,
- trockener Mund und Rachen, oft Mundgeruch,
- durstig, innere Unruhe,
- manchmal erhöhte Körpertemperatur,
- Stuhl: hart, knotig,
- Urin: wenig und gelb,
- Zungenkörper: rot,
- Zungenbelag: gelb oder trocken,
- Puls: schlüpfrig, kräftig oder schnell.

Massage-Manipulationen nach traditionell-chinesischer Medizin

„Die Hitze-RE vertreiben und die Fülle-SHI sedieren"
(QUING-RE XIE-SHI)

- MO-Reiben und AN-Drücken am Rippenbogen,
- JI-TUI-Drücken-Schieben am Abdomen,
- MO-Reiben am unteren Abdomen diagonal,
- TUI-Schieben am Rücken paravertebral,
- MO-Reiben am Rücken diagonal,
- ROU-Friktion im Glutäalbereich,
- ROU-Friktion und NIE-Kneten an Innenseite des Unterschenkels,
- ROU-Friktion von M 36.

b) „Stagnierte QI-Abläufe" (QI-JI YU-ZHI)

Subjektive Symptomatik

- Allgemeines Unwohlsein,
- Völlegefühl im Thorax und Abdomen,
- Aufstoßen von Luft,
- verminderter Appetit,
- manchmal Schlafstörung und Kopfschmerzen,
- Tenesmus,
- Zungenbelag: dünn, schmierig,
- Puls: gespannt.

Massage-Manipulationen nach traditionell-chinesischer Medizin

„Das QI durchlässig machen und die Stagnation bereinigen"
(XING-QI DAO-ZHI)

- AN-Drücken am Oberbauch,
- MO-Reiben vom M. rectus abdomini,
- JI-TUI-Drücken-Schieben am Abdomen,
- AN-Drücken am seitlichen unteren Abdomen,
- KUAN-Lockern vom seitlichen Thorax,
- DIAN-AN-Punktdrücken am Rücken interkostal,
- AN-Drücken von KS 6 und 3E 5,
- ROU-Friktion von M 36,
- TUI-Schieben an der äußeren Fußkante.

c) „Schwäche vom QI und Blut-XUE" (QI-XUE KUI-SUN)

Subjektive Symptomatik

- Schwindelgefühl,
- Kurzatmigkeit, Schweißausbruch,
- blasse Gesichtsfarbe,
- trockener Mund und Rachen,
- psychische Niedergeschlagenheit,
- körperliche Erschöpfung nach dem Stuhlgang,
- Zungenkörper: blaß oder leicht rötlich,
- Zungenbelag: dünn,
- Puls: schwach, fein.

Massage-Manipulationen nach traditionell-chinesischer Medizin

„Die Leere-XU tonisieren und den Darm durchlässig machen"
(BU-XU TONG-YOU)

- MO-Reiben am Abdomen diagonal,
- AN-Drücken in Bauchmitte,
- MO-Reiben, Kreisen um den Bauchnabel,
- NA-Greifen und TI-Anheben von Bauchmuskeln,
- MO-Reiben am unteren Abdomen quer,
- JI-TUI-Drücken-Schieben am Rücken,
- ROU-Friktion mit Faust am Rücken,
- MO-Kreisen auf dem Kreuzbein,
- ROU-Friktion von M 36.

d) „YIN-Stagnation durch Kälte-HAN“ (YIN-HAN NING-JIE)

Subjektive Symptomatik

- Leichte Bauchschmerzen mit Kältegefühl, die durch Druck und Wärme gelindert werden,
- kalte Extremitäten,
- Kälteempfindlichkeit,
- Kälte- und Schweregefühl im Lumbalbereich,
- verminderter Appetit,
- Urin: vermehrt, klar,
- Zungenkörper: blaß,
- Zungenbelag: weiß, feucht,
- Puls: tief, langsam.

Massage-Manipulationen nach traditionell-chinesischer Medizin

„Die Stagnation durch Wärme beseitigen“ (WEN-TONG KAI-JIE)

- MO-Reiben am Oberbauch quer,
- TUI-Schieben am seitlichen Abdomen,
- MO-Reiben neben dem Bauchnabel quer,
- NA-Greifen und TI-Anheben von Bauchmuskeln,
- MO-Reiben am unteren Abdomen quer,
- ROU-Friktion von LG 4,
- ROU-Friktion im Lumbalbereich,
- AN-Drücken im Lumbalbereich beidseitig vertikal
- ROU-Friktion von M 36.

F. ERKRANKUNGEN DER LEBER UND DER GALLENBLASE

EINLEITUNG

Die Hauptfunktionen der Leber als Verdauungs- bzw. Stoffwechselorgan werden in der traditionellen chinesischen Medizin nur teilweise als die Funktionen des ZANG-Organs Leber-GAN zugeordnet. Bei dem FU-Organ Gallenblase-DAN hingegen herrschen sowohl in der westlichen als auch in der traditionell-chinesischen Medizin die gleichen Meinungen in der Physiologie und Pathologie.

Nach Auffassung der traditionell-chinesischen Medizin nimmt Leber-GAN ihre Aufgabe bei der Verdauung und dem Stoffwechsel durch die Produktion und Ausscheidung des Gallensaftes wahr und dadurch, daß sie die Funktionsabläufe des Magen-Darmes (auch der anderen inneren Organe) im Sinne der vegetativen Regulationen kontrolliert (ZHU-SHU-XIE).

Durch die damaligen Voraussetzungen in der Anatomie, Physiologie und Pathophysiologie (Siehe auch Kap. I.A. / S. 13 ff.) sowie durch die klinischen Beobachtungen, unter anderem dadurch, daß sich Manifestationsorte teilweise überlappen, wie z. B. Auftreten von einigen Verdauungsstörungen, werden viele Erkrankungen der Leber und Gallenblase in der traditionellen chinesischen Medizin als Erkrankungen der Milz-PI und des Magens-WEI angesehen und durch entsprechende Manipulationen, sei es mit Medikamenten, Akupunktur, Massage oder Atemübungen behandelt.

Diese Therapien sind aber wirksam, da unter anderem die Bestimmung der Meridiane samt ihren Akupunkturpunkten auch durch die oben genannten historischen Irrtümer mitbedingt war, d. h. die Punkte, die bei vielen Erkrankungen der Leber und Gallenblase wirksam sind, wurden dem Milz- und Magen-Meridian zugeordnet.

Auch in diesem Sinne werden die Massagebehandlungen der folgenden Leber- und Gallenblasenerkrankungen, die in diesem Buch besprochen werden, konzipiert.

F.1. CHRONISCHE CHOLEZYSTITIS

Chinesische Pathologie

Die häufigsten Ursachen bei den Gallenblasenerkrankungen sieht die traditionell-chinesische Medizin in

a) QI-Blockade in Leber-GAN und Gallenblase-DAN und
b) QI-Schwäche der Milz-PI.

Bei langanhaltender Unterdrückung der Gefühle und starken Emotionen können Störungen der Funktionsabläufe in Leber-GAN und Gallenblase-DAN infolge von QI-Stagnation oder -Blockade auftreten. Diese wiederum rufen eine Reihe von Verdauungsstörungen hervor. Man spricht von „Unverträglichkeit bzw. Disharmonie zwischen Leber-GAN und Magen-WEI“ (GAN-WEI BU-HE).

Bei dauernder unregelmäßiger Nahrungsaufnahme oder einseitiger Ernährung sowie übermäßigem Genuß von Alkohol, scharf-gewürzten bzw. fettigen Speisen können die Funktionsfähigkeit der Milz-PI und des Magens-WEI verschlechtert werden und gleichzeitig auch eine Stauung von Nässe-SHI bzw. Hitze-RE in Leber-GAN auftreten. So entsteht eine QI-Schwäche der Milz-PI, bei der das relativ gestärkte QI der Leber-GAN den Magen angreifen kann. Man spricht dann von „Schwäche der Milz-PI und Überschwang der Leber-GAN“ (PI-XU GAN-WANG).

Anmerkung

Die chinesische Massage ist nur bei chronischer Cholezystitis ohne Cholelithiasis bzw. zur Schmerzbehandlung bei Gallenkolik angezeigt. Bei Gallenblasensteinen sollte eine operative Therapie in Erwägung gezogen werden. Bei Verdacht auf Komplikationen ist von einer Behandlung durch chinesische Massage abzuraten. Fettarme Diät kann in der Regel die Behandlung sinnvoll unterstützen.

Massagebehandlung bei Cholezystitis

a) „QI-Blockade in Leber-GAN“ (GAN-YU QI-ZHI)

Subjektive Symptomatik

- Dumpfer Schmerz oder Abwehrspannung in Gallenblasengegend,
- Knurren oder Völlegefühl im Magen,
- Aufstoßen oder Reflux,
- Übelkeit oder Erbrechen,
- verminderter Appetit,
- Meteorismus,
- Zungenbelag: dünn, gelb,
- Puls: gespannt.

Massage-Manipulationen nach traditionell-chinesischer Medizin

„Die Leber-GAN und die Milz-PI regulieren“
(SHU-GAN TIAO-PI)

- DIAN-AN-Punktdrücken in seitlichem Thorax,
- AN-Drücken am oberen Abdomen,
- MO-Reiben in der Mitte von Thorax und Rücken,
- MO-Reiben und AN-Drücken am Rippenbogen,
- NA-Greifen und PI-Anheben über der Wirbelsäule,
- ROU-Friktion von M 36,
- QIA-Tiefdrücken von Le 3.

b) „Überschwang der Leber-GAN bei Schwäche der Milz-PI“ (PI-XU GAN-WANG)

- Völlegefühl und Schmerzen im Oberbauch,
- Appetitverlust,
- Unverträglichkeit von fetten Speisen,
- Aufstoßen,
- Durchfall oder Verstopfung,
- Zungenkörper: hellrot,
- Zungenbelag: dünn, weiß,
- Puls: klein, schnell.

Massage-Manipulationen nach traditionell-chinesischer Medizin

„Die Milz-PI stärken und die Leber-GAN beruhigen“
(JIAN-PI PING-GAN)

- MO-Reiben und AN-Drücken am oberen Abdomen,
- FEN-MO-Seitwärtsreiben unterhalb des Rippenbogens,
- TUI-Schieben am seitlichen Abdomen,
- JI-TUI-Drücken und Schieben am Rücken,
- ROU-Friktion mit Faust am Rücken,
- ROU-Friktion von M 36.

G. UROLOGISCHE ERKRANKUNGEN

EINLEITUNG

In der traditionellen chinesischen Medizin ist das ZANG-Organ Niere-SHEN unter anderem für den Wasserstoffwechsel zuständig. Die Funktion des dazu gehörigen FU-Organs Harnblase-PANG-GUANG als Sammelbecken für den in den Nieren produzierten Urin hinsichtlich des Aufnahmevermögens und der Entleerung der gesammelten Urinmenge wird nach Ansicht der traditionellen chinesischen Medizin von der Niere-SHEN kontrolliert. Daher sagt man: „Die Niere-SHEN kontrolliert die unteren Körperöffnungen“ (SHEN XIA KAI-QIAO YU ER-YIN).

Die Funktionstüchtigkeit der Niere-SHEN (SHEN-YANG) ist nicht nur maßgebend für die Miktion der Harnblase; sie bestimmt auch durch die renale Filtrationsmenge mit, wie oft die Harnblase „gespült“ wird. Beides zusammen hat nach Meinung der traditionellen chinesischen Medizin eine große Bedeutung bei Miktionsstörungen und Anfälligkeit bei Entzündungen der Harnblase.

Die Funktionstüchtigkeit der Niere-SHEN (SHEN-YANG) kann beeinträchtigt werden durch:

- Abnutzung (KUI-SUN) infolge von übermäßiger Beansprachung,
- mangelndes Angebot an essentiellen Nährstoffen (SHEN YIN-XU) und
- angeborene oder erworbene allgemeine Schwäche des Organismus. Die traditionelle chinesische Medizin umschreibt es mit „Mangel an Antriebskraft“ (YUAN-QI BU-ZU).

Ferner steht Niere-SHEN mit den vier anderen ZANG-Organen (Herz-XIN, Lunge-FEI, Milz-PI und Leber-GAN) in engen Wechselbeziehungen. Darüber wurde in den vorangehenden Kapiteln geschrieben. Hier sei es kurz erwähnt:

Das Herz-XIN als stellvertretendes Organ des Kreislaufsystems nimmt Einfluß im Bereich des Wasserstoffwechsel der Niere über die renale Durchblutung, die unter anderem mit Herztätigkeit, Blutkreislauf und arteriellem Blutdruck in Zusammenhang steht.

Die Milz-PI als Symbol des gesamten Verdauungssystems und eines Teiles der Stoffwechselorgane spielt auch direkt und indirekt beim Wasserhaushalt des gesamten Organismus eine Rolle, unter anderem durch die Absorption der Wassermenge aus den Nahrungsmitteln im Magen-Darmtrakt.

Die Lunge-FEI ist für die Haut und ihre Anhangsdrüsen (Schweiß- und Talgdrüsen) zuständig und unterstützt die Niere-SHEN im Bereich des Wasserstoffwechsels durch die Regulation der Schweißausscheidung. Ferner trägt die Lunge-FEI durch die Atemtätigkeit direkt bei, eine bestimmte Wassermenge über die Atemluft auszuscheiden.

Die Leber-GAN steht nach Auffassung der traditionellen chinesischen Medizin mit der Niere-SHEN im Sinne der psychovegetativen Funktionseinheit in sehr engem Zusammenhang. Diese Wechselbeziehung sieht man besonders deutlich im Falle der nervös bedingten Blasenbeschwerden, wie Reizblase bzw. Enuresis.

Neben oben erwähnter YANG-Schwäche der Niere-SHEN und psychischen bzw. emotionellen Faktoren (Angst, Schreck, Schock, Unsicherheit sowie Abhängigkeit) spielen nach Ansicht der traditionellen chinesischen Medizin weiter auch die Kälte-HAN und die Nässe-SHI in der Pathologie der Niere und Harnblase eine Rolle.

In der Massagebehandlung der traditionellen chinesischen Medizin werden Manipulationen, die die Funktionen der Niere-SHEN regulieren, neben den verschiedenen Manipulationen für die jeweiligen aktuellen Beschwerden bzw. für die entsprechenden Faktoren eingesetzt.

G.1. HARNWEGSINFEKTION

Chinesische Pathologie

Die traditionelle chinesische Medizin sieht die Ursachen für die Harnwegsinfektion hauptsächlich in

a) äußeren Krankheitsfaktoren: pathogene Bakterien sowie klimatische Faktoren, wie Kälte-HAN, Nässe-SHI und Hitze-RE und

b) individueller Disposition, wie geschwächte Nierenfunktion (SHEN-XU) bzw. anatomische Besonderheit bei Frauen und Schwangerschaft.

Die äußeren Krankheitsfaktoren blockieren nach Ansicht der traditionellen chinesischen Medizin den unteren Erwärmer (XIA-JIAO). Dadurch wird die Harnblase auch bei Wahrnehmung ihrer Aufgaben beeinträchtigt; so treten Symptome wie Pollakisurie, Harndrang, Tenesmen und Brennen beim Wasserlassen auf.

Die Funktionsschwäche der Niere bedingt eine Störung des Wasserhaushalts infolge unregelmäßigen Funktionsablaufes des QI. So führt es allmählich zu einer endogenen Trübung der Nässe-SHI (SHI-ZHUO). Daraus kann sich eine innere Hitze-RE weiterentwickeln, die in die Harnblase herabfließt und dort gleiche Beschwerden wie oben beschrieben, hervorrufen.

Die Funktionsschwäche der Niere-SHEN kann unter anderem konstitutionell, aber auch durch körperliche Überanstrengungen und Ernährungsfehler (Einseitigkeit oder Mangel) bedingt sein. Bei letzterem wird die Verdauungsfunktion nach und nach gestört und infolgedessen entsteht eine innere Nässe-SHI-Stauung. So entsteht ein gemischtes Syndrom von „Schwäche der Niere-SHEN und der Milz-PI“ (PI-SHEN LIANG-XU).

Eine unbehandelte oder schlecht behandelte Zystitis wiederum kann chronisch werden. Dies belastet dauernd das Qi der Niere-SHEN und führt langsam, aber sicher zu einer Funktionsschwäche der Niere-SHEN. In diesem Fall sieht man oft ein gemischtes Symptombild von „Schwäche der Niere-SHEN sowie Nässe-SHI und Hitze-RE“ (SHEN-XU SHI-RE).

Anmerkung

Die traditionelle chinesische Medizin faßt die Harnwegsinfektionen mit den Steinbildungen in Niere, Nierenbecken und Harnleiter (Nephrolithiasis) zusammen und bezeichnet sie als LIN-ZHENG. Nach unseren Erfahrungen gehört die letztere Krankheitsgruppe nicht zu den Indikationen der chinesischen Heilmassage; außer zur Schmerzbehandlung bei Nierenkolik.

Massagebehandlung bei Harnwegsinfektionen

a) „Die Nässe-SHI und die Hitze-RE sammeln sich (in der Harnblase)“ (SHI-RE YUN-JI) (PANG-GUANG SHI-RE)

Westliche Diagnose:
Akute Zystitis und Pyelonephritis, akuter Schub einer chronischen Zystitis oder Pyelonephritis.

Subjektive Symptomatik

- Pollakisurie und Harndrang,
- brennender Schmerz bei Miktion,
- tief gelbliche Urinfarbe, mitunter trüb oder Hämaturie,
- hohes Fieber und Schüttelfrost bzw. starke Kälteempfindlichkeit,
- allgemeines Unwohlsein oder Kopf- bzw. Gliederschmerzen,

- trockener Mund und Durst,
- Klopfschmerzen in der Nierengegend,
- Völlegefühl oder Schmerzen im Unterleib,
- Zungenkörper: rot,
- Zungenbelag: schmierig; weiß oder gelb,
- Puls: schnell, schlüpfrig oder gespannt.

Massage-Manipulationen nach traditionell-chinesischer Medizin

„Die Hitze-RE (das Fieber) senken und die Nässe-SHI (den Harn) treiben"
(QING-RE LI-SHI)

- ROU-Friktion und NIE-Kneten an Innenseite des Unterschenkels,
- ROU-Friktion von MP 6,
- ROU-Friktion von B 40,
- FU-MO-Streichen-Reiben an Innenseite des Oberschenkels,
- MO-Reiben auf dem Kreuzbein quer (nur solange, bis eine leichte Erwärmung entsteht),
- ROU-Friktion im Lumbalbereich,
- MO-Reiben und AN-Drücken am unteren Abdomen.

b) „QI-Schwäche der Niere-SHEN" (SHEN-QI KUI-XU)

Westliche Diagnose:
Chronische Zystitis und Pyelonephritis, Reizblase

Subjektive Symptomatik

- Harndrang, oft mit Hemmung der Entleerung,
- Harninkontinenz,
- Völlegefühl im Unterleib,
- blasses Gesicht,
- körperliche Unbelastbarkeit,
- chronische Rückenschmerzen,
- manchmal auch kalte Extremitäten oder Schwindelgefühl,
- Zungenkörper: blaß,
- Puls: schwach, tief oder langsam.

Massage-Manipulationen nach traditionell-chinesischer Medizin

„Die Niere-SHEN aufwärmen und das QI stärken"
(WEN-SHEN BU-QI)

- ROU-Friktion im Lumbalbereich,
- ROU-Friktion von LG 4,
- MO-Reiben im Lumbalbereich quer,
- MO-Reiben am Unterleib quer,
- ROU-Friktion von MP 9,
- ROU-Friktion von M 36,
- QIA-Tiefdrücken von Le 3.

Anmerkung

Bei gemischtem Syndrom von „QI-Schwäche der Niere-SHEN" und „Nässe-SHI und Hitze-RE" kann man durch Kombination der oben genannten beiden Manipulationen behandeln.

Bei gemischtem Syndrom „Schwäche der Niere-SHEN und der Milz-PI" sollte man mit der Manipulation nach b) „QI-Schwäche der Niere-SHEN" behandeln, kombiniert mit

- *MO-Reiben und AN-Drücken im Oberbauch,*
- *JI-TUI-Drücken und Schieben am Rücken.*

G.2. ENURESIS UND HARN-INKONTINENZ

Chinesische Pathologie

Enuresis und Harninkontinenz sind zwei verschiedene Krankheitsbilder, die in der traditionellen chinesischen Medizin zusammengefaßt werden und die nach deren Auffassung die gleichen Ursachen haben.

In erster Linie wird die QI-Schwäche der Niere-SHEN (SHEN-QI BU-ZU) als die Hauptursache dafür angesehen. Das schwache QI der Niere-SHEN kann die Harnblase nicht genügend erwärmen und dadurch entsteht eine innere Kälte-HAN und damit eine Leere-XU der

Harnblase (PANG-GUANG XU-LENG); so können die Schließmuskeln der Harnblase nicht mehr einwandfrei arbeiten.

Ferner arbeitet Niere-SHEN mit Lunge-FEI eng zusammen, um das QI des oberen und des unteren Erwärmers miteinander zu koordinieren. Wenn das QI der Lunge-FEI geschwächt ist, dann beeinträchtigt es über die Niere-SHEN auch die Harnblasenfunktion (QI-XU BU-SHE, LEI-JI PANG-GUANG).

Das Herz-XIN, das nach Ansicht der traditionellen chinesischen Medizin das Bewußtsein kontrolliert, kann auch im Falle einer Störung (XIN-SHEN BU-SHOU) die Miktion beeinträchtigen.

In einigen Fällen kann eine solche Miktionsstörung, insbesondere bei Enuresis nocturna, durch Hitze-RE-Stauung in Leber-GAN und Gallenblase-DAN (GAN-DAN YU-RE) – gemeint ist unter anderem die emotionale Blokkade – hervorgerufen werden.

Mit Ausnahme von anatomischen Formen kann man Harninkontinenz, insbesondere funktioneller Form und Enuresis sehr gut mit chinesischer Heilmassage behandeln. Bei einigen Fällen z. B. infolge von Läsionen der peripheren Nerven oder von behandelter Spina bifida könnte eine längerfristige Behandlung notwendig sein.

Da über 50 % der Enuresis-Fälle bei Kindern psychisch bedingt bzw. mitbedingt sind, ist eine Psychotherapie und eine Beratung der Eltern oft notwendig.

Die Behandlung von Harninkontinenz und Enuresis bei Zystitis siehe auch II.G.1. Harnwegsinfektionen.

Massagebehandlung bei Enuresis und Harninkontinenz

a) „QI-Schwäche der Niere-SHEN“ (SHEN-YUAN BU-ZU)

Subjektive Symptomatik

- Harninkontinenz oder nächtliches Bettnässen, ohne zu träumen,
- Schwindelgefühl,
- Kälte- und Schweregefühl im Lumbalbereich,
- kalte Extremitäten,
- dünnflüssiger Stuhl,
- Zungenkörper: blaß,
- Puls: schwach oder langsam.

Massage-Manipulationen nach traditionell-chinesischer Medizin

„Die Niere-SHEN aufwärmen und die Miktion regulieren“
(WEN-SHEN GU-SE)

- MO-Reiben im Lumbalbereich quer,
- ROU-Friktion von LG 4,
- AN-Drücken im Lumbalbereich beidseitig, vertikal,
- MO-Reiben auf dem Kreuzbein quer,
- MO-Reiben und AN-Drücken am unteren Abdomen,
- ROU-Friktion von MP 6.

b) „QI-Schwäche von Lunge-FEI und Niere-SHEN“ (FEI-SHEN QI-XU)

Subjektive Symptomatik

- Nächtliches Bettnässen,
- Harninkontinenz oder Pollakisurie,
- blasses Gesicht,
- Antriebsarmut,
- Schweißausbruch,
- Kurzatmigkeit,
- Zungenkörper: blaß,
- Puls: schwach.

Massage-Manipulationen nach traditionell-chinesischer Medizin

„Das QI stärken und die Niere-SHEN tonisieren“
(YI-QI BU-SHEN)

Die gleichen Manipulationen wie bei a) „QI-Schwäche der Niere-SHEN“ und zusätzlich:

- AN-Drücken medial der Skapula,
- SHU-„Kämmen“ am Rücken,
- DIAN-AN-Punktdrücken am Rücken interkostal.

c) „QI-Schwäche von Herz-XIN und Niere-SHEN“ (XIN-SHEN QI-XU)

Subjektive Symptomatik

- Nächtliches Bettnässen, häufig im Traum oder Harninkontinenz,
- kalte Extremitäten,
- Schwindelgefühl,
- Herzklopfen,
- Konzentrationsmangel,
- Zungenkörper: blaß,
- Puls: klein.

Massage-Manipulationen nach traditionell-chinesische Medizin

„Den Geist beruhigen und die Niere-SHEN pflegen“
(AN-SHEN YANG-SHEN)

Die gleichen Manipulationen wie bei
a) „QI-Schwäche der Niere-SHEN“ und zusätzlich:

- MO-Reiben, kreisend um Bauchnabel,
- AN-Drücken von H 7,
- ROU-Friktion von MP 9.

d) „Stauung von Hitze-RE in Leber-GAN und Gallenblase-DAN“ (GAN-DAN YU-RE)

Subjektive Symptomatik

- Bettnässen oder Harninkontinenz,
- tief-gelblicher Urin, oft intensiv riechend,
- psychische Erregung und Reizbarkeit,
- Zähnemahlen oder Reden im Schlaf,
- rote Lippen oder Wangen,
- mitunter heiße Handinnenflächen und Fußsohlen,
- Zungenbelag: dünn, gelblich,
- Puls: schnell und schlüpfrig.

Massage-Manipulationen nach traditionell-chinesischer Medizin

„Die Leber-GAN besänftigen, die Hitze-RE treiben und die Niere-SHEN stärken“
(XIE-GAN QING-RE BU-SHEN)

- FEN-TUI-Seitwärtsschieben am Hinterkopf,
- DIAN-AN-Punktdrücken in seitlichem Thorax,
- SHU-„Schnüren“ vom Abdomen,
- AN-Drücken in Bauchmitte,
- TUI-Schieben am Rücken paravertebral,
- ROU-Friktion von LG 4,
- MO-Reiben im Lumbalbereich quer,
- AN-Drücken von KS 6 und H 7,
- ROU-Friktion von G 39,
- QIA-Tiefdrücken von Le 3.

H. GYNÄKOLOGISCHE ERKRANKUNGEN

EINLEITUNG

Die verschiedenen Funktionen der weiblichen Geschlechtsorgane wie Menstruation, Empfänglichkeit, Geburt und Laktation sind nach Auffassung der traditionellen chinesischen Medizin in erster Linie von dem Vorhandensein des Blut-XUE und von dem Antrieb des QI abhängig. QI und Blut-XUE sind Produkte einer Reihe von Funktionsaktivitäten verschiedener ZANG- und FU-Organe. Man sagt daher: „QI- und Blut-XUE sind die materiellen Grundlagen (WU-ZHI JI-CHU) der Menstruation, des embryonalen Wachstums und der Laktation" und „ZANG- und FU-Organe sind die Quelle von QI- und Blut-XUE (QI-XUE ZHI-YUAN)".

In der Physiologie und Pathologie der weiblichen Geschlechtsorgane spielen unter anderem die ZANG-Organe wie Niere-SHEN, Leber-GAN, Milz-PI, Herz-XIN und FU-Organ Magen-WEI (mit ihren Meridianen) sowie CHONG-MAI (Vitalgefäß) und REN-MAI (Konzeptionsgefäß) eine wichtige Rolle. Ferner benötigt die Reifung der weiblichen Geschlechtsorgane, in der traditionellen chinesischen Medizin stellvertretend durch den Uterus (ZI-GONG = Palast des Kindes), die Essenz-JING von der Niere-SHEN.

Für die Funktionsstörungen bzw. Erkrankungen der Geschlechtsorgane bei Frauen werden in der traditionellen chinesischen Medizin folgende Ursachen angesehen

a) Dysregulation im Bereich des QI- und Blut-XUE (QI-XUE SHI-TIAO) und

b) Beeinträchtigung im CHONG-MAI (Vitalgefäß) und REN-MAI (Konzeptionsgefäß).

Die obengenannte Dysregulation und Beeinträchtigung können hervorgerufen werden durch

a) äußere Faktoren, wie Kälte-HAN, Nässe-SHI und Hitze-RE und

b) innere Faktoren, wie Ernährungsfehler, Überanstrengungen, Mehrgeburten und psychische Unausgeglichenheit bzw. starke Emotionen.

Die Störungen durch die äußeren oder inneren Faktoren können direkt im Bereich von QI- und Blut-XUE, in den Geschlechtsorganen selbst oder im CHONG-MAI (Vitalgefäß) und REN-MAI (Konzeptionsgefäß), aber auch in verschieden korrelierenden ZANG- und FU-Organen, wie Niere-SHEN, Leber-GAN, Milz-PI, Herz-XIN und Magen-WEI manifestiert sein.

Aufgrund ihrer Bedeutung in der Therapie wird hier die Pathogenese im Bereich der ZANG-Organe Niere-SHEN, Leber-GAN und Milz-PI kurz dargestellt.

Die Niere-SHEN wird in der traditionellen chinesischen Medizin als Speicher der Essenz-JING angesehen, die für die Anlage, das Wachstum und die Reifung des Organismus, insbesondere der Geschlechtsorgane zuständig ist.

Liegt ein Verlust oder Mangel an Essenz-JING (das YIN) in der Niere-SHEN (SHEN-YIN KUI-SUN) vor, können Ausfluß, Unregelmäßigkeit der Menstruation, Sterilität oder Fehlgeburt hervorgerufen werden. Bei QI-Schwäche der Niere-SHEN können Oligomenorrhoe, Hypomenorrhoe, Amenorrhoe oder Sterilität auftreten.

Die Leber-GAN hat nach Ansicht der traditionellen chinesischen Medizin unter anderem die Aufgabe, das Blut zu speichern und die Funktionsabläufe in den verschiedenen Organen zu ordnen. Sie gibt dem Uterus die benötigte Blutmenge ab und unterstützt ihn bei der Wahrnehmung seiner Funktionen.

Eine QI-Blockade in der Leber-GAN (GAN-QI YU-JIE), die oft psychisch, z. B. durch Unterdrückung der Gefühle, bedingt sein kann, kann die Blutversorgung und die QI-Regulation stören und zu verschiedenen Zyklusstörungen, wie Dysmenorrhoe, Amenorrhoe, Hypermenorrhoe, Metrorrhagie, prämenstruales Syndrom und zu übermäßig starker Übelkeit bei der Schwangerschaft und zu Störungen der Laktation führen.

Ein Blutmangel in der Leber-GAN (GAN-XUE BU-ZU bzw. GAN-YIN BU-ZU) kann Oligomenorrhoe, Hypomenorrhoe, Amenorrhoe und Schwindelanfälle bei der Schwangerschaft hervorrufen.

Das ZANG-Organ Milz-PI in der traditionellen chinesischen Medizin ist als Sammelbegriff für das lymphoretikuläre Organ Milz und für Teile der Verdauungs- und Stoffwechselorgane Pankreas und Leber der westlichen Medizin zu verstehen (Siehe Kap. II.E. Erkrankungen des Verdauungssystems). Sie ist damit sowohl für die Blutbildung und Blutgerinnung als auch für die Gewinnung der wichtigen Nährstoffe verantwortlich. Man sagt: „Die Milz-PI bewahrt das Blut innerhalb des Gefäßsystems (PI TONG XUE)“ und „ist für den Transport und die Umwandlung der Nährstoffe (Verdauung und Stoffwechsel) zuständig (ZHU YUN-HUA)“. Für die Wahrnehmung der letzteren Aufgabe wird die Milz-PI von dem Magen-WEI als dominierendem Organ des Magen-Darmtraktes unterstützt.

Wenn die Funktionsfähigkeit der Milz-PI geschwächt (PI-QI BU-ZU) ist, können Polymenorrhoe, Hypermenorrhoe, Metrorrhagie, Ausfluß und Descensus oder Prolapsus uteri et vaginae verursacht werden. Wenn eine Blutarmut infolge von Funktionsschwäche der Milz-PI (PI-XU XUE-SHAO) vorliegt, kann sie zu Hypomenorrhoe, Oligomenorrhoe oder Amenorrhoe führen.

Neben der Arzneitherapie hat die Massage- bzw. Akupunkturtherapie wegen ihrer hohen Wirksamkeit ihren festen Platz bei der Behandlung gynäkologischer Erkrankungen in der traditionellen chinesischen Medizin gefunden. Das Ziel dieser gleichsam auf Meridiansystem basierenden regulativen Reiztherapie ist

a) die Funktionen der betreffenden ZANG- und FU-Organe zu regulieren; unter anderem

   1. die Niere-SHEN tonisieren (BU-SHEN),

   2. die Blockade in der Leber-GAN beseitigen (LI-QI JIE-YU) und

   3. die Milz-PI stärken und den Magen-WEI wärmen (BU-PI HE-WEI);

b) das QI und das Blut-XUE zu harmonisieren (TIAO-LI QI-XUE) und gegebenenfalls

c) die betroffenen Sonder-Meridiane CHONG-MAI (Vitalgefäß) und REN-MAI (Konzeptionsgefäß) zu regulieren (TIAO-LI QI-JING). Gewöhnlich erreicht man durch die Methoden a) und b) indirekt auch eine Regulierung dieser beiden Sondermeridiane. Manchmal ist es jedoch notwendig, eine zusätzliche Behandlung, insbesondere am REN-MAI (Konzeptionsgefäß) durchzuführen, z. B. wenn dieses durch äußere oder innere Faktoren direkt gestört ist.

H.1. ZYKLUSSTÖRUNGEN

Die unterschiedlichen Formen der Zyklusstörungen wie Blutungs-, Tempoanomalien, prämenstruelles Syndrom und Dysmenorrhoe können mit der chinesischen Heilmassage erfolgreich behandelt werden. Bei Blutungs- und Tempoanomalien kann die Behandlung unter Umständen etwas länger als 4–6 Monate dauern, und bei einigen Fällen muß die Behandlung nach der Besserung oder Heilung ca. 3 Monate weiter fortgesetzt werden, um einen dauerhaften Erfolg zu erzielen. Bei Dysmenorrhoe und prämenstruellem Syndrom sollte die Behandlung ca. 7 Tage vor dem zu erwartenden Blutungsbeginn einsetzen.

Zyklusstörungen bei Tumoren und anatomischen Anomalien sollten durch andere adäquate Therapien, deren Effizienz nachgewiesen ist, behandelt werden.

Wenn die Zyklusstörung eine Folgeerkrankung ist, sollte die Primärerkrankung z. B. Adnexitis, Diabetes mellitus, Infektionen u. a. zuerst behandelt werden. In der Regel verschwindet diese Zyklusstörung von selber, wenn die Behandlung der Primärerkrankung erfolgreich durchgeführt worden ist.

Nicht selten verbergen sich psychosoziale Faktoren, wie sexuelle oder partnerschaftliche Probleme bzw. übermäßiger Streß im Beruf oder in der Ausbildung hinter den Zyklusstörungen. Hier sollte gegebenenfalls eine Psychotherapie in Erwägung gezogen werden.

Die traditionelle chinesische Medizin empfiehlt zur Unterstützung der Behandlung

- aktive Teilnahme am Leben,
- Vermeidung körperlicher Überanstrengung; gewöhnliche körperliche und sportliche Aktivitäten können jedoch fortgesetzt werden.
- Ausgeglichenheit zwischen Aktivität und Erholung im Alltag; bei starken Beschwerden mehr Ruhe und Schlaf gönnen.
- Zur Erlangung psychischer Ausgeglichenheit eventuell Entspannungs- oder Atemübungen.
- Achten auf Hygiene, besonders während der Menstruation.
- Vielseitige und vollwertige Ernährung.

H.1.1. Hyper- und Polymenorrhoe

Chinesische Pathologie

Hyper- und Polymenorrhoe sind zwar in der Praxis zwei verschiedene Krankheitsbilder, aber sie werden aufgrund ihrer gleichen Pathogenese und Therapieprinzipien in der traditionellen chinesischen Medizin zusammengefaßt behandelt.

Folgende Ursachen sind dafür maßgebend:

a) Hitze-RE im Blut-XUE (XUE-RE). Störungen durch äußeren Faktor Hitze-RE oder übermäßig starkes YANG durch YIN-Schwäche oder QI-Blockade in Leber-GAN durch starke psychische Erregung und manchmal auch nach Genuß von übermäßig stark gewürzten Speisen können das Blut-XUE so stark erhitzen, daß das Blut im Körper ungezügelt und ziellos strömt und daß das CHONG-MAI (Vitalgefäß) und REN-MAI (Konzeptionsgefäß) gestört werden. Und

b) QI-Schwäche (QI-XU). Fehlernährung oder starke bzw. langanhaltende körperliche Anstrengungen können die Milz-PI und den Magen-WEI beeinträchtigen. Als Folge davon ist das QI in dem mittleren Erwärmer mangelhaft (ZHONG-QI BU-ZU), sodaß die Milz-PI das Blut nicht mehr innerhalb des Gefäßsystems bewahren kann.

Massagebehandlung bei Hyper- und Polymenorrhoe

a) „Hitze-RE im Blut-XUE" (XUE-RE)

Subjektive Symptomatik

- Hyper- oder Polymenorrhoe,
- tief-dunkles dickes Menstruationsblut, oft mit Blutklumpen gemischt,
- innere Unruhe,

- trockener Mund, Durst und viel Trinken,
- gelblicher Urin,
- Zungenkörper: rot,
- Zungenbelag: gelb,
- Puls: schnell, schlüpfrig und kräftig oder gespannt.

Massage-Manipulationen nach traditionell-chinesischer Medizin

„Die Hitze-RE treiben und das Blut-XUE kühlen“
(QING-RE LIANG-XUE)

- MO-Reiben und AN-Drücken am Rippenbogen,
- JI-TUI-Drücken und Schieben am Abdomen,
- MO-Reiben und AN-Drücken am unteren Abdomen,
- MO-Reiben am Rücken diagonal,
- ROU-Friktion von MP 10,
- ROU-Friktion und NIE-Kneten an der Innenseite des Unterschenkels,
- ROU-Friktion von M 36.

b) „QI-Schwäche“ (QI-XU)

Subjektive Symptomatik

- Hyper- oder Polymenorrhoe,
- helles dünnes Menstruationsblut,
- blasses Gesicht,
- körperliche Ermüdung,
- Tachykardie und Dyspnoe,
- Leere-Gefühl im Unterleib,
- Zungenkörper: blaß,
- Zungenbelag: dünn und weiß,
- Puls: kraftlos

Massage-Manipulationen nach traditionell-chinesischer Medizin

„Das QI tonisieren und das Blut-XUE zurücknehmen“
(BU-QI SHE-XUE)

- AN-Drücken in Bauchmitte,
- MO-Reiben neben dem Bauchnabel quer,
- NA-Greifen und TI-Anheben von Bauchmuskeln,
- DIAN-Punktdrücken am Rücken paravertebral,
- ZHANG-Seitwärtsschieben mit Handwurzel im Lumbalbereich,
- ROU-Friktion von MP 10,
- ROU-Friktion von MP 6.

H.1.2. Hypo- und Oligomenorrhoe

Chinesische Pathologie

Ähnlich wie bei Hyper- und Polymenorrhoe vertritt die traditionelle chinesische Medizin die Ansicht, daß die Hypo- und Oligomenorrhoe die gleiche Pathogenese haben und dadurch auch gleiche Behandlungsprinzipien erhalten.

Folgende Ursachen werden angegeben:

a) Mangel an Blut-XUE (XUE-XU). Infolge von schweren oder chronischen Erkrankungen bzw. Blutungen sowie schwacher Konstitution und manchmal auch infolge chronischer Verdauungsstörung bei QI-Schwäche der Milz-PI oder Störungen des QI-Flusses bzw. QI-Mangel kann ein Mangel an Blut-XUE in der Leber oder im CHONG-MAI (Vitalgefäß) auftreten.

b) Kälte-HAN im Blut-XUE (XUE-HAN); übermäßige Aufnahme von kalten und rohen Nahrungsmitteln, Einwirkungen von Kälte-HAN und Nässe-SHI und YANG-Schwäche bei schwacher Konstitution können einerseits den Fluß des Blut-XUE allgemein erschweren, andererseits eine Ansammlung von Kälte-HAN im Uterus und CHONG-MAI (Vitalgefäß) hervorrufen. Und

c) QI-Stockung in Leber-GAN (GAN-YU QI-ZHI). In erster Linie werden für die QI-Stokkung in der Leber die psychischen Faktoren wie Unterdrückung von Gefühlen, Depression und in seltenen Fällen auch übermäßig starke

Emotionen verantwortlich gemacht. Diese Gemütsverfassungen können die Funktionsabläufe im Leber-GAN stören oder den QI-Fluß im Leber-GAN stagnieren. Dadurch kann das Blut-XUE nicht regelrecht zirkulieren und die Blut-Versorgung im Uterus, CHONG-MAI (Vitalgefäß) und REN-MAI (Konzeptionsgefäß) wird mangelhaft.

Massagebehandlung bei Hypo- und Oligomenorrhoe

a) „Schwäche XU von Blut-XUE" (XUE-XU)

Subjektive Symptomatik

- Hypo- oder Oligomenorrhoe,
- dünnes, hellrotes Menstruationsblut,
- Schmerzen im Unterleib, die durch Druck oder Massage leichter werden,
- blasses oder fahles Gesicht,
- blasse Lippen,
- trockene Haut,
- Schwindelgefühl bzw. Flimmern vor Augen,
- Tachykardie oder Dyspnoe,
- Zungenkörper: blaß,
- Puls: klein und schwach.

Massage-Manipulationen nach traditionell-chinesischer Medizin

„Blut-XUE vermehren und Schwäche-XU tonisieren"
(YANG-XUE BU-XU)

- MO-Reiben am Oberbauch quer,
- AN-Drücken in Bauchmitte,
- MO-Reiben am unteren Abdomen quer,
- JI-TUI-Drücken-Schieben am Rücken,
- ZHANG-Seitwärtsschieben mit Handwurzel im Lumbalbereich,
- ROU-Friktion von MP 10,
- ROU-Friktion von M 36.

b) „Kälte-HAN im Blut-XUE" (XUE-HAN)

Subjektive Symptomatik

- Hypo- oder Oligomenorrhoe,
- dunkles Menstruationsblut, manchmal mit Blutklumpen,
- Unterleibschmerzen, die durch Wärme leichter werden,
- kalte Extremitäten und Kälteempfindlichkeit,
- blasses Gesicht,
- Zungenkörper: blaß oder randständige Zyanose,
- Zungenbelag: dünn, weiß,
- Puls: tief, gespannt oder langsam, kraftlos.

Massage-Manipulationen nach traditionell-chinesischer Medizin

„Die Meridiane wärmen und die Kälte-HAN vertreiben"
(WEN-JING SAN-HAN)

- MO-Reiben kreisend um Bauchnabel,
- MO-Reiben am unteren Abdomen diagonal,
- MO-Reiben im Lumbalbereich vertikal,
- ROU-Friktion von LG 4,
- MO-Reiben auf dem Kreuzbein quer,
- ROU-Friktion von MP 10.

c) „Stockung-ZHI des QI in Leber-GAN" (GAN-YU QI-ZHI)

Subjektive Symptomatik

- Hypo- oder Oligomenorrhoe,
- normales oder dunkles Menstruationsblut, manchmal mit Blutklumpen,
- Völlegefühl und Schmerzen im Unterleib,
- Beklemmungsgefühl im Thorax,
- Spannungsgefühl in den Mammae,
- Depression,
- Zungenkörper: tief-rot,
- Zungenbelag: dünn, gelblich,
- Puls: gespannt oder schwach, fadenförmig.

Massage-Manipulationen nach traditionell-chinesischer Medizin

„Die Leber-GAN regulieren und das QI zirkulieren"
(SHU-GAN XING-QI)

- DIAN-AN-Punktdrücken in seitlichem Thorax,
- FEN-MO-Seitwärtsreiben unterhalb des Rippenbogens,
- MO-Reiben am unteren Abdomen diagonal,
- MO-Reiben am Rücken diagonal,
- ZHANG-Seitwärtsschieben mit Handwurzel im Lumbalbereich,
- ROU-Friktion und NIE-Kneten an Innenseite des Unterschenkels.

H.1.3. Dysmenorrhoe

Chinesische Pathologie

Die traditionelle chinesische Medizin vertritt die Meinung, daß die Schmerzen bei der Menstruation durch die Störung/Behinderung des Flusses vom QI- bzw. Blut-XUE (QI-XUE BU-CHANG) verursacht werden.

Folgende Faktoren können den Fluß vom QI- und Blut-XUE stören bzw. in Stockung bringen:

a) Allgemeine oder örtliche Behinderung des Flusses vom QI- bzw. Blut-XUE, die z. B. durch Extravasation, Blutgerinnsel, Hämatom, Blutstase etc. hervorgerufen werden.

b) Mangel an QI- und Blut-XUE infolge von schweren oder chronischen Erkrankungen bzw. bei Konstitutionsschwäche.

c) Starke Emotionen oder Depression, die den QI-Fluß in Leber-GAN blockieren. Und

d) massive oder chronische Einwirkung von Kälte-HAN und Nässe-SHI z. B. bei kaltfeuchter Behausung oder kalter und Rohkosternährung.

Massagebehandlung bei Dysmenorrhoe

a) „QI-Stockung und Blut-XUE-Stase" (QI-ZHI XUE-YU)

Subjektive Symptomatik

- Völlegefühl und (ziehende) Schmerzen vor oder während der Menstruation,
- Schmerzverstärkung durch Berührung oder Druck,
- geringe Blutungsmenge,
- dunkle Blutfarbe, meist Blutklumpen,
- Schmerzlinderung nach Abgang der Blutklumpen,
- Spannungsgefühl und Schmerzen in den Mammae,
- Kopfschmerzen während der Menstruation,
- mitunter psychische Reizbarkeit,
- Zungenkörper: tief blau, oft mit Petechien,
- Zungenbelag: dünn, weiß,
- Puls: tief oder gespannt.

Massage-Manipulationen nach traditionell-chinesischer Medizin

„Das QI zirkulieren und das Blut-XUE beleben"
(XING-QI HUO-XUE)
„Die Stase beseitigen und den Schmerz stillen"
(QU-YU ZHI-TONG)

- SHU-„Schnüren" von Thorax,
- AN-Drücken am seitlichen Abdomen,
- MO-Reiben am unteren Abdomen diagonal,
- MO-Reiben am unteren Abdomen quer,
- ZHANG-Seitwärtsschieben mit der Handwurzel im Lumbalbereich,
- FU-MO-Streichen-Reiben an Innenseite des Oberschenkels,
- ROU-Friktion von G 39.

b) „Stockung durch Kälte-HAN und Nässe-SHI“ (HAN-SHI NING-ZHI)

Subjektive Symptomatik

- Kältegefühl und starke Schmerzen vor oder während der Menstruation,
- Schmerzlinderung durch Wärme,
- Schmerzverstärkung durch Druck,
- geringe Blutungsmenge,
- dunkelrote Blutfarbe, gemengt mit Blutklumpen,
- kalte Extremitäten,
- Zungenkörper: zyanotisch,
- Zungenkörper: weiß, feucht oder schmierig,
- Puls: tief, straff.

Massage-Manipulationen nach traditionell-chinesischer Medizin

„Die Kälte-HAN vertreiben und die Nässe-SHI ausscheiden“
(SAN-HAN LI-SHI)
„Das Blut und die Meridiane aufwärmen und durchgängig machen“
(WEN-TONG XUE-MAI)

- MO-Reiben, kreisend um Bauchnabel,
- MO-Reiben am unteren Abdomen diagonal,
- MO-Reiben am unteren Abdomen quer,
- MO-Reiben im Lumbalbereich vertikal,
- ZHANG-Seitwärtsschieben mit der Handwurzel im Lumbalbereich,
- ROU-Friktion von MP 6.

c) „Schwäche von QI- und Blut-XUE“ (QI-XUE XU-RUO)

Subjektive Symptomatik

- Anhaltende Schmerzen vor oder nach der Menstruation,
- Schmerzlinderung durch Druck oder Wärme,
- geringe Blutungsmenge,
- dünnes, hellrotes Blut ohne Blutklumpen,
- Kraftlosigkeit und Müdigkeit,
- Dyspnoe bei körperlicher Belastung,
- leise Stimme,
- blasses Gesicht,
- Zungenkörper: blaß,
- Zungenbelag: dünn,
- Puls: schwach und klein.

Massage-Manipulationen nach traditionell-chinesischer Medizin

„Das QI regulieren und die Blut-XUE-Bildung anregen“
(TIAO-BU QI-XUE)

- MO-Reiben am Oberbauch quer,
- TUI-Schieben am seitlichen Abdomen,
- MO-Reiben am unteren Abdomen diagonal,
- AN-Drücken am unteren Abdomen,
- DIAN-Punktdrücken am Rücken paravertebral,
- AN-Drücken im Lumbalbereich beidseitig, vertikal,
- ROU-Friktion von M 36.

H.1.4. Prämenstruelles Syndrom

Chinesische Pathologie

Nach Ansicht der traditionellen chinesischen Medizin wird das prämenstruelle Syndrom durch die Dysfunktion der inneren Organe, insbesondere Leber-GAN, Milz-PI und Niere-SHEN verursacht.

Unter anderem spielen folgende Faktoren dabei eine Rolle:

a) **Psychische Disharmonie**, wie unterdrückte Gefühle, Depressionen und starke Emotionen. Sie stören die QI-Abläufe in der Leber-GAN und führen zu einer QI-Blockade.

b) **Schwache Konstitution.** Der Blutverlust bei der Menstruation belastet verstärkt die vorhandene Schwäche von QI und Blut-XUE. Dadurch tritt Blutmangel in der Leber-GAN ein, die anschließend das aufsteigende YANG der Leber-GAN reaktiv hervorruft. Oder die Funktionsfähigkeit der Milz-PI wird infolge von Schwäche von QI und Blut-XUE bei Disposition verstärkt gestört. Die Schwäche von QI und Blut-XUE führt zu einer Funktionsentgleisung der Niere-SHEN mit dem bereits geschwächten YANG. So entstehen dann verschiedene prämenstruelle Beschwerden, weil die sexuelle Funktion infolge von Störungen in Leber-GAN, Milz-PI und Niere-SHEN nicht mehr regelrecht wahrgenommen werden kann.

Massagebehandlung bei prämenstruellem Syndrom

a) „QI-Blockade in Leber-GAN" (GAN-YU QI-ZHI)

Subjektive Symptomatik

- Schmerzhafte Spannungen und Schwellungen der Mammae,
- Völlegefühl im Thorax und im unteren Abdomen,
- Kopfschmerzen,
- innere Unruhe und Reizbarkeit,
- Verschiebung des Zyklus,
- vermehrte oder verminderte Blutungsmenge,
- Zungenkörper: dunkelrot,
- Puls: gespannt, klein.

Massage-Manipulationen nach traditionell-chinesischer Medizin

„Das QI der Leber-GAN regulieren"
(SHU-GAN LI-QI)
„Das Blut-XUE und die Meridiane harmonisieren"
(HE-XUE TIAO-JING)

- SHU-„Schnüren" von Thorax,
- AN-Drücken am oberen Abdomen,
- AN-Drücken am seitlichen Abdomen,
- MO-Reiben im Lumbalbereich quer,
- MO-Reiben am Kreuzbein quer,
- ROU-Friktion von MP 6,
- ROU-Friktion von M 36.

b) YANG-Schwäche von Milz-PI und Niere-SHEN" (PI-SHEN LIANG-XU)

Subjektive Symptomatik

- Vermehrte Blutungsmenge,
- hellrotes Blut ohne Blutklumpen,
- körperliche Niedergeschlagenheit,
- Gefühl von Schwere im Lenden-Kreuzbereich und in den Beinen,
- gelblich-fahles Gesicht,
- Appetitlosigkeit,
- Durchfall oder dünnflüssiger Stuhl,
- Ödeme in den Beinen,
- Zungenkörper: blaß, dick und wabbelig,
- Zungenbelag: weiß, feucht,
- Puls: tief und klein.

Massage-Manipulationen nach traditionell-chinesischer Medizin

„Die Niere-SHEN aufwärmen und die Milz-PI stärken"
(WEN-SHEN JIAN-PI)

- MO-Reiben und AN-Drücken im Oberbauch,
- TUI-Schieben am seitlichen Abdomen,
- MO-Reiben neben dem Bauchnabel, quer,
- AN-Drücken in Bauchmitte,
- ZHANG-Seitwärtsschieben mit Handwurzel im Lumbalbereich,
- ROU-Friktion von M 36.

H.2. KLIMAKTERISCHE BESCHWERDEN

Chinesische Pathologie

Nach Theorie der traditionellen chinesischen Medizin werden die komplexen Beschwerden der Prä- und Postmenopause durch das nachlassende YANG-QI der Niere-SHEN hervorgerufen. Die Niere-SHEN ist in der traditionell-chinesischen Medizin bekanntlich auch für die hormonellen Funktionsaktivitäten des Organismus verantwortlich (Siehe auch Kap. B.1.2.,

S. 19). Infolge der Schwäche von YANG-QI der Niere-SHEN kann folgendes auftreten:

a) der Mangel an YIN der Niere-SHEN. Wenn das YANG und das QI der Niere-SHEN geschwächt sind, werden die Produktion und die Bereitstellung von Blut-XUE und Essenz-JING unzureichend. Das verbrauchte YIN der Niere-SHEN kann dadurch nicht genügend ersetzt werden. Die Störung zwischen YIN und YANG in der Niere-SHEN bringt die YIN-YANG-Disharmonie in den anderen inneren Organen mit sich.

b) Der YIN-Mangel in Leber-GAN. Da sich Leber-GAN und Niere-SHEN aus der gleichen Quelle ernähren, kann das YIN der Leber-GAN dadurch besonders intensiv in Mitleidenschaft gezogen werden. Die YIN-Schwäche verursacht in der Leber-GAN reaktiv ein aufsteigendes YANG.

c) YANG-Schwäche der Milz-PI. Das Feuer des MING-MEN *) kann bei YANG- bzw- QI-Schwäche der Niere-SHEN auch nicht richtig glühen. Die Wärme aus der Niere-SHEN ist ein wichtiger Antrieb für die Funktionsfähigkeit der Milz-PI. Bei kraftlosem MING-MEN-Feuer entsteht dann eine Reihe von Verdauungs- und anderen Beschwerden.

Ferner bedingen geschwächtes YANG-QI, mangelhaftes Blut-XUE und Essenz-JING eine Versorgungsstörung im CHONG-MAI (Vitalgefäß) und REN-MAI (Konzeptionsgefäß), die für die regelrechten Funktionen der Geschlechtsorgane bei Frauen eine wichtige Rolle spielen.

Die traditionell-chinesische Medizin vertritt die Meinung, daß die Art, das Ausmaß und der Zeitpunkt des Auftritts der klimakterischen Beschwerden auch von der individuellen Konstitution, Kondition, Ernährung und psychischen Verfassung abhängen.

*) Unter Feuer des MING-MEN (Lebenstor) versteht die traditionell-chinesische Medizin unter anderem die Antriebskraft für die verschiedenen inneren Organe, die nach Auffassung der traditionellen chinesischen Medizin aus der Niere-SHEN stammt.

Massagebehandlung bei klimakterischen Beschwerden

a) YIN-Leere von Leber-GAN und Niere-SHEN
(GAN-SHEN YIN-XU)

Subjektive Symptomatik

- Unregelmäßige Regelblutung, oft verminderte Blutungsmenge,
- hellrotes oder blaurotes Blut,
- Hitzewallungen,
- innere Unruhe, psychisch reizbar,
- depressive Stimmung,
- Schwindelzustände oder Kopfschmerzen,
- Ohrensausen,
- Schlaflosigkeit und Konzentrationsstörungen,
- Hitzegefühl an Handtellern und Fußsohlen oder Parästhesien bzw. taubes Gefühl in den Extremitäten,
- vermehrtes Schwitzen,
- trockener Mund,
- Appetitverminderung,
- trockener Stuhl oder Obstipation,
- Zungenkörper: rot,
- Zungenbelag: kaum, trocken,
- Puls: gespannt, schnell, klein.

Massage-Manipulationen nach traditionell-chinesischer Medizin

„Die Niere-SHEN und die Leber-GAN aufbauen"
(ZI-SHEN YANG-GAN)

- TUI-Schieben am Kopf temporal,
- NA-Greifen und TI-Anheben über der Wirbelsäule,
- MO-Reiben im Lumbalbereich quer,
- MO-Reiben neben dem Bauchnabel quer,
- MO-Reiben und AN-Drücken am unteren Abdomen,
- AN-Drücken von MP 9.

b) „YANG-Leere der Milz-PI und Niere-SHEN“ (PI-SHEN YANG-XU)

Subjektive Symptomatik

- Starke dysfunktionelle Blutungen oder Dauerblutungen,
- helles Blut,
- blasses oder glanzloses Gesicht,
- Antriebslosigkeit und Müdigkeit,
- Schweregefühl im Lumbalbereich und in den Beinen,
- Kälteempfindlichkeit bzw. kalte Extremitäten,
- Schweregefühl im Unterleib,
- mitunter Ödembildung in den Beinen,
- Appetitlosigkeit,
- dünnflüssiger Stuhl,
- vermehrte Urinausscheidung,
- Zungenkörper: blaß,
- Zungenbelag: dünn,
- Puls: tief, klein und kraftlos.

Massage-Manipulationen nach traditionell-chinesischer Medizin

„Die Milz-PI und Niere-SHEN aufwärmen und tonisieren“
(WEN-BU PI-SHEN)

- MO-Reiben am Rücken vertikal,
- DIAN-Punkt-Drücken am Rücken paravertebral,
- ROU-Friktion von LG 3,
- ZHANG-Seitwärtsschieben mit der Handwurzel im Lumbalbereich,
- MO-Reiben kreisend um den Bauchnabel,
- ROU-Friktion von M 36.

I. ERKRANKUNGEN DER SINNESORGANE

EINLEITUNG

Die Sinnesorgane Auge, Nase, Ohr etc., die in der traditionellen chinesischen Medizin wie Uterus und Gehirn zu den Sonder- bzw. Dauerorganen (QI-HENG ZHI-FU) gehören, besitzen auf der Körperoberfläche keine eigenen Meridiane, auf denen die Massage im Krankheitsfall durchgeführt werden kann. Sie werden jedoch von den ZANG- und FU-Organen über ihre Meridiane versorgt und reguliert:

Auge – Leber – Gallenblase

Nase – Lunge – Dickdarm

Ohr – Niere – Harnblase

Die Behandlung bei den Erkrankungen der Sinnesorgane vollzieht sich in der chinesischen Massage durch die Manipulationen auf den oben genannten entsprechenden Meridianen sowie durch andere Manipulationen, die auf den zugeordneten ZANG- und FU-Organen eine günstige Wirkung zeigen.

Nach Ansicht der traditionell-chinesischen Medizin unterhalten alle Sinnesorgane, inklusive der Mund-, Rachen- und Nebenhöhlen über das Meridiansystem enge Beziehungen mit den ZANG- und FU-Organen. Erkrankungen der Sinnesorgane können ihre Ursachen oft in den inneren ZANG- und FU-Organen haben. Aufgrund dessen wird man in der Therapie dazu angehalten, das entsprechende ZANG- oder FU-Organ auch mitzubehandeln, falls etwas auf eine Beteiligung dieses inneren Organs bei dem Krankheitsprozeß hindeutet.

Selbstverständlich werden die Wechselbeziehungen zwischen den ZANG- und FU-Organen untereinander (siehe auch die vorangehenden Kapitel) bei Bedarf in der Therapie mitberücksichtigt.

I.1. AUGENERKRANKUNGEN

Allgemeines

Die traditionelle chinesische Medizin ist der Ansicht, alle 12 regulären Meridiane führen ihr QI aufwärts zum Auge und nur so können die Augen regelrecht funktionieren. Über die Meridiane unterhalten alle ZANG- und FU-Organe, insbesondere Leber-GAN und Gallenblasen-DAN, eine enge Beziehung mit den Augen. Bei Störung oder Erkrankung eines Meridians oder eines Organs können einige Reaktionen in den Augen auftreten. Umgekehrt können auch verschiedene Allgemeinbeschwerden bzw. Beschwerden in anderen Körperteilen oder Organen bei einer Augenerkrankung auftreten.

Daher müßten bei einer Augenerkrankung auch Überlegungen angestellt werden, ob die Ursache dafür in den inneren Organen zu suchen ist oder in deren Beteiligung an Krankheitsprozessen. Gerade bei chronischen bzw. rezidivierenden Augenerkrankungen sind solche ganzheitlichen Überlegungen oft notwendig.

In der chinesischen Pathologie spielen bei den Augenerkrankungen folgende Faktoren eine wichtige Rolle:

a) Hitze-RE und Feuer-HUO als äußere Faktoren im Sinne einer entzündlichen Augenerkrankung durch Viren und Bakterien. Und

b) Mangel an YIN und Blut-XUE bei Leber-GAN und Niere-SHEN als Disposition für die oben genannten entzündlichen Augenerkrankungen oder als innere Faktoren im Sinne von Folgeerkrankungen bzw. als Symptome in den Augen wie bei Diabetes mellitus, Vitamin-A-Mangel, Hepatitis, hämolytischer Anämie usw.

Daher ist das Ziel der Therapie, je nach Ursache, entweder, die Hitze-RE oder Feuer-HUO zu beseitigen, oder die Versorgung mit dem YIN bzw. Blut-XUE zu verbessern oder das YIN bzw. das Blut-XUE zu vermehren. Oft ist eine örtliche Therapie in den Augen als Ergänzung notwendig.

Neben den bereits genannten Leber- und Gallenblasenmeridianen können andere Meridiane wie Magen-, Harnblasen-, Dickdarm- und der 3-Erwärmer-Meridian bei der Behandlung herangezogen werden, da sich die Augen in ihrem Verlauf befinden.

I.1.1. Konjunktivitis

Chinesische Pathologie

Nach Auffassung der traditionell-chinesischen Medizin wird die Konjunktivitis durch Hitze-RE und Wind-FENG verursacht. Die saisonale Epidemie der infektiösen Konjunktivitis wird besonders begünstigt durch den äußeren Faktor Wind-FENG. Eine QI-Schwäche der Lunge-FEI oder QI-Blockade der Leber-GAN wird für die Anfälligkeit bzw. das Rezidiv und für die allergische Konjunktivitis verantwortlich gemacht.

Wenn der Angriff durch die Hitze-RE massiv ist, kann sich rasch ein Feuer-HUO entwickeln. Dieses Krankheitsbild beobachtet man in der Regel bei akuter Konjunktivitis.

Hier muß auf die Ansteckungsgefahr bei der infektiösen Konjunktivitis hingewiesen werden. Das erkrankte Auge darf bei der Massage nicht direkt mit den Händen berührt werden. Und nach einer Behandlung müssen die Hände gründlich gewaschen und desinfiziert werden.

Massagebehandlung bei Konjunktivitis

a) „Wind-FENG und Hitze-RE greifen die Augen an“ (FENG-RE FAN-YAN)

Westliche Diagnose:
Konjunktivitis durch chemisch-physikalische Reize, allergische Konjunktivitis, chronische/subakute Konjunktivitis

Subjektive Symptomatik

- Geringe Augenrötung und Tränenfluß,
- Brennen und Juckreiz,
- Licht- und Wärmeempfindlichkeit,
- Fremdkörpergefühl,
- geringe weißgelbliche Absonderung,
- Zungenkörper: rot,
- Zungenbelag: dünn, weiß,
- Puls: oberflächlich, schnell.

Massage-Manipulationen nach traditionell-chinesischer Medizin

„Den Wind-FENG vertreiben und die Hitze-RE senken“
(QU-FENG QING-RE)

- ROU-Friktion von PaM 9,
- MO-Reiben von PaM 3,
- TUI-Schieben von Augenbrauen,
- FEN-TUI-Seitwärtsschieben am Hinterkopf,
- FEN-TUI-Seitwärtsschieben am Rücken,
- QIA-Tiefdrücken von Di 4,
- ROU-Friktion von M 36.

b) „Glühendes Feuer-HUO und Gift-DU *)“ (HUO-DU CHI-SHENG)

Westliche Diagnose:
Akute und infektiöse Konjunktivitis

Subjektive Symptomatik

- Starke Augenrötung und Schwellung mit stürmischen Erscheinungen,
- starke Absonderung, oft Verkleben der Lider,
- starke Lichtempfindlichkeit,
- Augen- und Kopfschmerzen,
- Durst,
- Verstopfung oder harter, trockener Stuhl,
- Zungenkörper: rot,
- Zungenbelag: gelb,
- Puls: schnell, schlüpfrig.

Massage-Manipulationen nach traditionell-chinesischer Medizin

„Das Feuer-HUO sedieren und das Gift-DU beseitigen *)“
(XIE-HUO JIE-DU)

- ROU-Friktion von PaM 9,
- MO-Reiben von PaM 3,
- ROU-Friktion von G 20,
- QIA-Tiefdrücken von Di 4,
- TUI-Schieben der 3 YANG-Meridiane am Unterarm,
- ROU-Friktion von 3E 5,
- QIA-Tiefdrücken von Le 3,
- ROU-Friktion von M 36.

*) Gift-DU wird in der traditionell-chinesischen Medizin unter anderem als Giftstoff, Viren, Bakterien etc., die eine Entzündung hervorrufen oder als die Entzündung selbst verstanden. Gift-DU und Feuer-HUO zusammen bedeutet in der Regel starke Entzündung oder hohes Fieber. Das Gift-DU-Beseitigen (JIE-DU) sollte man in der Therapie eher als Entzündung-Hemmen/-Beseitigen oder Fieber-Senken verstehen.

I.2. ERKRANKUNGEN DER NASE

Allgemeines

Die Nase ist ein Teil des Atmungstraktes. Nach Auffassung der traditionellen chinesischen Medizin übernimmt die Lunge-FEI die Verantwortung für die regelrechte Funktionsfähigkeit der Nase. Eine Reihe von Meridianen haben ihren Verlauf im Gesicht direkt neben oder über der Nase. Davon sind Dickdarm- und Magenmeridian besonders wichtig, weil sie (neben dem Lungenmeridian) die Nase auch mit dem QI und Blut-XUE versorgen.

Als Ursache sieht die traditionell-chinesische Medizin

a) äußere Faktoren wie WIND-FENG, Kälte-HAN, Nässe-SHI und Hitze-RE, die die Nase direkt angreifen und unter Umständen auch weiter die Lunge und Bronchien.

b) innere Störungen in Lunge-FEI wie „trokkene Lunge-FEI“ infolge von YIN-Verlust (Flüssigkeitsverlust) oder QI-Schwäche der Lunge-FEI. Diese inneren Faktoren sind oft für die Anfälligkeit, das Rezidiv und den chronischen Verlauf maßgebend.

Neben Manipulationen, die die äußeren Faktoren beseitigen, werden in der Massagebehandlung der traditionellen chinesischen Medizin die Manipulationen, die die Funktionsfähigkeit der Lunge-FEI verbessern bzw. regulieren, häufig angewandt. Dafür stehen in erster Linie die Punkte am oberen Rücken, in der Brust und des Lungen-, Dickdarm- und Magenmeridians zur Verfügung.

Die Nase unterhält anatomisch mit den Nebenhöhlen viele Verbindungen. Dadurch können sich Nase und Nebenhöhlen im Krankheitsfall gegenseitig in Mitleidenschaft ziehen. Ursachen und Symptome ähneln sich weitgehend. Daher werden die Erkrankungen der Nase und der

Nebenhöhlen oft in ähnlicher Art und Weise behandelt.

Zum Verständnis der chinesischen Pathologie der Nase und der Nebenhöhlen empfiehlt es sich, die Einleitung des Kapitels „Erkrankungen des Respirationstraktes“ (Kap. C., S. 150) zu lesen. Die Behandlung der Rhinitis wurde bereits im obengenannten Kapitel (S. 151) besprochen.

I.2.1. Sinusitis

Chinesische Pathologie

Die Entzündungen der Nebenhöhlen werden nach Meinung der traditionell-chinesischen Medizin verursacht durch:

a) **Äußere Faktoren;** neben den klimatischen Widrigkeiten wie Wind-FENG, Kälte-HAN, Hitze-RE und Trockenheit-ZAO auch chemisch-physikalische Reize wie Rauch, Staub und Gase. Wenn sie die Nase und Nebenhöhlen anhaltend oder wiederholt angreifen, kann eine allmählich chronische Hitze-Stauung (YU-RE) in der Nase und den Nebenhöhlen entstehen.

b) **Innere Faktoren;** in erster Linie wird hier die beeinträchtigte Funktionsfähigkeit der Lunge-FEI (FEI QI-XU) verantwortlich gemacht. Die QI-Schwäche ruft eine Dysregulierung und Abwehrschwäche im Bereich der Nase und der Nebenhöhlen hervor. Wenn eine banale Rhinitis aufgrund dessen nicht ausreichend kuriert werden kann, kann sich die Entzündung weiter in die Nebenhöhlen ausbreiten. Daher sieht man auch häufig eine Vergesellschaftung der chronischen Rhinitis mit der Sinusitis.

In einigen Fällen kann die QI-Schwäche der Lunge-FEI auch eine Folge der Funktionsschwäche Milz-PI (PI-QI XU-RUO) sein; z. B. Vitaminmangel, Anämie oder Gewichtsreduzierung bei chronischer Verdauungs- oder Stoffwechselstörung, die die Funktionsfähigkeit des Organismus im allgemeinen, aber auch speziell die der Atmungsorgane beeinträchtigen.

Neben Massage und anderen Behandlungen legt die traditionell-chinesische Medizin großen Wert auf die Verbesserung der körpereigenen Abwehr- und Anpassungsfähigkeit an die Umweltbedingung. Daher empfiehlt sie verschiedene Übungen und Maßnahmen zur Abwehrsteigerung bzw. Abhärtung wie QI-GONG (Atem-/energetische Übungen), TAI-JI-QUAN („Schattenboxen“) etc.

Auch eine Vermeidung von chemisch-physikalischen Reizen, wie Ersatz der Arbeitsmaterialien oder verschiedene Arbeitschutzmaßnahmen (z. B. Maske) wird als vorbeugende Maßnahme empfohlen.

Massagebehandlung bei Sinusitis

a) „Wind-FENG und Hitze-RE greifen die Lunge-FEI an“ (FENG-RE FAN-FEI)

Westliche Diagnose:
Akute Sinusitis

Subjektive Symptomatik

- Verstopfte Nase, oft mit Anosmie,
- dickflüssige, gelbliche Nasenabsonderung,
- Druckempfindlichkeit oder Schmerzen im Wangen- oder Stirnbereich,
- Kopfschmerzen auf der Seite der befallenen Hälfte der Nase bzw. Nebenhöhlen,
- Fieber, Kälteempfindlichkeit,
- Zungenkörper: rot,
- Zungenbelag: weiß, dick oder schmierig,
- Puls: schlüpfrig, schnell oder oberflächlich.

Massage-Manipulationen nach traditionell-chinesischer Medizin

„Den Wind-FENG und die Hitze-RE vertreiben“
(SHAN-FENG QING-RE)
„Die Lunge-FEI regulieren und die Nase durchgängig machen“
(XIAN-FEI TONG-QUIAO)

- QIA-Tiefdrücken von Di 4,
- ROU-Friktion von 3E 5,
- CA-Hinundherreiben von Lu 7,
- AN-Drücken von Lu 1 und Lu 2,
- FEN-TUI-Seitwärtsschieben am Rücken,
- FEN-TUI-Seitwärtsschieben am Hinterkopf,
- ROU-Friktion von G 20,
- MO-Reiben und QIA-Tiefdrücken im Gesicht,
- FEN-TUI-Seitwärtsschieben im Stirnbereich.

b) „Stauung von Hitze-RE im Lunge-FEI-Meridian“ (FEI-JING YU-RE)

Westliche Diagnose:
Chronische oder subakute Sinusitis

Subjektive Symptomatik

- Länger anhaltende verstopfte Nase,
- Druckschmerzen im Stirn- oder Gesichtsbereich,
- vermehrte dicke Absonderung, oft übel riechend,
- Beeinträchtigung des Geruchssinns,
- Zungenkörper: hellrot,
- Zungenbelag: dünn, weiß,
- Puls: klein, gespannt.

Massage-Manipulationen nach traditionell-chinesischer Medizin

..Die Hitze-RE aus der Lunge-FEI vertreiben“
(QING-XIE FEI-RE)

- ROU-Friktion von PaM 9,
- MO-Reiben von PaM 3,
- MO-Reiben und QIA-Tiefdrücken im Gesicht,
- ROU-Friktion von G 20,
- TUI-Schieben am oberen Rücken paravertebral,
- TUI-Schieben der 3 YIN-Meridian am Unterarm,
- QIA-Tiefdrücken von Di 4.

c) „QI-Schwäche von Lunge-FEI und Milz-PI“ (FEI-PI QI-XU)

Westliche Diagnose:
Chronische oder rezidivierende Sinusitis

Subjektive Symptomatik

- Schwankendes Beschwerdebild der Nase und der Nebenhöhlen mit unterschiedlicher Intensität: verstopfte Nase, starke oder dickflüssige, geringe oder dünnflüssige Absonderung,
- drückende Kopfschmerzen, oft begleitet von Schwindelgefühl oder Tinnitus,
- körperliche Müdigkeit,
- Zungenkörper: hellrot,
- Zungenbelag: dünn, weiß oder dick, gelblich,
- Puls: klein, tief oder schnell.

Massage-Manipulationen nach traditionell-chinesischer Medizin

„Die Lunge-FEI und die Milz-PI aufbauen“
(BU-FEI YI-PI)

- MO-Reiben von PaM 3,
- MO-Reiben und QIA-Tiefdrücken im Gesicht,
- FEN-TUI-Seitwärtsschieben am Hinterkopf,
- TUI-Schieben der 3 YIN-Meridian am Unterarm,
- CA-Hinundherreiben von Lu 7,
- TUI-Schieben am oberen Rücken,
- DIAN-AN-Punktdrücken am Rücken paravertebral,
- ROU-Friktion von M 36.

I.3. ERKRANKUNGEN DES OHRES

Allgemeines

In der traditionellen chinesischen Medizin wird das Ohr ganzheitlich mit der Niere-SHEN zusammen betrachtet. Das QI der Niere-SHEN führt hinauf zum Ohr. Die Funktionsfähigkeit des Ohres als Hör- und Gleichgewichtsorgan wird von dem Funktionsstand der Niere-SHEN abhängig gemacht. Daher sagt man: „Das Ohr ist die Öffnung der Niere-SHEN" (SHEN KAI-QIAO YU-ER).

Auch andere ZANG-Organe, wie Leber-GAN und Herz-XIN (im Sinne der Teilfunktion des vegetativen und zentralen Nervensystems) unterhalten eine enge Beziehung zu den Ohren. Wie bei anderen Sinnesorganen können Störungen in den verschiedenen inneren Organen (vor allem in Niere-SHEN und Leber-GAN) auch Erkrankungen oder Funktionsstörungen des Ohres hervorrufen bzw. ihre Symptome im Bereich des Ohres (Hör- oder Gleichgewichtsstörungen) zeigen.

Auch zu dem Meridiansystem besitzt das Ohr sehr enge Beziehungen. Viele Meridiane haben direkte Verbindungen mit dem Ohr bzw. haben ihren Verlauf nahe dem Ohr; davon nehmen 3-Erwärmer-, Dünndarm-, Gallenblasen- und Magenmeridian besonders starken Einfluß auf die Funktionen des Ohres. Besteht eine Störung in den oben genannten Meridianen (besonders im 3-Erwärmer- und Gallenblasenmeridian) bzw. ihren zugehörigen Organen, kann sie über die Meridiane ihre Symptome auch in den Ohren zeigen.

Ähnlich wie Auge und Nase, die direkten Kontakt mit der Außenwelt haben, kann das Ohr ebenfalls durch die äußeren Faktoren (wie klimatische Widrigkeiten, Verletzungen, Erschütterung und Schalltrauma) direkt angegriffen werden.

In der Massagebehandlung der traditionell-chinesischen Medizin werden die oben genannten Wechselbeziehungen zwischen dem Ohr einerseits und den ZANG- und FU-Organen sowie den Meridianen andererseits herangezogen. Die Manipulationen in den entsprechenden Meridianen haben das Ziel, die Störungen in den betreffenden ZANG- und FU-Organen oder in den Ohren zu beseitigen bzw. ihre Funktionsfähigkeit zu verbessern.

I.3.1. Hörstörungen

Chinesische Pathologie

Unter den verschiedenen Hörstörungen werden hier nur die Schalldämpfungsschwerhörigkeit, Ohrgeräusche und Hörsturz besprochen, weil die chinesische Massage hierbei eine relativ gute Prognose verspricht. Die oben genannten 3 Hörstörungen haben nach Auffassung der traditionell-chinesischen Medizin ähnliche Ursachen:

a) **Äußere Faktoren** wie Wind-FENG und Hitze-RE, die das Ohr direkt von außen attackieren (wie Otitis media bei Infektionskrankheiten). Bei QI-Schwäche der Niere-SHEN kann die Entzündung einen chronischen Verlauf nehmen oder rezidivieren. Als Folge treten Schwerhörigkeit oder subjektive Ohrgeräusche auch nach der Heilung auf.

b) **Aufsteigendes und Feuer-HUO der Leber-GAN.** Das QI der Leber-GAN wird durch Unterdrückung der Gefühle oder durch Depression blockiert und dann zum Feuer-HUO weiter entwickelt, oder die Leber-GAN wird infolge von Wutausbruch bzw. Jähzorn sowie durch übermäßig starke Streßbelastungen verletzt. Das blockierte QI und das ungezügelt aufsteigende YANG der Leber-GAN wandelt sich um in Wind-FENG und Feuer-HUO. Über die Meridiane wird das Ohr beeinträchtigt.

c) **Stauung durch Schleim-TAN und Feuer-HUO.** Bei bestehender Schwäche der Milz-

PI und des Magens-WEI kann übermäßiger Genuß von stark gewürzten oder fettigen Speisen und Alkohol eine Ansammlung von Nässe-SHI in dem mittleren Erwärmer verursachen. Aus der stagnierten Nässe-SHI entwickelt sich Schleim-TAN und weiter Feuer-HUO.

d) **Mangel an Essenz-JING in Niere-SHEN.** Bei konstitutioneller Schwäche der Niere-SHEN, nach einer schweren Krankheit oder durch übermäßige Anstrengungen kann die Essenz-JING verbraucht werden. Auch bei QI-Schwäche können Milz-PI und Magen-WEI nicht genügend Nährstoffe als Ausgangsmaterial für die Gewinnung der Essenz-JING bereitstellen. Bei Essenz-JING-Mangel kann Niere-SHEN die Kontrolle über die Ohren nicht regelrecht ausüben.

Unabhängig von den Ursachen können Hörstörungen ein unterschiedliches Symptombild von Leere-XU und Fülle-SHI zeigen. Häufiger entwickeln sich die Hörstörungen schleichend und weisen daher oft ein Symptombild von Leere-XU auf. Plötzliche Hörstörung z. B. durch Aufstieg des Feuers-HUO zeigt in der Regel jedoch ein Symptombild von Fülle-SHI. Auch ein akuter Schub mit Symptombild von Fülle-SHI wird hin und wieder bei chronischen Hörstörungen beobachtet.

Massagebehandlung bei Hörstörungen

a) „Aufsteigen von Wind-FENG und Feuer-HUO“ (FENG-HUO SHANG-RAO)

Westliche Diagnose:
Tinnitus aurium bei Otitis media

Subjektive Symptomatik

- Ohrgeräusche (eher Sausen), oft mit gleichzeitiger Minderung der Hörfähigkeit,
- verstopfte Nase oder Nasenabsonderung,
- manchmal auch Schwindelgefühl,
- Zungenkörper: hellrot,
- Zungenbelag: kaum,
- Puls: klein, schnell.

Massage-Manipulationen nach traditionell-chinesischer Medizin

„Den Wind-FENG beseitigen, die Lunge-FEI und die Niere-SHEN stärken“
(SHU-FENG BU-FEI BU-SHEN)

- AN-Drücken von LG 20 (Ch),
- FEN-TUI-Seitwärtsschieben am Hinterkopf,
- FEN-TUI-Seitwärtsschieben im Stirnbereich,
- TUI-Schieben der 3 YIN-Meridiane am Unterarm,
- DIAN-Punktdrücken am Rücken paravertebral,
- ROU-Friktion von LG 4.

b) „Aufsteigendes Feuer-HUO der Leber-GAN“ (GAN-HUO SHANG-RAO)

Westliche Diagnose:
Hörsturz, Schallempfindungsschwerhörigkeit

Subjektive Symptomatik

- Plötzliches Auftreten von Schwerhörigkeit oder Ohrgeräuschen, die stärker werden bei Ärger oder Wut,
- Kopfschmerzen oder Schwindelgefühl,
- trockene Mund- und Rachenhöhle,
- Unruhe und Reizbarkeit,
- Zungenkörper: rot,
- Zungenbelag: gelblich,
- Puls: oberflächlich, schnell.

Massage-Manipulationen nach traditionell-chinesischer Medizin

„Die Leber-GAN klären und das Feuer-HUO löschen"
(QING-GAN XIE-HUO)

- ROU-Friktion von PaM 9,
- AN-Drücken von G 3 und M 7 (Ch),
- TUI-Schieben in Scheitelmitte,
- ROU-Friktion von G 20,
- AN-Drücken von KS 6 und 3E 5,
- CONG-„Schärfen" von Ohren,
- QIA-Tiefdrücken von Le 3.

c) „Aufsteigendes Feuer-HUO bei Stauung von Schleim-TAN" (TAN-HUO YONG-ZU)

Westliche Diagnose:
Tinnitus aurium, Schallempfindungsschwerhörigkeit

Subjektive Symptomatik

- Ohrengeräusche (eher Pfeifen),
- Schwerhörigkeit bei vorübergehendem totalem Hörverlust,
- schwerer Kopf mit Schwindelgefühl,
- Beklemmung im Thorax,
- Zungenbelag: dünn, gelblich und schmierig,
- Puls: gespannt und schlüpfrig.

Massage-Manipulationen nach traditionell-chinesischer Medizin

„Den Schleim-TAN auflösen und das Feuer-HUO löschen"
(HUA-TAN QING-HUO)

- FEN-TUI-Seitwärtsschieben im Stirnbereich,
- TUI-Schieben in Scheitelmitte,
- AN-Drücken am Mastoideus,
- NA-Greifen von G 21,
- CONG-„Schärfen" von Ohren,
- DIAN-AN-Punktdrücken am seitlichen Thorax,
- QIA-Tiefdrücken von Di 4,
- ROU-Friktion von M 36.

d) „Mangel an Essenz-JING in Niere-SHEN" (SHEN-JING KUI-SUN)

Westliche Diagnose:
Tinnitus aurium bei Menière-Krankheit, Schallempfindungsschwerhörigkeit

Subjektive Symptomatik

- Allmähliche Entstehung von Schwerhörigkeit und Ohrgeräuschen, die am Abend merklich stärker werden,
- Schwindelgefühl und Flimmern vor den Augen,
- Schweregefühl und Schmerzen im lumbosakralen Bereich,
- Potenzstörungen beim Mann, Fluor albus bei der Frau,
- kalte Extremitäten oder Kälteempfindlichkeit,
- Zungenkörper: blaß,
- Puls: schwach oder klein.

Massage-Manipulationen nach traditionell-chinesischer Medizin

„Die Niere-SHEN stärken und die Essenz-JING vermehren"
(BU-SHEN YI-JING)

- MO-Reiben von PaM 3,
- FEN-TUI-Seitwärtsschieben im Stirnbereich,
- AN-Drücken im Schläfenbereich beidseitig,
- FEN-TUI-Seitwärtsschieben am Hinterkopf,
- DIAN-Punktdrücken am Rücken paravertebral,
- MO-Reiben im Lumbalbereich quer,
- ROU-Friktion von LG 4.

J. ERKRANKUNGEN DES BEWEGUNGSAPPARATES

EINLEITUNG

Die chinesischen Massageärzte haben anders als die Heilmasseure und Physikotherapeuten in den westlichen Ländern neben der Massageausbildung, die allein schon bis zu 3 Jahren dauert, eine breite Grundausbildung in der traditionellen chinesischen Medizin (auch in der Anatomie, Physiologie und Pathologie nach moderner westlicher Medizin) und eine Spezialausbildung in der Diagnostik sowie in den konservativen Behandlungsmethoden für geschlossene Fraktur, Luxation bzw. Subluxation, unter anderem mit speziellen Schienen- und Kräuterverbänden und einer Art von chiropraktischen Griffen zum Adjustieren. Diese Grund- und Spezialausbildungen dauern insgesamt bis zu 6 Jahre.

Aufgrund dieser besonderen Qualifikationen werden viele verschiedene Erkrankungen des Bewegungsapparates von den chinesischen Massageärzten behandelt, die hierzulande zu den Aufgaben der Unfallchirurgie gehören. Angesichts der obengenannten Gründe und auch der Verantwortung gegenüber den Patienten werden in diesem Kapitel nur Erkrankungen der Weichteile besprochen.

Neben den Verletzungen durch Zerren, Verrenken und Torsion sowie durch direkte Gewaltanwendung, wie Schlag, Hieb, Stoß oder Sturz beim Unfall gelten bei der traditionell-chinesischen Medizin weiter folgende Ursachen für Erkrankungen des Bewegungsapparates:

a) **Klimatische Faktoren**, wie Wind-FENG, Nässe-SHI und Kälte-HAN. Sie können bei langanhaltender oder massiver Einwirkung eine Flußstörung von QI und Blut-XUE (Zirkulationsstörung, Stase oder Blockade) hervorrufen. Wenn der QI-Fluß eines betroffenen Meridians gestört wird, können im Bereich dieses Meridians Verspannungen, Schmerzen und andere Beschwerden auftreten. Die rheumatischen und rheumatoiden Erkrankungen, auch der extraartikuläre Rheumatismus (sog. Weichteilrheumatismus) wird in der traditionell-chinesischen Medizin unter FENG-SHI-BING (Krankheiten durch Wind und Nässe) zusammengefaßt.

b) **Psychische Faktoren,** wie Streß, Emotionen, Stimmungen, Reaktions- und Verhaltensmuster etc. Durch die ganzheitliche Betrachtungsweise in der traditionell-chinesischen Medizin werden somatische und psychische Symptome sowie Faktoren zusammengefaßt, z. B. in der Theorie der 5 Wandlungsphasen bzw. Elemente (WU-XING), der ZANG-FU-Organe und der Krankheitslehre. Die Störungen auf psychischer Ebene können über die ZANG-FU-Organe und ihre Meridiane mit Symptomen in bestimmten Körperregionen als Projektionsort sichtbar werden.

Folgende Relationen zwischen den psychischen Faktoren (7 Emotionen nach traditionell-chinesischer Medizin) und den Projektionsstellen im Bewegungsapparat werden häufig beobachtet:

Zorn / Ärger – seitlicher Thorax / äußere Schulter

Freude / Euphorie – mittlerer Thorax / Nacken / oberer Rücken

Sorge / Nachdenken – oberes Abdomen / mittlerer und unterer Rücken

Trauer – oberer Thorax / mittlerer Rücken

Angst / Schock – unteres Abdomen / Lumbosakralgegend

Sicherlich sind die oben genannten Angaben über die beobachtete Häufung der Projektionsstellen bei bestimmten Emotionen bzw. Konstitutionstypen keine Muß-Regel. Aber sie können Hinweise auf den möglichen psychischen Zusammenhang geben, gerade bei vielen chronischen und rezidivierenden Schmerzen im Bereich des Bewegungsapparates ohne stichhaltigen bzw. organischen Befund.

Auch wenn hier empfohlene Manipulationen viele erdenkliche Kriterien der Massagebehandlung berücksichtigen, sollte man unter anderem folgende Punkte beachten:

1. Bei akuter Verletzung, wobei eine Blutung auftritt, ist die Massage direkt an der verletzten Stelle kontraindiziert. Die Massage oberhalb und unterhalb der verletzten Stelle ist jedoch zur Schmerzlinderung und Unterstützung des Heilprozesses erlaubt. Im Zweifelsfall, auch hinsichtlich der Klärung, ob eine Fraktur oder ein anderes Kriterium der Kontraindikation wie Osteoporose, Nervenkompression etc. vorliegt, sollte eine gezielte Untersuchung durch einen Facharzt vorgenommen werden.

2. Der oder die zuständige(n) Meridian(e) anhand der Verlaufslinie der Meridiane und der Lokalisation der Beschwerden oder Verletzung festlegen, um eventuell zusätzliche Punkte bzw. Manipulationen zur Besserung der Wirksamkeit einzusetzen.

3. Wenn es auf einen psychischen Zusammenhang, z. B. durch die Anamnese, hindeutet, sollte man mit dem Patienten ein klärendes Gespräch führen und gegebenenfalls eine Psychotherapie vorschlagen. Möglicherweise kann sie die richtige Therapie sein, um den Patienten längerfristig von den Beschwerden zu befreien.

Außerdem sind Massage-Manipulationen mit chiropraktischen bzw. orthopädischen Handgriffen, wie Seitwärtsdrehen und Hinaufziehen bzw. Ausdehnen (Extension) der Wirbelsäule oder der Extremitäten bei einigen Erkrankungen, wie Bruch, Luxation, Arthritis, Tumoren oder Osteoporose sowie Knochentuberkulose im behandelten Bereich kontraindiziert. Um den ärztlichen Kunstfehler bei der Einsatzbestimmung dieser Handgriffe zu vermeiden, empfiehlt es sich, vor der Behandlung eine Röntgenuntersuchung mit einer Beurteilung durch einen Facharzt heranzuziehen.

Wenn hier und da solche Griffe empfohlen werden, sollten diese Griffe zuerst unter fachlicher Anleitung gelernt und geübt werden. Nur wenn die Technik einwandfrei beherrscht wird, darf man sie in der Behandlung einsetzen.

Diese Kontraindikationen und Vorsichtsmaßnahmen sollten stets bei Behandlungen der Erkrankungen des Bewegungsapparates mit oben genannten Handgriffen vor ihrem Einsatz geklärt bzw. beachtet werden.

J.1. ZERRUNG, SCHMERZEN UND STEIFE DES NACKENS

Chinesische Pathologie

Meist werden die Nackenschmerzen und -steife durch Zerrungen der Muskulatur bei plötzlichen Bewegungen verursacht. Fehlhaltungen, -lagerungen oder einseitige Belastungen des Kopfes und des Nackens z. B. langes Ducken des Kopfes bei der Arbeit und Einwirkung von Kälte-HAN und Wind-FENG (Luftzug) in entblößten Nakken-Schulterpartien können nach Ansicht der traditionellen chinesischen Medizin Muskelverspannungen in diesem Bereich hervorrufen, die auch zu einer Störung des QI-Flusses in den Meridianen führen. Langdauernde oder massive Streßbelastungen, psychische Anspannungen und Verkrampfung („Starrköpfig-Sein“) können das Auftreten der Beschwerden begünstigen bzw. die Beschwerden verstärken.

Anmerkung

Hier sei darauf hingewiesen, daß viele andere Erkrankungen in den benachbarten Regionen wie Tonsillitis, Parotitis, Lymphadenitis, Enzephalitis, Meningitis, Hirnblutungen etc. auch ein ähnliches Symptomenbild (reflektorische Verspannungen der Nackenmuskulatur) zeigen können. Sie müssen diagnostisch ausgeschlossen werden, weil sie andere Therapien benötigen.

Massagebehandlung bei Zerrung, Schmerzen und Steife des Nakkens

Unabhängig von den Ursachen werden sie bei der Behandlung in eine akute und eine chronische Form unterteilt und dementsprechend behandelt.

a) Akute Form

Sie tritt plötzlich auf, meist durch, übermäßig kräftige Bewegungen (auch bei Schleudertrauma), starke Fehlbelastung oder durch Einwirkung von Kälte und Luftzug hervorgerufen. Manchmal merkt sie der Patient erst beim Aufwachen.

Subjektive Symptomatik

- Starke Muskelverspannung und Schmerzen, die katerartig sein und in die benachbarten Regionen ausstrahlen können,
- starke Bewegungseinschränkung bis zur Steife,
- deutliche Druckschmerzpunkte des M. trapezius.

Massage-Manipulationen nach traditionell-chinesischer Medizin

„Das Blut-XUE beleben und die QI-Stauung beseitigen"
(HUO-XUE QU-YU)
„Die Muskeln entspannen und die Schmerzen stillen"
(SHU-JIN ZHI-TONG)

- QIA-Tiefdrücken von Di 4,
- ROU-Friktion von G 39,
- ROU-Friktion von B 57,
- NA-Greifen von G 21,
- ROU-Friktion von G 20,
- TUI-Schieben am Hinterkopf diagonal,
- NIE-Kneten der Nackenmuskulatur,
- NIU-ZHUAN-Seitwärtsdrehen des Kopfes.

b) Chronische Form

Sie kann sich aus der akuten Form heraus entwickeln z. B. bei unzureichender Behandlung oder durch Rezidive, aber häufiger durch funktionelle Fehlbelastungen des Kopfes bzw. Nackens, die durch beruflich bedingte Dauerhaltungen und psychogene Faktoren ausgelöst werden.

Subjektive Symptomatik

- Muskelverspannung mit Schonhaltung des betroffenen Bereichs,
- mäßig starke oder mittelstarke Druckschmerzen,
- Bewegungseinschränkung,
- Myalgien und Verspannungen in den benachbarten Regionen (Rücken und Schulter),
- Kopfschmerzen, Schlafstörungen u. a. allgemeine Störungen des Wohlbefindens.

Massage-Manipulationen nach traditionell-chinesischer Medizin

„Die Zirkulation von QI und Blut-XUE anregen"
(SHU-TIAO QI-XUE)
„Die Meridiane beleben und durchgängig machen"
(TONG-JING HUO-LUO)

- FEN-TUI-Seitwärtsschieben am Hinterkopf,
- TUI-Schieben am Hinterkopf diagonal,
- ROU-Friktion von Dü 13,
- NIE-Kneten der Nackenmuskulatur,
- NA-Greifen von G 21,
- SHU-Streichen des Handrückens,
- TUI-Schieben der 3 YANG-Meridiane am Unterarm,
- AN-XUAN-Ausdehnen von Schulter und Nacken.

c) Bewegungseinschränkung beim Beugen oder Strecken des Kopfes

Zusätzliche Massage-Manipulationen:

- AN-Drücken und ROU-Friktion von Dü 3,
- NA-Greifen von B 60,
- TUI-Schieben am äußeren Fuß.

d) Bewegungseinschränkung beim Seitwärtsdrehen des Kopfes

Zusätzliche Massage-Manipulationen:

- AN-Drücken von KS 6 und 3E 5,
- ROU-Friktion von 3E 10,
- ROU-Friktion von G 39.

J.2. ZERVIKALSYNDROM

Hier wird das Zervikalsyndrom im engeren Sinne besprochen, d. h. sensible, motorische und trophische Störungen im Halsbereich infolge der Irritation des Plexus cervicalis. Das Schulter-Armsyndrom (Periarthropathia humeroscapularis) wird gesondert behandelt (siehe II.J.3. / Seite 204). Bei GRISEL-Syndrom, lymphogen fortgeleitetem Zervikalsyndrom infolge von Racheninfektion, sollte man die Behandlungsempfehlungen bei Infekt der oberen Luftwege als Hauptbehandlung heranziehen.

Chinesische Pathologie

Neben den klimatischen Faktoren wie Wind-FENG, Kälte-HAN und Nässe-SHI, die die QI-Zirkulation der Meridiane, d. h. nervale Innervation und arterielle Versorgung im Halsbereich akut oder chronisch stören können, übernimmt die traditionell-chinesische Medizin heute die pathologischen Theorien (auch in der Ätiologie – vor allem degenerative Veränderungen der Bandscheibe – und Nosologie) von der modernen westlichen Medizin. *)

Massagebehandlung bei Zervikalsyndrom

Das Ziel der Massagebehandlung nach traditionell-chinesischer Medizin ist, den Schmerz zu stillen und die Muskeln zu entspannen (ZHI-TONG SHU-JIN) sowie die Blutzirkulation zu verbessern und die Meridiane durchgängig zu machen (HUO-XUE TONG-LUO).

a) Spinaler Typ

Hier führt man die Beschwerden auf die Zirkulationsstörung der Spinalarterien durch die Kompression zurück. Je nach Lokalisation und Schweregrad der Kompression ergibt sich eine sehr vielseitige klinische Symptomatik. Diesen Typ von Zervikalsyndrom beobachtet man oft bei älteren Patienten mit progredienter Entwicklung von Parästhesien, Kraftlosigkeit und motorischen Störungen im Halsbereich und in den oberen Extremitäten.

Subjektive Symptomatik

- Sensible und/oder motorische Störungen der oberen und unteren Extremitäten (einseitig oder beidseitig),
- geringe Schmerzempfindung und Bewegungseinschränkungen im Nackenbereich,
- manchmal auch Störungen bei Blasen- bzw. Darmentleerung.

Massage-Manipulationen nach traditionell-chinesischer Medizin

- AN-Drücken am M. mastoideus,
- FEN-TUI-Seitwärtsschieben am Hinterkopf,
- NIE-Kneten der Nackenmuskulatur,
- NA-Greifen von G 21,
- TUI-Schieben am Rücken paravertebral,
- QIA-Tiefdrücken von Di 4.

*) Wer sich dafür interessiert, dem empfehlen wir, die einschlägige Literatur zu lesen. Hier beschränken wir uns nur auf die Einteilung aufgrund der klinischen Symptomatik, die für die Behandlung durch chinesische Massage notwendig ist.

Bei sensiblen, motorischen Störungen oder Kraftlosigkeit der oberen Extremitäten

zusätzlich:

- AN-Drücken im Schulterbereich,
- NIE-Kneten am Oberarm.

Bei sensiblen und motorischen Störungen der unteren Extremitäten

zusätzlich:

- ROU-Friktion und NIE-Kneten am medialen Oberschenkel,
- ROU-Friktion von B 40,
- NA-Greifen von B 60.

Bei Störungen mit Blasen- und Darmentleerung

zusätzlich:

- MO-Reiben im Lumbalbereich quer,
- AN-Drücken im Lumbalbereich beidhändig,
- MO-Reiben auf dem Kreuzbein quer,
- MO-Reiben im unteren Abdomen quer.

b) Radikulärer Typ

Dieser Typ des Zervikalsyndroms wird am meisten beobachtet. Durch Wurzelkompression der Spinalnerven (oft einseitig) treten folgende typische Beschwerden auf der erkrankten Seite auf. Je nach Lokalisation und Anzahl der betreffenden Spinalnerven können sie sich in verschiedenen Segmenten der oberen Extremität und mit Überlappung projizieren. Daher empfiehlt es sich, hier die genaue Lokalisation der Kompression herauszufinden, um die entsprechenden Meridiane im Armbereich gezielter zu massieren.

Subjektive Symptomatik

- Stechende oder brennende Schmerzen im Nacken-, Schulter- und Armbereich, oft begleitet von Sensibilitätsstörungen,
- Kraftlosigkeit und Schweregefühl der betroffenen oberen Extremität,
- Muskelatrophie (im späteren Stadium).

Massage-Manipulationen nach traditionell-chinesischer Medizin

- FEN-TUI-Seitwärtsschieben am Hinterkopf,
- NIE-Kneten der Nackenmuskulatur,
- NA-Greifen von G 21,
- AN-XUAN-Ausdehnen von Schulter und Nacken,
- TUI-Schieben und AN-Drücken von Di 15, Di 11 und Di 4.

Bei Muskelatrophie

zusätzlich:

- NIE-Kneten am Oberarm,
- AN-Drücken von KS 6 und 3E 5,
- FEN-Teilen von Handteller.

c) Arterieller Typ

Ähnlich wie bei dem radikulären Typ, wobei hier auch ein oder mehrere Äste der Arteria vertebralis komprimiert werden. Neben den sensiblen und motorischen Störungen treten zusätzlich Symptome der Arteria-vertebralis-Insuffizienz auf.

Subjektive Symptomatik

- Schmerzen, sensible und motorische Störungen im Hinterkopf-, Nacken-, Schulter- und Armbereich,
- Oft auch Schwindelgefühl, Übelkeit, Ohrsensationen und verkehrte bzw. verschwommene Sicht; diese Symptome sind zum Teil durch Kopfbewegungen provozierbar oder werden dadurch verstärkt.
- Mitunter auch Drop attacks (plötzliches Einknicken bzw. Hinfallen oder Fallenlassen von Gegenständen aus den Händen ohne Bewußtlosigkeit).

Massage-Manipulationen nach traditionell-chinesischer Medizin

- FEN-TUI-Seitwärtsschieben im Stirnbereich,
- AN-Drücken im Schläfenbereich beidseitig,
- AN-Drücken am M. mastoideus,

- FEN-TUI-Seitwärtsschieben am Hinterkopf,
- NIE-Kneten der Nackenmuskulatur,
- NA-Greifen von G 21.

Bei Schwindelgefühl, Übelkeit, Ohrsensationen und Sehstörungen

zusätzlich:

- MO-Reiben von PaM 3,
- AN-Drücken von LG 20 (Ch),
- ROU-Friktion von PaM 9,
- AN-Drücken von KS 6 und 3E 5.

d) Vegetativer Typ

Die Beteiligung des vegetativen Nervensystems bedingt ein buntes Symptomenbild.

Subjektive Symptomatik

- Schmerzen, sensible und motorische Störungen im Nacken-, Schulter- und Armbereich,
- Symptome im Augenbereich: drückende Schmerzen, unklare Sicht, Pupillenerweiterung,
- Symptome im Kopfbereich: Schwindelgefühl, Kopfschmerzen (Migräne/Okzipitalschmerzen),
- Symptome im Herzbereich: Tachy- oder Bradykardie, Stenokardie,
- Symptome im peripheren Kreislauf: kalte oder heiße Extremitäten, Parästhesien,
- trockene Haut oder starke Schweißabsonderung,
- sonstige: Ohrsensationen, Taubheit der Zunge.

Massage-Manipulationen nach traditionell-chinesischer Medizin

- AN-Drücken am M. mastoideus,
- FEN-TUI-Seitwärtsschieben am Hinterkopf,
- NIE-Kneten der Nackenmuskulatur,
- ROU-Friktion von Dü 13,
- QIA-Tiefdrücken von Di 4.

Bei Augensymptomen

zusätzlich:

- TUI-Schieben von Augenbrauen,
- ROU-Friktion von PaM 9,
- ROU-Friktion von G 20,
- QIA-Tiefdrücken von Le 3.

Bei Kopfsymptomen

zusätzlich:

- AN-Drücken im Schläfenbereich, beidseitig,
- FEN-TUI-Seitwärtsschieben im Stirnbereich,
- TUI-Schieben im Schläfenbereich,
- ROU-Friktion von G 20.

Bei Herzsymptomen

zusätzlich:

- FEN-Seitwärtsschieben am oberen Thorax,
- KUAN-Lockern vom seitlichen Thorax,
- AN-Drücken von H 7.

Bei Symptomen des peripheren Kreislaufs

zusätzlich:

- NIE-Kneten am Oberarm,
- AN-Drücken von KS 6 und 3E 5,
- SHU-Streichen am Handrücken.

Anmerkungen

Viele andere Erkrankungen können ganz oder zum Teil ähnliche Symptome wie beim Zervikalsyndrom hervorrufen, wie Weichteilverletzungen im Nackenbereich, Scalenus-anterior-Syndrom, Menière-Krankheit, koronare Insuffizienz und Tumoren im Halswirbelbereich. Teile von den oben genannten Erkrankungen verlangen andere Massagebehandlungen (siehe auch entsprechendes Kapitel) und andere wiederum ganz andere Therapiemethoden.

J.3. PERIARTHROPATHIA HUMEROSCAPULARIS

Chinesische Pathologie

Die meist durch chronisch-rezidivierende (abakterielle) Entzündungen im Bereich der Rotatorenmanschette bzw. der Schultergelenkskapsel verursachten Schmerzen mit Bewegungseinschränkungen (Schultersteife / frozen shoulder) werden in der traditionellen chinesischen Medizin als Folge der chronischen bzw. massiven Einwirkung der klimatischen Faktoren Wind-FENG, Kälte-HAN und Nässe-SHI angesehen.

Das Eindringen der störenden klimatischen Faktoren wird begünstigt bzw. ermöglicht durch langjährige Überbeanspruchung des Schultergelenks selbst bzw. durch chronische Mikroverletzungen der Weichteile oder durch allgemeine Schwäche von QI und Blut-XUE z. B. bei schwacher Kondition oder höherem Alter. Sie rufen eine Zirkulationsstörung des QI und Blut-XUE der örtlichen Meridiane hervor. Dadurch treten starke Schmerzen und Bewegungseinschränkungen als Symptome auf.

Erkrankungen oder Tumoren der Brust- und Bauchorgane wie Herz (Angina pectoris / Infarkt), Lunge (Bronchialkarzinom / Pancoast-Tumor), Brustfell und Gallenblase können ein ähnliches Schulter-Armsyndrom hervorrufen. Diese müssen aber durch geeignete Therapiemethoden behandelt werden.

Massagebehandlung bei Periarthropathia humeroscapularis

Neben der Unterscheidung der betroffenen Meridiane macht die traditionelle chinesische Medizin eine weitere Unterscheidung nach den verursachenden klimatischen Faktoren.

a) „Rheuma“ durch Wind-FENG und Kälte-HAN (FENG-HAN-BI *)

Subjektive Symptomatik

- Heftige Schmerzen im Schulterbereich mit starken Bewegungseinschränkungen,
- Verschlimmerung der Beschwerden durch Kälte und Linderung durch Wärme,
- Zungenbelag: weiß,
- Puls: gespannt.

Massage-Manipulationen nach traditionell-chinesischer Medizin

„Den Meridian erwärmen und die Kälte-HAN vertreiben“
(WEN-JIN SHAN-HAN)

- MO-Reiben und AN-Drücken im Schulterbereich,
- AN-Drücken im Schulterbereich,
- NIE-Kneten am Oberarm,
- NA-Greifen von G 21,
- ROU-Friktion von Dü 13,
- YAO-Rotation von Schulter,
- QIAN-YIN-Strecken von Schulter.

b) „Rheuma“ durch Wind-FENG und Nässe-SHI (FENG-SHI-BI)

Subjektive Symptomatik

- Schmerzen mit Schweregefühl im Schulterbereich,
- Taubheit im Schulter-Armbereich mit motorischer Beeinträchtigung,
- Verschlimmerung der Beschwerden bei Bewölkung oder Regen,

*) Die traditionell-chinesische Medizin bezeichnet alle Krankheiten aufgrund einer QI-Blockade durch Einwirkungen der klimatischen Faktoren als BI. Im engeren Sinne werden aber Schmerzen und Taubheit des Bewegungsapparates durch Einwirkungen von Kälte-HAN, Wind-FENG (Zugluft) und Nässe-HAN als BI-Krankheiten angesehen darunter fällt auch der Weichteilrheumatismus.

- Zungenbelag: weiß und schmierig,
- Puls: langsam, kraftlos.

Massage-Manipulationen nach traditionell-chinesischer Medizin

„Den Wind-FENG und die Nässe-SHI austreiben“
(QU-FENG ZAO-SHI)

- MO-Reiben und AN-Drücken im Schulterbereich,
- NA-Greifen und TI-Anheben im Schulterbereich,
- TUI-Schieben der 3-YANG-Meridiane am Oberarm,
- NA-Greifen von G 20,
- QIAN-YIN-Strecken von Schulter.

Zusätzliche Manipulationen nach den betroffenen Meridianen

Neben den folgenden Empfehlungen sollte der Schmerzpunkt im Schulterbereich, der bei entsprechend eingeschränkten Bewegungen lokalisiert wird, mit MO-Reiben, AN-Drücken und ROU-Friktion massiert werden.

Hand-YANG-MING-Dickdarm- und Hand-TAI-YIN-Lungenmeridian mit Bewegungseinschränkung beim Rückwärtsstellen des Armes hinter den Rücken

- TUI-Schieben und AN-Drücken von Di 15, Di 11 und Di 4,
- CA-Hinundherreiben von Lu 7,
- ROU-Friktion von M 36.

Hand-YANG-MING-Dickdarm- und Hand-SHAO-YANG-3-Erwärmermeridian mit Bewegungseinschränkung beim Heben des Armes nach vorne

- TUI-Schieben und AN-Drücken von Di 15, Di 11 und Di 4,
- AN-Drücken von KS 6 und 3E 5,
- ROU-Friktion von G 39.

Hand-SHAO-YANG-3-Erwärmer- und Hand-TAI-YANG-Dünndarmmeridian mit Bewegungseinschränkung beim Heben des Armes zur Seite

- TUI-Schieben der 3-YANG-Meridiane am Unterarm,
- AN-Drücken und ROU-Friktion von Dü 3,
- ROU-Friktion von B 57.

Hand-TAI-YANG-Dünndarmmeridian mit Bewegungseinschränkung beim Verschränken des Armes über der Brust

- AN-Drücken und ROU-Friktion von Dü 3,
- AN-Drücken von KS 6 und 3E 5,
- ROU-Friktion von B 57.

Anmerkungen

Sobald der Schmerz nachläßt, sollte der Patient aktiv und regelmäßig ein geeignetes Funktionstraining betreiben. Eventuell durch einen Facharzt und Physikotherapeuten beraten lassen.

J.4. EPICONDYLITIS HUMERI RADIALIS

Chinesische Pathologie

Ähnlich wie bei der modernen westlichen Medizin werden für den sog. Tennisellenbogen die ständige Überbelastung und Mikrotraumen, die zu feinen Sehnenrissen führen, verantwortlich gemacht. Die chinesische Bezeichnung dafür ist LAO-SUN und bedeutet „Verschleiß oder Verletzung aufgrund einer Überbeanspruchung“.

Massagebehandlung bei Tennisellenbogen

Subjektive Symptomatik

- Schmerzen und Schwellung im Ellenbogenbereich, die nach Beanspruchung (z. B. beim Wringen) stärker werden,

- in schwerem Fall: Kraftlosigkeit der Hand,
- keine Bewegungseinschränkung des Ellenbogens,
- Druckschmerzstelle im Bereich des radialen Ellenbogens (am Epicondylus).

Massage-Manipulation nach traditionell-chinesischer Medizin

„Die Sehnen lockern und den Schmerz stillen“
(SHU-JIN ZHI-TONG)
„Das QI und das Blut-XUE regulieren“
(TIAO-HE QI-XUE)

- TUI-Schieben und AN-Drücken von Di 15, Di 11, Di 4,
- NIE-Kneten am Oberarm,
- ROU-Friktion von 3E 10,
- TUI-Schieben der 3-YANG-Meridiane am Oberarm,
- TUI-Schieben der 3-YANG-Meridiane am Unterarm,
- AN-Drücken von KS 6 und 3E 5,
- CA-Hinundherreiben von Lu 7.

Anmerkungen

Bei starken Schmerzen bzw. in der akuten Phase:

- *Keine direkte örtliche Massagebehandlung im Ellenbogenbereich, d. h. nur sanfte Massage im Ober- und Unterarm außerhalb der Schmerzregion,*
- *stattdessen ROU-Friktion von M 36.*

Tennisellenbogen ist oft hartnäckig. Man muß daher geduldig und regelmäßig über längere Zeit behandeln. Schonung des betroffenen Armes (eventuell durch straffe, elastische Bandage) zumindest in der akuten Phase, ist eine hilfreiche Maßnahme zur Unterstützung der Heilung. Bei Rezidiven sollte man eventuell Umlernen auf richtige sportliche oder handwerkliche Handgriffe bzw. Bewegungen oder Umschulen auf einen anderen Beruf in Erwägung ziehen.

J.5. BANDSCHEIBENVORFALL/ LUMBAGO

Chinesische Pathologie

Mit zunehmendem Alter unterliegt das Gewebe der Bandscheiben einer physiologischen Degeneration. Die Umstrukturierung des Gewebes mit Verlust der Elastizität führt leichter zu Mikrotraumen der Bandscheiben und der umliegenden Bänder, vor allem bei unsachgemäßem Körpereinsatz. Diese Mikrotraumen sind neben den physiologischen Prozessen verantwortlich für die degenerativen Veränderungen, die die Hauptursache eines Bandscheibenvorfalls darstellen.

Nach Auffassung der traditionell-chinesischen Medizin wird Bandscheibenvorfall begünstigt durch muskuläre Schwäche im lumbalen Bereich. Die geschwächten Muskeln können die Lendenwirbel statisch nicht genügend unterstützen und so begünstigen sie die degenerativen Veränderungen (Abnutzung) der Bandscheiben im lumbalen Bereich. Diese Tonusschwäche der Lendenmuskeln kommt häufig bei QI-Schwäche der Niere-SHEN vor.

Niere-SHEN hat unter anderem die Aufgabe, die verschiedenen Funktionsaktivitäten, wie Blutzirkulation und Erwärmung anzutreiben. Eine QI-Schwäche der Niere-SHEN kann den Lendenbereich nicht ausreichend erwärmen und dadurch auch nicht genügend gegen Einwirkung von Kälte-HAN schützen. Als Folge tritt eine Beeinträchtigung der Versorgung mit QI und Blut-XUE ein. Diese trophische Störung fördert weiter die degenerativen Veränderungen der Bandscheiben.

Außer im Halswirbelbereich (siehe auch Zervikalsyndrom) tritt der Prolaps häufig im Lendenbereich ein. Je nach Lokalisation und Schwere der Läsion können heftige Schmerzen in einzelnen oder mehreren Segmenten mit oder ohne Ausbreitung in die Beine (siehe auch Ischialgie / Seite 207) und Lähmungen ausgelöst werden.

Bandscheibenvorfall mit Kauda- bzw. Konus-Syndrom (Miktions- und Mastdarmstörungen neben den Sensibilitätsstörungen an den unteren Extremitäten) gehört nicht zum Indikationsbereich der chinesischen Massage. Er muß (bei bestimmtem Symptombild möglicherweise innerhalb von 24 Stunden) mit einer Bandscheibenoperation oder Chemonukleolyse behandelt werden.

Die empfohlenen Massage-Manipulationen können aber bei Patienten mit weiterbestehenden oder wiederkehrenden schmerzhaften Beschwerden nach einem operativen Eingriff (nach Ausschluß der Lähmungsgefahr) erfolgreich eingesetzt werden.

Neben der Massage empfiehlt die traditionelle chinesische Medizin weitere konservative Maßnahmen, wie Bettruhe (auf einer harten Unterlage), Wärmeapplikation, Medikamente bei sehr starken Schmerzen und Extension.

Massagebehandlung bei Lumbago infolge von Bandscheibenvorfall

Massage-Manipulationen nach traditionell-chinesischer Medizin

„Die Blut-Zirkulation beleben und die Meridiane durchgängig machen"
(HUO-XUE TONG-LUO)
„Die Muskeln lockern und (die Bandscheibe) zurückbringen"
(SHU-JIN FU-WEI)

- ROU-Friktion von B 57,
- ROU-Friktion von B 40,
- ROU-Friktion von G 39,
- AN-Drücken von G 30,
- MO-Reiben im Lumbalbereich quer,
- ZHANG-Seitwärtsschieben mit der Handwurzel im Lumbalbereich,
- AN-Drücken im Lumbalbereich beidhändig,
- BAN-Kippen des Beines,
- XUAN-Drehen der beiden Beine,
- XUAN-Drehen von Hüfte.

Anmerkungen

Siehe die Massagebehandlung bei Ischialgie!

J.6. ISCHIALGIE

Chinesische Pathologie

Neben den Traumen, Erkrankungen der Wirbelsäule und lokalen Kompressionen gelten nach Ansicht der traditionellen chinesischen Medizin als Ursache für das Ischiassyndrom weiter die klimatischen Faktoren Wind-FENG, Kälte-HAN und Nässe-SHI. Sie beeinträchtigen den QI-Fluß der betroffenen Meridiane, dadurch treten Schmerzen entlang des Meridianverlaufs (Segmente der Spinalnerven) auf. Das längere Bestehen der Beeinträchtigung durch diese klimatischen Faktoren kann zu einer Stase des QI und Blut-XUE führen in Form einer chronisch rezidivierenden Ischialgie.

Neben der Einteilung nach dem Ausbreitungsgebiet der Schmerzen unterscheidet die traditionelle chinesische Medizin die Ischialgie auch nach subjektiver Symptomatik.

Anmerkungen

Die chinesische Massage wirkt sehr gut bei Ischiassyndrom. Es gibt jedoch einige Ischialgien, die nicht zu ihrem Indikationsbereich gehören; nämlich Ischiassyndrom bei Infektionskrankheiten, Stoffwechselstörungen (z. B. Diabetes mellitus), Tumoren und anderen Erkrankungen im Beckenbereich und durch exogene Gifte wie Alkohol, Nikotin, Arsen, Blei und Phosphat.

Massagebehandlung bei Ischialgie

a) „Störungen durch Wind-FENG, Kälte-HAN und Nässe-SHI“ (FENG-HAN-SHI-XIE)

Subjektive Symptomatik

- Schmerzen (meist anfallsartig), die sich in das Bein ausbreiten,
- Parästhesien und Bewegungseinschränkung des betroffenen Beines,
- Verschlimmerung der Beschwerden durch körperliche Arbeit und durch Zugluft oder Kälte,
- Zungenbelag: weiß, schmierig,
- Puls: langsam, kraftlos.

Massage-Manipulationen nach traditionell-chinesischer Medizin

„Den Wind-FENG und die Nässe-SHI beseitigen“
(QU-FENG CHU-SHI)
„Die Kälte vertreiben und die Meridiane durchgängig machen“
(SHAN-HAN TONG-LUO)

- ROU-Friktion von LG 14 (Ch) und LG 3,
- MO-Reiben im Lumbalbereich vertikal,
- TUI-Schieben im Glutäalbereich,
- AN-Drücken von G 30,
- TUI-Schieben an der Rückseite des Beines,
- ROU-Friktion und NIE-Kneten an der Rückseite des Beines,
- AN-Drücken an der Rückseite des Oberschenkels.

b) „Qi-Stockung und Blut-XUE-Stase“ (QI-ZHI XUE-YU)

Subjektive Symptomatik

- Schmerzen mit Schweregefühl (meist andauernd) im betroffenen Bereich, oft mit Druckempfindlichkeit,
- meist längere Krankheitsdauer,
- Atrophie der Beinmuskulatur,
- Zungenbelag: gelblich, trocken,
- Puls: gespannt.

Massage-Manipulationen nach traditionell-chinesischer Medizin

„Das QI zirkulieren und das Blut-XUE beleben“
(XING-QI HUO-XUE)
„Die Stase beseitigen und den Schmerz stillen“
(QU-YU ZHI-TONG)

- ZHANG-Seitwärtsschieben mit der Handwurzel im Lumbalbereich,
- AN-Drücken im Lumbalbereich, beidseitig vertikal,
- ROU-Friktion im Lumbalbereich,
- MO-Reiben auf Kreuzbein quer,
- ROU-Friktion und NIE-Kneten an der Rückseite des Beines,
- AN-Drücken an der Rückseite des Unterschenkels.

Zusätzliche Massage-Manipulationen nach betroffenen Meridianen

Fuß-TAI-YANG-Harnblasenmeridian:

- ROU-Friktion von B 40 (Ch),
- ROU-Friktion von B 57,
- AN-Drücken und ROU-Friktion von Dü 3.

Fuß-SHAO-YANG-Gallenblasenmeridian:

- ROU-Friktion von G 39,
- AN-Drücken von KS 6 und 3E 5.

Anmerkungen

Bei Ischiassyndrom infolge Bandscheibenvorfalls siehe auch die Behandlung bei Lumbago (Seite 206).

J.7. VERLETZUNGEN DES INNEREN KNIEGELENKS-SEITENBANDES

Das Lig. collaterale mediale ist am häufigsten betroffen bei Verletzungen im Kniebereich, besonders bei Sportbetätigung; bedingt durch die Anatomie, oft mit Verletzung des inneren Meniskus kombiniert.

Bei der frischen Verletzung des inneren Kniegelenksbandes (oft mit innerer Blutung) sollte man das Knie durch Gipsverband oder Schiene fixieren. Erst wenn der Zustand stabilisiert ist, kann man das verletzte Knie nach Entfernung des Verbandes oder der Schiene massieren.

Zur Unterstützung der Heilung sollte der M. quadriceps (der große Streckmuskel am Oberschenkel) durch physiotherapeutische Maßnahmen trainiert werden.

Eine operative Behandlung ist bei totalem Riß des Bandes und oft bei Kombination mit dem inneren Meniskus notwendig, wobei eine konservative Behandlung (Ruhigstellung und Massage) bei Verletzungen des inneren Bandes ohne totalen Riß mit einer Beteiligung des inneren Meniskus häufig ein befriedigendes Ergebnis bringen kann.

Massagebehandlung bei Verletzung des inneren Kniegelenksbandes

Massage-Manipulationen nach traditionell-chinesischer Medizin:

„Die Bänder regulieren und die Meridiane durchgängig machen"
(LI-JIN TONG-LUO)
„Das Blut-XUE beleben und die Stase (Hämatom) beseitigen"
(HUO-XUE QU-YU)

- ROU-Friktion und NIE-Kneten am medialen Oberschenkel,
- ROU-Friktion von MP 10,
- NA-Greifen in die Kniekehle,
- ROU-Friktion um das Knie,
- ROU-Friktion oberhalb des Knies,
- AN-Drücken von MP 9.

K. CHINESISCHE GANZKÖRPER-MASSAGE

Die chinesische Ganzkörper-Massage berücksichtigt das Meridiansystem mit seinen wichtigen Punkten, außerdem beinhaltet sie einige DAO-YIN *)-Übungen. Daher wird sie auch DAO-YIN-AN-MO (DAO-YIN-Massage) genannt.

Neben den allgemeinen Wirkungen der Massagebehandlung, wie muskuläre Entspannung und bessere Durchblutung, bewirkt die chinesische Ganzkörper-Massage eine Regulierung und eine Stimulierung der verschiedenen Organsysteme (auch des Nerven- und Immunsystems). Neben der Tonisierung des Gesamtorganismus erzielt man dadurch auch eine körperliche Entspannung und psychische Ausgeglichenheit. Sie eignet sich ausgezeichnet für die Behandlung von vielen Erkrankungen infolge einer schwachen Konstitution und Abwehrschwäche sowie von vielen nervösen Beschwerden. Bei Bedarf kann man einen Teil der chinesischen Ganzkörper-Massage bei der in den vorangehenden Kapiteln vorgestellten Behandlung als einleitende oder abschließende Massage einbauen.

Gewöhnlich dauert eine chinesische Ganzkörper-Massage zwischen 45 und 90 Minuten. Um ihre Wirkung nicht zu beeinträchtigen, sollte man eine Mindestdauer von 45 Minuten nicht unterschreiten. Eine Gesamtdauer von mehr als 90 Minuten ist in der Regel nicht notwendig. Vor Beginn der Massage sollte der Masseur die Hände (durch Reiben) erwärmen, und der Patient sollte eine für sich bequeme Körperhaltung einnehmen; teilweise wird sie bei der Beschreibung der Vorgangsweise empfohlen.

*) DAO-YIN, auch als DO-IN ins Deutsche transkribiert, ist eine uralte chinesische Methode der Selbstbehandlung zur Pflege der Gesundheit. Es gibt unterschiedliche Arten von DAO-YIN-Übungen: im allgemeinen setzen sie sich aus Körperbewegungen (mit oder ohne Gerät), Atemübungen und Selbstmassage mit unterschiedlichem Anteil zusammen.

Während der gesamten Dauer der Behandlung sollten sich der Masseur und der Patient ruhig verhalten, möglichst ohne Gespräch außer dem notwendigen Informationsaustausch z. B. über die Massageintensität und über Reaktionen.

VORGANGSWEISE

a) Kopfmassage

Der Patient sitzt aufrecht auf einem Stuhl und der Masseur steht hinter ihm und stützt den Kopf des Patienten mit dem eigenen Körper.

1. MO-Reiben von PaM 3 (1–2 Minuten)
2. TUI-Schieben von Augenbrauen (4–6 mal)
3. ROU-Friktion von PaM 9 (0,5–1 Minute)
4. FEN-TUI-Seitwärtsschieben mit 4 Fingern ohne Daumen im Stirnbereich (4–6 mal)
5. TUI-Schieben am Hinterkopf, diagonal (1–2 Minuten)
6. ROU-Friktion von G 20 (0,5–1 Minute)
7. NIE-Kneten der Nackenmuskeln (4–6 mal)
8. ROU-Friktion und NA-Greifen von G 21 (1–2 Minuten)

b) Obere Extremität

9. AN-Drücken und MO-Reiben im Schulterbereich (M. deltoideus) (1–2 Minuten)
10. NIE-Kneten am Oberarm (1–2 Minuten)

11. TUI-Schieben der 3-YANG-Meridiane am Unterarm (1–2 Minuten)

12. TUI-Schieben der 3-YIN-Meridiane am Unterarm (1–2 Minuten)

13. AN-Drücken von KS 6 und 3E 5 (0,5–1 Minute)

14. QIA-Tiefdrücken von Di 4 (0,5–1 Minute)

15. SHU-Streichen am Handrücken (0,5–1 Minute)

16. FEN-Teilen von Handteller (6–8 mal)

17. NIE-Kneten von Fingern, (jeweils 4–6 mal)

18. ***DAO-YIN-Übung:***
Der Patient bringt die beiden Hände mit gebeugtem Arm vor die Brust, so daß sich die Hände und Arme mit der Schulter in einer Ebene befinden. Dann streckt er die Hände langsam bei der Einatmung horizontal zur Seite, so daß die beiden Arme eine Linie bilden. Dann bringt er die Hände bei der Ausatmung horizontal zurück zur Brustmitte (4–6 mal).

c) Rücken

Zur Rückenmassage liegt der Patient auf dem Bauch auf einer Behandlungsliege und der Masseur steht neben ihm. Bei Bedarf kann man unter den Bauch und unter das Fußgelenk ein kleines Kissen legen.

19. TUI-Schieben am Rücken paravertebral (3–5 Minuten)

20. DIAN-AN-Punktdrücken am Rücken, interkostal (3–5 Minuten)

21. MO-Reiben am Rücken diagonal (2–3 Minuten)

22. ROU-Friktion von LG 3 (1–2 Minuten)

23. ROU-Friktion im Lumbalbereich (2–3 Minuten)

24. MO-Reiben auf dem Kreuzbein quer (3–5 Minuten)

d) Untere Extremität

25. TUI-Schieben am Bein dorsal (2–3 Minuten)

26. AN-Drücken am Unterschenkel dorsal (2–3 Minuten)

27. NA-Greifen von B 60 (1–2 Minuten)

28. CA-Hinundherreiben an der Fußsohle (0,5–1 Minute)

29. ROU-Friktion von N 1 (1–2 Minuten)

30. ***DAO-YIN-Übung:***
Der Masseur hebt den Unterschenkel des Patienten hoch und drückt ihn behutsam gegen den gleichseitigen Oberschenkel (jeweils 3–5 mal). Dann steht der Masseur am Fußende des Patienten und kreuzt die beiden Unterschenkel des Patienten und drückt sie zusammen (ebenfalls behutsam) gegen die Oberschenkel (2–3 mal)

Danach dreht sich der Patient um und liegt nun auf dem Rücken und der Masseur bleibt neben ihm stehen. Bei Bedarf kann man eine weiche Unterlage unter die Knie geben.

31. FU-MO-Streichen am Bein ventral (2–4 Minuten)

32. ROU-Friktion von MP 10 (1–2 Minuten)

33. ROU-Friktion um das Knie (1–2 Minuten)

34. ROU-Friktion von M 30 (3–5 Minuten)

35. ROU-Friktion und NIE-Kneten am Unterschenkel medial (3–5 Minuten)

36. ROU-Friktion von MP 6 (1–2 Minuten)

37. SHU-Streichen am Fußrücken (0,5–1 Minute)

38. QIA-Tiefdrücken von Le 3 (0,5–1 Minute)

39. NIE-Kneten von Zehen (jeweils 4–6 mal)

40. ***DAO-YIN-Übung:***
Der Patient bleibt liegen und bringt die Beine bei der Ausatmung langsam zum Bauch heran und legt sie bei der Einatmung zurück (4–6 mal).

e) Brust und Bauch

41. FEN-Seitwärtsschieben am oberen Thorax (1–2 Minuten)

42. AN-Drücken auf dem Sternum (1–2 Minuten)

43. SHU-„Schnüren“ vom Thorax (6–8 mal)

44. MO-Reiben um Bauchnabel, kreisend (2–3 Minuten)

45. AN-Drücken in Bauchmitte (2–3 Minuten)

Nach der Massage bleibt der Patient für 5–10 Minuten ruhig, eventuell mit einer Decke warm bedeckt, liegen. Das ruhige Liegen nach der Behandlung ist ein wichtiger Bestandteil der chinesischen Ganzkörper-Massage. Die Ruhe begünstigt nicht nur eine körperliche und psychische Harmonie, sondern auch eine Intensivierung der Heilwirkung.

EINE PSYCHOANALYTISCHE-KULTURPSYCHOLOGISCHE BETRACHTUNG ZUR CHINESISCHEN MASSAGE

Von Univ. Doz. Dr. Alfons REITER

1. ERKENNTNISTHEORETISCHE PERSPEKTIVEN

In der chinesischen Massage begegnen wir einem kulturell gewachsenen Wissen über die Ganzheit von Körper, Psyche und Geist, dem wir uns in westlichen Kulturen erst allmählich annähern. Gerade der psychosomatisch und holistisch ausgerichtete Arzt, Psychologe oder Psychotherapeut kann aus dieser Heiltradition Wertvolles für sein Berufsverständnis und seine Heilpraxis schöpfen.

1.1. Integratives Denken als Überlebensfrage

Die Fortschritte in den Naturwissenschaften wurden wesentlich durch Differenzierung und Fokussierung auf immer kleinere Einheiten in den Forschungsfeldern erreicht. Der Gegenpol, die Bedeutung der Ganzheit, wurde vernachlässigt. Diese Zerstückelung forderte einen immer größeren Preis. Die anwachsende Menge an Einzelerkenntnissen erweist sich als immer schwerer steuerbar. Es wird deutlich, daß diese Erkenntnisse nur noch im Rahmen von systemischer Forschung und Vernetzungstheorien überschaubar sind.

Diese Flut von isolierten Fakten ist nicht nur eine Frage der Überschaubarkeit, sondern wurde längst schon zu einer Überlebensfrage. Sie entwickelt – wie im „Zauberlehrling" – eine Eigendynamik. Wird der Gegenpol, die dazugehörende Ganzheit vernachlässigt, geraten unsere Neuentdeckungen soghaft in den Kraftbereich des Irrationalen, wo sie als progressiv wachsende, zerstörende Kräfte uns bedrohen (CARUSO, 1972).

1.2. Kreativität strebt zur Gegensatzintegration

In den letzten dreißig Jahren ist ein Umdenken zu beobachten. Man entdeckte wieder die Bedeutung der ganzheitlichen Betrachtung. In der Medizin und Psychologie wird der Mensch zunehmend wieder systemisch ganzheitlich gesehen. Und dies ist nicht das Ergebnis von systematischer naturwissenschaftlicher Forschung, sondern ein in uns selbst aufbrechendes Bedürfnis nach Ganzheit führte zu diesem Umdenken. Wie in Träumen synthetische und zur Ganzheit strebende Kräfte aufbrechen, für uns Ordnungsfunktion übernehmen und uns auf Fehlendes, nicht Verwirklichtes aufmerksam machen, bringen auch die in jedem von uns existierenden kreativen Kräfte vergessene, existentiell wichtige Bereiche wieder in die Erscheinung. Es ist ja gerade das Wesen unserer Kreativität, daß sie hemmende Barrieren in unserer Psyche unterlaufen kann und das schafft, das wir – aus welchen Gründen immer – ausgrenzen. Die zentrale Strebung unseres Selbst drängt auf die Integration von Gegensätzen.

Unsere westliche Weltsicht ist vom naturwissenschaftlichen Denken geprägt. Wir rechnen nicht mehr mit den Kräften, die in unserer Umwelt als eine Wirklichkeit gegenwärtig sind. So sind wir betroffen, wenn wir Phänomenen begegnen, mit denen Paradigmen anderer Kulturen selbstverständlich rechnen. Was in unseren naturwissenschaftlichen Denk-Rastern nicht unterzubringen ist, wird schnell als mystisch oder parapsychologisch abgetan.

Solche Haltungen sind selten billige Ignoranz als vielmehr „Abwehrphänomene" (DEVEREUX, 1967). Kräfte von Wirklichkeiten, die wir mit unserem Weltbild nicht einordnen können, machen uns Ängste. Wir können sie global abwehren: Was nicht sein darf, ist nicht. Oder mit ebensolcher einseitiger Begeisterung: Wir ordnen uns der erfahrenen Kraft unter und machen eine Heilslehre daraus. Beides erhält oder schafft neue Verkürzungen der Wirklichkeit und engt die Kraft ein oder macht sie für uns sogar gefährlich, die uns in einer holistischen Betrachtungsweise verfügbar werden könnte.

1.3. Denkmodelle (Paradigmen) schaffen „Wirklichkeiten"

Wir haben es mit unserer Prägung nicht leicht, uns für ein ganzheitliches Denken zu öffnen. Die Art und Weise des Denkens schafft die jeweilige Wirklichkeit und kann sie von vornherein entsprechend verkürzen. Die naturwissenschaftliche Wirklichkeitsbetrachtung wird nicht vom Gegenstand her bestimmt, sondern durch die Methoden, die diese Betrachtung ermöglicht. Unsere Wirklichkeit ist so primär eine Methodenwirklichkeit und geht nicht vom Gegenstand selbst aus. Wir grenzen damit mit der Methodenwirklichkeit Bereiche des Gegenstandes von vornherein aus.

Am Beispiel der chinesischen Massage wird uns das Dilemma deutlich, in das wir damit geraten. Vertraut, die Wirklichkeit von der Methode aus zu bestimmen, sind wir auch hier auf die dabei beobachtete Wirkung konzentriert. Wir tun uns schwer, die dahinterliegende „Wirk"-lichkeit zu erfassen, die diese Wirkung hervorgebracht hat. Wir müßten unweigerlich in unserer Betrachtung ganzheitlicher sein als wir es gewohnt sind. Das würde aber bedeuten, vertraute Raster aufzugeben. So bleiben wir methodenzentriert, anstatt eine komplexere Wirklichkeitsbetrachtung zu wagen, d. h. uns in andere Paradigmen einzulassen.

Ohne das entsprechende Bezugssystem hängen aber die Heil-Phänomene in der Luft und entbehren der Basis, die sie trägt. Die erfahrenen heilenden Kräfte verblassen und können nur schwer erhalten werden. Die Botschaft der Boten (wirkenden Kräfte) wird mißverstanden. Nicht die darin erfahrene Kraft war die Botschaft, sondern sie sind eine Einladung zu einer uns aufgegebenen Gegensatzintegration. Indem wir uns um „Wirk"-lichkeiten anderer Bezugssysteme bemühen, können wir merken, daß sie in jedem von uns gegenwärtig sind und bei einer ganzheitlichen Betrachtung auch von uns genützt werden können.

Eine Alternativmedizin wie auch tiefenpsychologische, humanistische und holistische psychotherapeutische Methoden können nur bedingt als bloße Verfahren erworben werden. Um deren Kraft weitergeben zu können, muß man sich auch um das Menschenbild bemühen, das sie hervorgebracht hat.

1.4. Heilverfahren sind im besonderen an Denkraster geknüpft

Je mehr uns ein Gegenstand berührt, desto schwieriger ist es, diesen paradigmatisch anders zu sehen. Heilverfahren sind engstens Ausdruck der jeweiligen Lebenspraxis einer Kultur. Sie haben eine enge Verknüpfung zu dem, was unter „Heil-Sein" verstanden wird und welche Wege zu gehen sind, um dieses Ziel anzustreben.

Im Falle unserer Heilmethode, der chinesischen Massage, wäre zu fragen, auf welches Ziel hin diese Methode sich in einer langen Tradition enwickelte und welche Kraft in den östlichen Kulturen dafür entwickelt werden konnte, um mit diesem Verfahren heilende Wirkungen zu erreichen. Letzteres kann vom kulturellen Hintergrund nicht getrennt werden.

Dieses Verfahren entstand innerhalb eines anderen Paradigmas und rechnet mit Wirkfaktoren, die unserem Denken fremd sind. Je mehr sich ein Therapeut in diesen Hintergrund einlassen darf, desto mehr wird er die breite Palette der Kräfte dieses Heilverfahrens wecken können. Noch mehr: Die Heilwirkung kann ihn zur dahinterliegenden größeren Ganzheit führen. Die Heilmethode wird zu einem Weg, zu einer größeren Integrationsstufe zu gelangen.

1.5. Angstentwicklung bei Paradigmawechsel

Es stellt sich daraus die Frage: Muß jemand, der sich die chinesische Massage ernstlich aneignen will, von einem westlichen zu einem östlichen Menschen konvertieren?

Das wäre ein Mißverständnis. Weltanschauungen sind engstens in unsere psychische Entwicklung verwoben und können nicht wie eine Kleidung gewechselt werden. Sich in ein fremdes Paradigma einzulassen bedeutet sein gewohntes in Frage zu stellen und zu relativieren. Paradigmen (als globale Gegenstands- bzw. Weltbetrachtungen, siehe WALSH, VAUGHAN, 1987, 25ff) sind Orientierungsstandorte und helfen uns, Ängste und Unsicherheit zu binden. Deshalb werden Bezugssysteme leicht – ohne daß wir es wissen – zu schwer verrückbaren Weltanschauungen. Je mehr ein Paradigma diese unsere Weltbetrachtung bestimmt, desto schwerer kann es von uns relativiert werden. Solche Paradigmen – die unser Daseinsverständnis bestimmen – lassen sich deshalb nicht anlesen oder anlernen. In neue Bezugssysteme entwickelt man sich hinein. Das braucht psychische Flexibilität und Offenheit für Neuland.

Es muß sogar gewarnt werden, sich aus einer spontanen Faszination heraus auf einen „radikalen östlichen Weg“ zu begeben. Es sind genügend Beispiele bekannt, die zeigen, daß unsere psychische Struktur nur begrenzt Stütze bei einer zu radikalen Wende nach „innen“ geben kann. Psychotische Reaktionen, Suizide, oder sich nirgendwo mehr beheimatet zu fühlen, sind nicht selten die Folgen. Das Rezept für westliche Aussteiger ist nicht, radikal nun das entgegengesetzte Extrem anzustreben, als vielmehr sich um einen sinnvollen Ausgleich von Extra- und Introversion zu bemühen.

Heilverfahren einer anderen Kultur können für unsere eigene Persönlichkeitsentwicklung eine wertvolle Herausforderung sein. Die Beschäftigung mit der chinesischen Massage kann uns westlich geprägten Menschen die Möglichkeit geben, uns Schritt für Schritt in eine holistische Weltbetrachtung hineinzuentwickeln. Wir werden dabei unser Weltbild etwas zu relativieren haben. Dies stünde im Dienste unserer eigenen Gesundheit und käme nicht zuletzt wieder den von uns angewandten heilenden Methode und damit unseren Patienten zugute.

1.6. Westliches und östliches Denken als integrative Polaritäten

Wie ist es aber möglich, einerseits das eigene Bezugssystem nicht zu weit zu verlassen (um sich nicht psychisch oder gesellschaftlich selbst zu gefährden), andererseits aber doch genügend die Kräfte der Heilmethode aus einem so polaren Kulturraum zu verstehen und damit arbeiten zu können?

Diese Frage entstammt einem häufigen Mißverständnis bezüglich des Wesens der hier gemeinten Polarität. Die Faszination über die Heilkräfte einer Methode eines so anderen Kulturraumes verführt uns, dort die „eigentlichen Heilkräfte“ zu sehen und unsere Möglichkeiten abzuwerten. Und zwar in dem Sinne: Der „Osten“ hat den Zugang, der „Westen“ nicht. Oder: Das analytische Denken des Westens ist der Oberfläche zugewandt, das östliche Denken ziele auf das Wesen der Dinge. Und schon ist Oberflächlichkeit und Wesentlichkeit gegenübergestellt. Vor solchem Denken ist zu warnen. Beide Pole ergeben erst die Ganzheit. Der eine Pol kann nicht ohne den anderen existieren. Als sich ergänzende Polaritäten haben sie je nach Integrationsgrad des Gegenpols ihre Stärken und Schwächen.

Wie ein Hufeisenmagnet in seiner Ganzgestalt einen Nordpol und einen Südpol hat und diese Polarität sich in kleineren und kleinsten Einheiten wiederholt (also auch am Südpol ist die diese konstituierende Materie wieder bipolar gepolt), stehen sich zwar westliches und östliches Denken bipolar gegenüber. Aber auch innerhalb dieser großen Einheiten existieren wieder polare Systeme, die in die Erscheinung drängen. Hier wie dort beobachten wir in der Kulturgeschichte ein Pendeln von dem einen in den anderen Gegensatz.

In unserer Philosophiegeschichte können wir immer wieder Polaritätspaare entdecken, die dieses „andere Denken" enthalten. Es sei dabei an die Naturphilosophen des alten Hellas verwiesen, die antike Dramatik, die uns Analytik wie Analogie und damit ebenfalls Wesensschau anbietet. Es sei an Hermes Tresmigistus und seine „Smaragdene Tafel" erinnert. Im „hermetischen Denken" führen uns Analogien zu einer tiefen Schau unseres Daseins und unserer Welt. Nicht zu vergessen seien bekannte Philosophen, Mediziner, Dichter und Künstler (PARACELSUS, GOETHE, C. CARUS und C. G. JUNG u. v. a.).

Jede wissenschaftliche Disziplin selbst weist immer wieder Vertreter beider Seiten auf. In unserer Zeit ist im besonderen ein Aufbruch in Gegenströmungen gerade dort zu beobachten, wo das kausal-analytische Denken den Gegenpol am weitesten abzudrängen versuchte: In der Physik, in naturwissenschaftlichen Positionen der Medizin und Psychologie. Es sei hier auf die „Transpersonale Psychologie" verwiesen, wo die „Psychologie in der Wende" (WALSH, VAUGHAN, 1987) gesehen wird und eine Gegensatzintegration mit dem östlichen Denken sichtbar wird.

Polaritäten existieren nicht nur überall, sondern sie drängen besonders dann in die Erscheinung, wenn ein Pol vernachlässigt wird. Die Stärke der Faszination, die östliche Heilmethoden bisweilen auf uns ausüben, kann einem Sehnen nach Ganzheit in uns entspringen. Es ist ein heilsames Sehnen, das ebenso aber auch Maß braucht. Faszinationen bringen uns nicht selten in Gefahr, das Neue unreflektiert pauschal in uns hineinzusaugen.

1.7. Nicht ein Konvertit ist gefragt: Der Weg ist das Ziel

Eine östliche Weisheit sagt: Der Weg ist das Ziel. Den jeweiligen philosophischen Hintergrund von östlichen Heilverfahren pauschal übernehmen zu wollen, wäre ein gefährliches Hineinstolpern in eine uns fremde Wirklichkeit. Die Faszination sollte ein Streben wecken, uns für eine komplexere Weltbetrachtung zu öffnen.

Wir können diesen Weg von unserem Weltbild aus beginnen. Wir sollten zuerst unsere Möglichkeiten an Zugängen ausschöpfen, ehe wir einen Salto mortale in ein polares Bezugssystem machen und dabei vielleicht erst recht verunsichert jede Verankerung und Beheimatung verlieren.

Das östliche Denken und die daraus gewachsenen Heilmethoden können nicht spontan unser neuer Standort werden und brauchen es auch nicht. Es kann ein Ziel sein, das uns in Bewegung bringt, um unseren vielleicht nicht mehr reflektierten Standort wieder wahrzunehmen und eine größere Komplexität in unserer Selbstwahrnehmung und der Gegenstandserfassung zuzulassen.

Wenn wir uns auf den Weg machen, können wir merken, daß wir die „Gegenseite", die uns im ostasiatischen Denken so anzieht, viel mehr in uns und unserer Kultur tragen, als wir meinen.

2. DIE CHINESISCHE HEILTRADITION

2.1. Eigenarten des chinesischen Denkens

Die wissenschaftstheoretische Bedeutung asiatischer Denkart wurde u. a. von GRANET, 1963, ABEGG, 1970 und NEEDHAM, 1979 ausführlich dargestellt. Unsere kausal-analytische Denkart aristotelischer Prägung steht der chinesischen, einer synthetischen Logik gegenüber. Erstere ist durch die Bezugsetzung von entweder – oder bestimmt (kontradiktorische Gegensätze), letztere durch eine Verbindung der Gegensätze. Der zweiwertigen urteilenden Logik Aristoteles' kann die potentiell mehrwertige Logik chinesischer Denker gegenübergestellt werden. Dieses Polaritätsdenken war für eine „beziehungssensible Logik" offen, die mehrgliedrige Kettenargumentationen aufnehmen kann. Mystik und die reale Welt trifteten hier nie so als Gegensätze auseinander. So ist auch die taoistische Philosophie „das einzige mystische System in der Welt, das nicht fundamental antiwissenschaftlich war". (FENG YU-IAN, zit. in NEEDHAM 1979, S. 154)

Die Tendenz zum synthetischen, holistischen und beziehungssensiblen Denken prägte die chinesische Heiltradition. Dieses integrative Denken ersparte der Heiltradition die kaum überbrückbaren Barrieren, wie wir sie in der Leib-Seele-Spaltung in westlichen Denktraditionen haben. Durch die mehrdimensionale Logik und die Beziehungssensibilität, eingebettet in eine gegensatzintegrierende Naturphilosophie, war die chinesische Heiltradition für eine integrative Schau des Zusammenwirkens von vertikalen und horizontalen Wirklichkeitsebenen offen.

Auch der Zeitaspekt hat im Lichte eines sich wandelnden Energiekreislaufs eine andere Qualität, noch besteht zwischen Objektivität und Subjektivität eine Barriere, wie wir sie in unserer Psychosomatikdiskussion ständig mühsam mitzuschleppen haben. Das Zusammenwirken von Körper und Psyche ist eine Grundannahme wie auch das Anachronistische, daß die Zeit als etwas Relatives angenommen wird. Daraus ergibt sich ein integratives psychosomatisches Denken.

WANCURA (1983) beschreibt sehr eindrucksvoll, wie sich dieses Denken auf die chinesische Heiltradition auswirkte. Es ermöglichte ein ganzheitliches Erfassen, „bei dem Verstand, Empfindung, Gefühl und Intuition beteiligt sind: also Verstandes-mäßiges und Sinnenmäßiges, Verbales und Averbales, Quantifizierbares und Qualifizierbares." (1983, S. 16)

Der Gegenstand der Medizin ist nicht nur, was – wie in unserem naturwissenschaftlichen Denken – kausal-analytisch erfaßt werden kann, sondern was auch mit Fühlen, Empfinden und Intuieren erfaßt werden kann. Gesundheit und Krankheit wird nicht vom Subjekt zu abstrahieren gesucht. Objektives und Subjektives werden verschmolzen. Krankheit wird „immer als Einheit vom objektiven Befund und subjektiven Befinden auf(ge)faßt. Eine Trennung von Befund und Befinden kennt diese Medizintheorie ebensowenig, wie eine Trennung von Soma und Psyche." (KÖNIG, WANCURA, 1979, S. 5)

2.2. Der „Energiekreislauf"

Dieses holistische Denken war dadurch möglich, daß alle – nämlich physische, psychische und mentale – Phänomene von der dynamisch-energetischen Ebene aus betrachtet wurden. Der dahinterliegenden Kraft galt primär das Augenmerk. Die beobachtbaren Phänomene wurden als Erscheinungsformen und Ausgewogenheit dieser Kräfte betrachtet. Verstand man die im Phänomen wirkende Kraft, bekam man Zugang zur Interpretation des Phänomens.

2.2.1. Die drei Energien: Essenz, Lebensenergie und Geist

Für das Heil-Sein sind im chinesischen Denken drei Energien – man nannte sie die drei Schätze – verantwortlich: Die Essenz (CHING), die Lebensenergie (QI) und der Geist (SHEN).

Unter **Essenz** wird eine feinstoffliche Substanz verstanden, die im Menschen wie auch im Kosmos aus einer ursprünglichen Leere manifestes Leben enstehen läßt. Mit ihr sollte der Mensch haushalten, weil sie nur in begrenzter Menge im menschlichen Körper vorhanden wäre. Mangelzustände führten zu Krankheiten.

Die Lebensenergie **QI,** vergleichbar mit dem im indischen Yoga gebräuchlichen Prana, wird vorrangig durch die Atmung aufgenommen. Sie durchdringt in einer verfeinerten Form alle Dinge und vitalisiert sie.

Shen, der Geist, entstand nach taoistischer Auffassung durch eine Verschmelzung der Essenz mit der Urenergie. Im meditativen Taoismus umfaßt der Geist zwei Aspekte: das Jedermannsbewußtsein und das spirituelle Bewußtsein. „Das erste besteht aus den menschlichen Sinnen, Wahrnehmungen, Gedanken, Gefühlen und ähnlichen Dingen, die man mit der Geburt erhält oder sich später aneignet. Letzteres ist das spirituelle Bewußtsein, welches schon vor der Geburt besteht. Nach der Geburt eines Menschen wird es unsichtbar, verdeckt vom Jedermannsbewußtsein“ (CHANG CHUNG-YUAN 1955, S. 118). Durch Meditation kann das spirituelle Bewußtsein wieder freigelegt und das Jedermannsbewußtsein ausgeschaltet werden.

Von diesem Gedanken ausgehend, wurden entsprechende Wege des Heil-Werdens entwickelt, die unserem frühesten Entwicklungsraum besondere Bedeutung zuerkennen. Neben der chinesischen Massage selbst scheinen mir die beiden folgenden Heilverfahren dies schön zu charakterisieren.

2.3. Die Embryonalatmung

Man beobachtete, daß die Lebenskraft QI im menschlichen Organismus am stärksten in den frühen Entwicklungsstadien wirkt. Sie erkannten, „daß das Kind rund um den Nabelpunkt seiner Mutter aufwächst und durch die Nabelschnur Nahrung aufnimmt und Abfallstoffe abgibt. Der Fötus atmet buchstäblich durch die Nabelschnur der Mutter in seinen eigenen Nabel hinab zum Perineum, hinauf in den Kopf und über die Zunge wieder zurück in den Nabel. Für die Taoisten ist deshalb der Nabel der Ausgangspunkt, von dem aus die ursprüngliche Lebensenergie oder QI fließt, und beim Erwachsenen der Ort, wo die meiste Energie zirkuliert und gespeichert werden kann. Das Aktivieren der heilenden Energie durch die taoistische Meditation ist für den Erwachsenen eine Methode, wieder zu jenem Zustand zurückzukehren, wie er innerhalb des Mutterleibs existierte“ (CHIA 1985a, S. 31). So entwickelte man die Methode der „Embryonalatmung“.

Es war dabei nicht das Ziel, einen Embryonalzustand regressiv wiederzubeleben, sondern einen „heiligen Embryo“ zu erschaffen. „. . . statt sich nach außen zu verströmen, werden dann die Lebenskräfte im Gegenteil innen gesammelt und sie gewinnen Unabhängigkeit von der sinnlichen Welt und ihren Verlockungen. Statt nach außen neue Wesen zu erzeugen, läßt der Eingeweihte in sich selbst einen neuen Menschen erstehen“. (KALTENMARK 1981, S. 239)

2.4. Gegensatzpaar: narzißtisches und libidinöses System (Psychoanalyse)

So fern uns diese Gedankengänge vielleicht sind, so sind wir in Positionen der aktuellen psychoanalytischen Theoriediskussion diesen näher als wir vielleicht annehmen. Es geht um die Integration des narzißtischen Prinzips in das Triebsystem. Wir können in dieser Gegenüberstellung aber auch sehen, wie zwischen der Annäherung weiterhin wesentliche Gegensätze zwischen westlicher und östlicher Tradition bestehen bleiben.

Je weiter man sich in der psychoanalytischen Theoriebildung frühen und frühesten Entwicklungsstadien zuwandte, desto deutlicher wurde, daß unsere Entwicklung von zwei polar sich bedingenden Prinzipien getragen ist: Eines – wir nennen es objektales Prinzip oder das Triebsystem – strebt in die Differenzierung, entwikkelt sich phasenspezifisch und ist auf die Welt der Objekte ausgerichtet. Es drängt in die objekthafte Erscheinung. Das andere – wir nennen es das „narzißtische System" – ist der Differenzierung entgegengerichtet. Es strebt zeitlebens der bei der Zeugung aufgegebenen Einheit zu, will Verschmelzung und wieder Einssein. (REITER, 1987, S. 163)

Zu Beginn der Entwicklung hat das narzißtische System Dominanz und reduziert sich in seiner realitätsentfremdenden Art, je mehr die Verflechtung zwischen beiden Systemen zunimmt. Eine gesunde Entwicklung mißt sich in der Ausgewogenheit dieser Verflechtungen.

Obwohl beide Systeme als Polaritäten verstanden werden, müssen wir dem narzißtischen System eine besondere ontische Dimension zuerkennen. Es unterwirft sich der Entwicklung aus einer Notwendigkeit heraus. Es kann seine Strebungen nur in Verbindung mit der objektalen Differenzierung im jeweiligen Hier und Jetzt verwirklichen. Es muß sich nach der Decke der objektalen Entwicklung strecken.

In einer gesunden Entwicklung wird auch für dieses System soviel Befriedigung erreichbar sein, daß zur weiteren Entwicklung „ja" gesagt werden kann. Es bleibt aber davon getragen, den ursprünglichen Zustand wieder zu gewinnen (dazu: FREUD, Gw.X., S. 167–168). Während die objektale Differenzierung einigermaßen stabil bleibt, sind die erreichten Entwicklungsstadien des narzißtischen Systems äußerst regressionsanfällig. Diese Strebungen imponieren als wären sie nur Besucher in der Objektwelt und streben auf eine Seinsweise wieder hin, die über die reale Welt hinausweist.

In dieser Betrachtung berühren sich östliche und westliche Ontologien. Wir erkennen, daß – vielleicht – vom gleichen Inhalt gesprochen wird, aber der Inhalt des narzißtischen Prinzips unterschiedlich sich in seiner Dominanz durchsetzt.

Wir meinen – beim obigen Gedankengang – daß die Verflechtungen von narzißtischem und objektalem System von einer dialektischen Progression getragen ist. Im jeweiligen Hier und Jetzt sollten bei einer gesunden Entwicklung beide Systeme eine relative Befriedigung erlangen können. Die eigentliche Befriedigung wird für das narzißtische System in einer positiven Hoffnung in die Zukunft (als weltimmanente oder transzendente Erlösungsvorstellung) entworfen. Im östlichen Denken sucht man bereits im Hier und Jetzt dem ursprünglichen Zustand möglichsten Raum zu geben.

Wenn wir mit diesem Gedankengang auch eine frappante Annäherung an östliche Einstellungen erkennen können, so bleiben doch wesentliche Unterschiede bestehen: Wir sehen im Wirken des narzißtischen Systems eher die negativen, pathologisierenden Möglichkeiten. Wir sind auf die objektale, biologische Entwicklung ausgerichtet. Das narzißtische System ist eher störend. Störungsverursachend, wenn sich infantilnarzißtische Qualitäten durchsetzen und in Psychosen, Paranoia der Realität entfremden oder auch in der gesunden Entwicklung für die grenzenlosen Ansprüche nach Macht aber auch Glück uns bedrängen. Es fehlt uns eine in den Alltag verwobene Kultur des Narzißmus. Wir lassen sie fast ausschließlich von den Religionen verwalten.

2.5. Das narzißtische System im östlichen Denken

Im östlichen Denken hat das narzißtische Prinzip eine lange kulturelle Tradition. Wiederbelebungen des vorgeburtlichen Zustandes werden nicht als ein Heraustreten aus der zeitlichen Existenz und Realität gesehen, sondern es wird dem dahinterliegenden Prinzip Priorität eingeräumt. Wir tendieren dazu, diesen Bereich in Transzendenzvorstellungen nach dem Tode zu erwarten.

Die jeweilige Zielvorstellung ist kulturell gewachsen. Sie wird von einem Paradigma getragen, von dem wir selbst getragen werden. Wie im östlichen Denken dieses Ureine als Kraft verstanden wird, ist die Annäherung an diese Kraft nicht ungefährlich. Der Osten hat eine reichhaltige Kultur und Wege dieser Annäherung entwickelt. Solche Wege werden von einer langen Tradition getragen und geben dem Adepten Schutz. Den haben wir nicht oder nur mangelnd, wenn wir uns nur von der Faszination dieses Weges nach innen angezogen und uns auf östliche Weise diesem Inneren nähern wollen. Darin könnte der Grund liegen, weshalb oft solch überstürzte „Trips in die Innerlichkeit" bei Menschen aus unserem Kulturraum gefährliche psychotische Entwicklungen auslösen können.

Hier wird deutlich, was ein Paradigma ausmacht. Es ist mehr, als bloß eine andere Art zu denken. Oder besser gesagt: Dadurch, daß im östlichen Denken, Fühlen, Empfinden und Intuieren der Gegenstand erfaßt wird, ist dieser ein anderer, als wenn er von uns mit der Dominanz des logischen Denkens erfaßt wird.

Der Gegenstand ist von unserem Erkennen unabhängig. Er wird in dem Maße an Komplexität zunehmen, als wir selbst unser Wahrnehmungsspektrum erweitern dürfen. Darf nur das existieren, was wir von naturwissenschaftlichem Denken aus für „wahr" halten bzw. nomothetisch „erklärt" werden kann, dann schneiden wir alles andere vom Gegenstand ab, das mit Fühlen, Empfinden und Intuieren erfaßt werden kann. Gerade aber dort ortet das ostasiatische, vor allem taoistisch und buddhistisch geprägte Denken die Essenz des Gegenstandes.

Hier wird deutlich, wie ein Paradigma den Gegenstand bestimmt und dies wieder abhängig ist, welche Wege zu diesem Gegenstandsverständnis gebraucht wurden. Die Methoden der Gegenstandserfassung und die Spektrumsbreite des Gegenstandes bedingen sich gegenseitig. Ein Paradigma bestimmt so essentiell unsere Lebenspraxis.

Diese komplexe Weise, auf die Welt zuzugehen, nämlich alle Sinne gebrauchen zu dürfen, führte die buddhistische bzw. taoistische Denktradition zum Wesentlichen des Gegenstandes. Der differenzierte Gebrauch aller Sinne hielt gleichzeitig den Gegenstand in kommunikativer Begegnung, was eine umfangreiche Empirie schuf, die sich im besonderen in der chinesischen Heiltradition niederschlug. Diese Heiltradition weist folgende Schwerpunkte auf:

- Die Heilkunst in China sah von Beginn an in Körper, Seele und Geist eine Einheit.
- Für die Gesundheit war ein ausgeglichener Energiefluß innerhalb des Körpers maßgeblich. Wird dieser durch Energieblockaden behindert, tritt Krankheit auf.
- Jede Energie sollte in einer Ausgewogenheit eines Polaritätsspektrums vorhanden sein. Ein Zuviel oder Zuwenig an QI (Lebensenergie) bewirkt nicht nur die Erkrankung des betroffenen Körperteils, sondern wirkt sich auch über die Meridiane (Energiebahnen) auf den ganzen Organismus aus.
- Die Bedeutung des frühen Entwicklungsraumes in dieser Kultur.

2.7. Die Wertschätzung des frühen Entwicklungsraumes

Man erkannte intuitiv, daß die wesentlichen Energien zu Beginn unserer Entwicklung – und diese beginnt für den östlichen Kulturraum bereits mit der Zeugung – am reichsten vorhanden seien und im Laufe der weiteren Entwicklung abnehmen. Dies führte dazu, daß der Entwicklung und den Vorgängen in diesem Entwicklungsraum besonderes Augenmerk geschenkt wurde. Auf diesem Hintergrund entwikkelte sich geradezu eine Kultur und Psychohygiene der Prä- und Perinatalzeit.

Wir wurden erst in den letzten Jahrzehnten auf die Bedeutung dieser frühen Entwicklungszeit aufmerksam (CARUS, GRABER, FERENZCI, BALINT u. w. a. waren Ausnahmen). Und dies nicht, weil wir diese Zeit so schätzen, sondern weil eine Mißachtung dieser so wichtigen Zeit – allem Anschein nach – zu schwerwiegenden Pathologien führte und für uns zu einer gesellschaftsbedrohenden Herausforderung wurde: Es betrifft Störungen des frühen narzißtischen Systems, wie es sich in „Grundstörungen" (BALINT), narzißtischen Persönlichkeitsstörungen, Borderline, Depressionen, Suchtgefährdungen etc. niederschlägt. Die Erkenntnisse seitens der prä- und perinatalen Psychologie und Medizin lassen uns immer deutlicher erkennen, welche Bedeutung eine gesunde Entwicklung in diesem frühen Raum für die gesamte weitere Entwicklung hat. (FREYBERGH, 1987)

Mit dieser Wertschätzung des frühen Entwicklungsraumes wurde jenen Organen besonderes Augenmerk geschenkt, die sich als erste entwikkeln: Der Haut, ihren komplexen Verknüpfungen mit den inneren Organen und der Entwicklung der Sinne. Dies wird in der chinesischen Heilpraxis sichtbar. Es wurden Methoden entwickelt, die diesen Bereichen gelten bzw. mit der Kraft dieser Bereiche arbeiten.

Einen Schwerpunkt bilden Methoden, die die funktionalen Zusammenhänge von Hautoberfläche und inneren Organen nützen. Die beiden bekanntesten sind die Akupunktur und die chinesische Massage. Beide nützten die Erkenntnisse, daß über die Hautoberfläche innere Organe therapeutisch erreicht werden können. Dennoch gehen die beiden Methoden unterschiedlich mit der Haut um und erhalten auch unterschiedliche Wirkungen, worauf weiter unten noch eingegangen wird.

2.8. Hygiene unserer „Hüllen" in den chinesischen Heilverfahren

Neben der Massage kennen wir noch eine Reihe anderer somatopsychischer Heilverfahren, in denen die In-Welt (Soma und Psyche) wie auch die Um-Welt zur Heilung herangezogen werden. Es geht jeweils um „Hüllen" im engen und weiteren Sinne, die wichtige Schutzfunktionen haben.

2.8.1. Methode des „Inneren Lächelns"

Wie die Haut den Körper umgibt, so umgeben die inneren Organe wieder Hüllen, die zur Gesundung durch eine „emotionale Massage" erreicht werden können: mit der Methode des „Inneren Lächelns".

„Wenn sie lächeln, so sagen die Taoisten, scheiden ihre Organe eine Art Nektar aus, der den ganzen Körper nährt. Wenn man unter Zorn, Furcht und Streß leidet, sondern sie ein giftiges Sekret ab, das die Energiekanäle blockiert, sich in den Organen absetzt und Appetitmangel, Verdauungsstörungen, erhöhten Blutdruck, schnelleren Herzschlag, Schlaflosigkeit und negative Emotionen verursacht". (CHIA 1987a, S. 25)

2.8.2. Methode der „Sechs heilenden Laute"

Ähnlich diesen „emotionalen Bädern" für die inneren Organe kennt die chinesische Medizin auch „Lautbäder" wie die Methode der „Sechs heilenden Laute".

Dieser Ansatz ist deshalb von Interesse, weil hier mit dem Gehörsinn als Heilmethode gearbeitet wird, der zu den Primärsinnen zählt, der bereits im frühen Embryonalstadium aktiv ist. Mittels der „Sechs heilenden Laute" wird hier versucht, eine Überhitzung der Organe zu regulieren. (CHIA 1987, S. 50)

2.8.3. Die Elemente als weitere Um-Welt

Wie die Haut den Körper umgibt, umgibt uns auch unsere Um-Welt mit schützenden Häuten, die Entsprechungssysteme zu unserem Körper und unserer Psyche darstellen. (Tageszeit, Jahreszeit, 5 Elemente, 5 Farben, Himmelsrichtungen, Aromata und 5 Wandlungsphasen, siehe KÖNIG, WANCURA, 1979, S. 127 ff)

Diese Heilmethoden sind in einem funktionalen Zusammenhang zum dahinterstehenden Paradigma zu sehen. Die Sinne sind nicht nur Zugang zum Gegenstand und formen diesen, sondern sie sind auch Transformatoren der Kräfte des Gegenstands, den sie freilegen.

2.9. Die Bildsprache in der chinesischen Medizin

Die reiche Empirie, die sich im chinesischen Heilwissen niedergeschlagen hat, wird uns in einer sehr bildhaften, blumigen Sprache vermittelt. Das wirkt für unser westliches Verständnis bisweilen naiv und macht es uns nicht leichter, den darin enthaltenen Inhalt zu begreifen.

Diese Sprache ist ein unmittelbarer Ausdruck des „anderen Denkens". Die Vermittlung ist dem Inhalt, was vermittelt werden will, entsprechend. Wie wir zeigten, wird Entwicklung und Ziel des Menschen aus der Perspektive des prä- und perinatalen Grundes betrachtet. Inhalte und Qualitäten aus diesem Raum sind in der verbalen Sprache schwer auszudrücken. Sie können mit unseren Sinnen und besonders unserer Intuition erfaßt, aber schwer verbal vermittelt werden. Die Bildsprache ist die adäquate Möglichkeit, solche Inhalte aufzunehmen; dies mit allem Reichtum im Ausdruck, aber auch mit den Schwierigkeiten, die Botschaft des Bildes zu verstehen.

Wir haben dieses Problem auch in der psychoanalytischen Tradition. Freuds Psychoanalyse war auf die Erforschung des ödipalen Entwicklungsraumes gerichtet. Hier konnte dem sprachlichen Ausdruck Dominanz zuerkannt werden, weil sich in diesem Altersabschnitt bereits die Inhalte verbal differenziert erfassen lassen. Je frühere Ebenen man erforscht, wo die Sprache sich erst entwickelt und das bildhafte, magische Denken dominiert, wird es immer schwieriger, die Phänomene adäquat zu beschreiben. Unvergleichliche Schwierigkeiten ergeben sich, wenn die frühe und früheste narzißtische Entwicklungsreihe erforscht wird. Es handelt sich um den vorgeburtlichen Zeitabschnitt und die ersten Monate nach der Geburt. Theorien und Konzepte, die sich hier ansiedeln, können nicht die bildhafte Sprache negieren. Was wir in dieser Zeit erlebten, kann sich nur in Bildern ausdrücken. Sie gilt es dann zu interpretieren. Solche Konzepte sind gleichzeitig aber durch die Dynamik dieses frühen Raumes gefährdet, zu sehr ins Mythologische abzugleiten und immer unverständlicher zu werden.

Im Umgang mit der bildhaften Sprache, der wir in der chinesischen Heiltradition begegnen, sollte dies beachtet werden. Zudem drohen Mythologien, die sich um solche Heiltraditionen ansiedeln, zusätzlich den Aussagekern zu verdecken. Übersetzungen sollten aber stets auf dem Hintergrund des Paradigmas getan werden, das die jeweilige Methode bzw. Theoriefigur hervorbrachte.

3. DIE HAUT ALS PROTOTYPISCHES MODELL EINER INTEGRATIVEN PSYCHOSOMATIK

Die bisherigen Überlegungen zeigten, daß es in der chinesischen Heiltradition die bei uns trennende Spaltung von Körper, Psyche und Geist nicht gibt. Der Mensch wurde auch nie von der Natur isoliert betrachtet. Er war Teil eines großen Energiekreislaufes der Natur und Umwelt. Die Sinne konnten zur Wahrnehmung des jeweiligen Beobachtungsgegenstandes komplex eingesetzt werden. Dies führte zu einem reichen

Erfahrungsschatz über die Zusammenhänge und die Bedingungen menschlicher Gesundheit.

Diese ganzheitliche und sinnessensible Empirie führt vor allem zu einem differenzierten Wissen über die funktionalen Verbindungen von Haut und inneren Organen. Es wurde geradezu eine Kultur der Haut entwickelt, wie es sich im Wissen der chinesischen Massage und Akupunktur niederschlug.

Wir sagten: Um das Wesen der chinesischen Massage bzw. des Stellenwertes der Haut zu verstehen, müssen wir nicht zum taoistischen oder buddhistischen Denken konvertieren; und wir brauchen und können es auch nicht ohne weiteres. Zu sehr hängen weltanschauliche Paradigmen mit unserem eigenen Sicherheitsgefühl zusammen. Eine Heilmethode aus einem anderen kulturellen Hintergrund sollte vielmehr als Bote eines anderen Denkens verstanden werden, wodurch wir eingeladen werden, unseren Standort wieder einmal wahrzunehmen und uns zu einer anderen, vielleicht komplexeren Gegenstandsbetrachtung aufzumachen.

„Der Weg soll das Ziel" sein. Und wenn wir uns von unserem Standort aus auf ein besseres Verständnis unserer Haut gegenüber aufmachen, werden wir sehen, wieviel komplexes Wissen zur Haut in unserem Kulturraum existiert. Wir werden sogar sehen, daß unsere Erkenntnisse über die Haut in Verbindung mit dem chinesischen Wissen den Zugang zu einer neuen Erkenntnisebene ermöglicht, der holistischen bzw. holographischen Weltbetrachtung, wodurch eine sinnvolle Synthese zwischen dem westlichen und östlichen Wissen erreicht werden kann.

3.1. Wissen über die Haut in der Alltagspsychologie

Nicht nur der ostasiatische Raum hat das ganzheitliche Denken gepachtet. Die menschliche Existenz drängt zur Gegensatzintegration, zum ganzheitlichen Denken. Und dieses wird dort deutlich, wo wir unsere Sinne, wo wir neben dem Denken auch noch das Fühlen, das Empfinden und die Intuition gebrauchen dürfen.

In alltäglichen Redewendungen schlägt sich Weisheit über die komplexen Funktionen unserer Haut nieder. Intuitiv wird darin erfaßt, welche elementare Bedeutung die Haut für das menschliche Leben hat.

Das Wort „Haut" wird darin eher selten für unsere physische Oberfläche gebraucht. Haut wird meist global für unsere psychophysische Existenz gebraucht. „Mit Haut und Haar" oder „seine Haut retten", sind wir in unserer Ganzheit gemeint. Haut steht für unser existentielles Sein, das beglückt – aber häufiger in diesen Redewendungen – von jemandem aufgesogen oder vernichtet zu werden droht.

In diesen Phrasen scheint es das Leib-Seele-Problem nicht zu geben. Unser Alltagsdenken wird auch – wie in anderen Kulturen – von einer ursprünglichen Empirie geleitet, wo die Sinne in ihrer breiten Palette eingesetzt werden dürfen. Das Ergebnis ist eine integrative Psychosomatik.

Etwas kann „uns unter die Haut" gehen, aber auch so belasten, daß man am liebsten „aus der Haut fahren möchte". Es gibt „dickhäutige" wie auch „dünnhäutige" Menschen. Man kann mit jemand „eine gemeinsame Haut" bilden oder durch ein Ereignis „die eigene Haut verloren" haben.

Wir kennen viele Redewendungen, wo „Haut" in einer sehr sinnigen Weise verwendet wird, wie: „hautlos sein" oder „der Haut beraubt zu werden", wenn jemand „einem das Fell über die Ohren ziehen" will oder man bietet sich zu sehr an und „trägt dann seine Haut zu Markte". In existentiellen Bedrohungen kann es „um meine bzw. deine Haut gehen". Hat man keine oder eine zu dünne Haut, hört man die Aussprüche: „Leih mir Deine Haut", oder man will „in jemandes Fell schlüpfen" oder „eine gemeinsame Haut haben" wollen. Weiters kann man eine „arme Haut“ sein, „eine Haut wie ein Sieb haben“; oder in einer Ablehnung des anderen: „Jemanden nicht riechen können“ und aus Angst „eine Gänsehaut bekommen“ u. v. a.

In vielen solcher Redewendungen wird die Haut als ein elementares Ausdrucksorgan deutlich. Die Kraft und Evidenz solcher symbolischer Figuren speist sich dabei nicht aus einer „pars pro toto“-Beziehung, sondern wir sind in „unserer Haut“ als psycho-physische Wesen existentiell und global repräsentiert.

3.2. Die Beziehung künstlerischer Menschen zur Haut

Freud betonte, daß alle seine Entdeckungen bereits von Dichtern vorweggenommen wurden. Seine Theorien bezogen sich primär auf die ödipale, also einer bereits eher differenzierten psychischen Entwicklungsebene. Die Erforschung früherer, vorsprachlicher Bereiche erforderte andere Methoden. Dazu scheint die bildnerische bzw. bildende Kunst einen besonderen Zugang zu ermöglichen. So könnte man den Ausspruch Freuds modifizieren: In der gestaltenden Kunst schlagen sich wichtige Erkenntnisse über die Bedeutung des frühen Entwicklungsraumes und unserer Haut nieder.

Es kann bei bildenden Künstlern häufig beobachtet werden, mit welcher Sorgfalt – aber nicht seltener – in welcher destruktiven Weise sie mit der Oberfläche ihres künstlerischen Mediums umgehen. Die Malfläche ist mehr als Träger ihres Ausdrucks. Es werden dort „Engramme“ eingefügt, was von Künstlern häufig selbst geäußert wird. Sie gestalten nicht nur auf einer Oberfläche, sondern bilden sich selbst im künstlerischen Schaffen eine neue Oberfläche. Der Umgang mit dieser Oberfläche ermöglicht in einer gleichsam „repräsentativen Symbolik“ den Umgang mit der eigenen Haut: Defizite zu kompensieren oder restaurieren, nicht erhaltene taktile Berührungen sich selbst zu verschaffen, aber auch traumatisch erfahrene Berührung im Umgang mit dieser Oberfläche wiederzubeleben.

Der Wiener Aktionskünstler Rudolf Scharzhogler wurde für solch eine destruktive Wiederbelebung bekannt. Er erhob seine eigene Haut zum aktionistischen Kunstobjekt, wobei er sich diese Stück für Stück abzog, bis er starb. (zit. in: ANZIEU, 1991, S. 34)

Viel häufiger wird von Künstlern ihr Schaffen zur Wiederherstellung und Heilung „ihrer Haut“ genützt: So ein bekannter Künstler, der seine Kunst vorwiegend der „Haut“ widmete. Mit großer Sorgfalt werden kostbare Papiersorten gesucht, die selbst schon eine reichhaltige Struktur aufweisen und in der Gestaltung gleichsam zur „individuellen Haut“ werden. Das Werk ist hier nicht nur Oberflächengestaltung, sondern der Untergrund und die gestaltete Oberfläche bilden eine Einheit. Die Werke werden auch nicht in einem Rahmen präsentiert, sondern auf Klammern aufgehängt. Die Einfachheit dieser Gestaltungen lassen den Betrachter beim ersten Anblick die Kostbarkeit und Bedeutung leicht übersehen. Erst wenn man sich mit ihnen einläßt, wird einem der Reichtum dieser Werke zugänglich: Das Schicksal, das auch der Haut ständig widerfährt.

Explizit stellte ein künstlerisch begabter Klient diesen Bezug her. Er nützte das Zeichnen, um sich damit psychisch zu „organisieren“. Auf die Frage, was er da zeichne, antwortete er kurz: Ich mache mir Haut und hielt das Zeichenblatt vor seine Brust.

3.3. Kreative Abwehr in dermatologischen Veränderungen

Was wir bei Künstlern als besondere Intuition bestaunen, bringen in Abwandlungen auch die kreativen Systeme in jedem von uns zustande. Der symbolische Ausdruck bei dermatologischen Auffälligkeiten ist vom Aspekt der selbstregulierenden Strebungen aus gesehen, ein Kunstwerk. Der symbolische Ausdruck führt uns sehr häufig zur Ursache. Man ist immer wieder erstaunt, mit welcher Präzision gerade Hauterkrankungen auf psychische Strukturdefizite verweisen. Noch mehr: Nicht nur auf das aktuelle Defizit, sondern geben uns auch einen Zugang zu deren Entstehungsgeschichte.

Die Wahl des jeweiligen Organs für einen symbolischen Ausdruck des psychischen Konfliktes ist bekannt. Die psychosomatische Beziehung ist abhängig von der Entwicklungsebene, auf der die körperliche Ebene zum Ausdruck und zur Kompensation eines psychischen Konfliktes bemüht wird.

Bei klassischen hysterischen Konversionen ist der Konfliktinhalt im Symptom enthalten und ist nicht selten plausibel oder kann z. B. durch Assoziationsreihen freigelegt werden. Bei explizit psychosomatischen Erkrankungen wie Ulcus ventriculi, Ulcus duodeni, Colitis ulcerosa, Asthma etc. wird das Symptom selbst zum Sprecher des Konfliktes.

Bei vielen Hauterkrankungen, wie Schuppenflechte, Neurodermitis u. a. trägt diese Oberfläche verwundete Selbstaspekte und muß als solcher „Kommunikationspartner“ ernstgenommen werden. Dieses wird dem anderen dabei nicht leicht gemacht, weil die Hauterkrankung aus Abwehr nicht Offenheit als vielmehr „Unberührbarkeit“ signalisiert (DETIG, 1989).

Die Haut bringt nicht nur hochkreative Leistungen der Abwehr zustande, um grundlegende Primärkonflikte zu kompensieren und sie im Symptom darzustellen. Die Haut scheint auch kollektive existentielle Bedrohungen wahrzunehmen und diese uns zu signalisieren: So hat das Überhandnehmen der vielen Formen von Allergien schon längst nicht mehr nur individuelle als vielmehr bereits wichtige kollektive Bedeutung. Die Haut reagiert auf die Bedrohung unserer vielfach gefährdeten Außenhaut, auf unsere bedrohte Umwelt. Es werden Signale existentieller globaler Bedrohung gesendet. Wir sind herausgefordert, auf diese Signale zu antworten. Sosehr die Antiallergenforschung zu würdigen ist und auch in vielen Fällen Erleichterung bringt, so ist das, wenn es nur dabei bleibt, letztlich keine „kreative Antwort“ auf das „endogene Wissen der Haut“, die uns in den Symptomen etwas Wichtiges mitteilen möchte.

3.4. Psychotherapie und Haut

Die psychologischen Methoden arbeiten hauptsächlich auf der kommunikativen Ebene. Einfühlung in den anderen ist stete Grenzüberschreitung von meiner Haut zur und durch die Haut des anderen. Die Ausdruckssignale werden primär von der Hautoberfläche, den Sinnesorganen, der Gestik und Mimik gegeben. Psychotherapie – je mehr sie den Beziehungsaspekt einbezieht – ereignet sich wesentlich über den bewußten und – noch umfangreicheren – unbewußten kommunikativen Austausch der Oberflächen, d.h. der Haut. Je mehr eine Methode den symbolischen Ausdruck in ihrem Paradigma berücksichtigen kann, desto größere Bedeutung kommt dem Ausdruck der Haut zu.

Im besonderen wird eine psychotherapeutische Behandlung psychosomatischer Beschwerden nicht ohne die Wertschätzung der Hautsignale auskommen können. Die klinischen Beobachtungen legen nahe, daß zwischen Hautschädigung – abgesehen von unfallbedingten Folgen – und Tiefe der psychischen Störung eine Proportionalität besteht. Als gemeinsamer Nenner liegt den meisten Dermatosen ein schweres frühes Defizit in der emotionalen Mutter-Kind-Beziehung zugrunde, das zu Strukturdefiziten im Selbst führte.

3.5. Physiologische Bedeutung und der Aufbau der Haut

Die Bedeutung der Haut deutet sich bereits von ihrer Größe und ihrem Aufbau her an: Die Haut ist bei weitem das größte organische System des Körpers. Sie ist das größte Wahrnehmungsorgan. Ihr Gewicht macht 16 bis 18% des Körpers aus. Im Gegensatz zu anderen Sinnesorganen ist sie lebensnotwendig. Man kann taub, blind oder ohne Geschmack und Tastsinn leben. Wenn ein größerer Teil der Haut geschädigt ist, stirbt man.

Untersuchen wir die Haut feingeweblich, so ergibt sich ein kunstvoller Aufbau von sieben Schichten, die wichtige physiologische Funktionen gewährleisten:

„a) Die oberste Lage der Epidermis (Oberhaut), die Hornschicht, besteht aus vier festverfugten Zellagen (ähnlich den Steinen einer Mauer), in denen einige Zellen das Keratin bilden, das die andern umhüllt, und die dann in kernlose, umso festere Schuppen umgewandelt werden.

b) Die darunterliegende Stachelzellschicht (Stratum spinosum) besteht aus sechs bis acht Lagen, großer, polygonaler, protoplasmareicher Zellen, die durch zahlreiche Interzellularbrükken maschenartig verknüpft sind. Die darunterliegende Basalschicht (Stratum basale germinativum, Keimschicht) hat eine Palisadenstruktur.

c) Die Cutis (Lederhaut, Corium) besteht in ihrem oberen Anteil aus zahlreichen, reich durchbluteten Papillen, durch die einige Substanzen aktiv resorbiert werden können, die man unter anderem in der Leber und in den Nebennieren nachweisen kann. Durch die Papillarkörper ist die Lederhaut mit der Oberhaut verzahnt. Die beiden untersten Schichten (Stachelzellschicht und Lederhaut) haben regenerative Funktion bei Verletzungen und im Kampf gegen das Altern (sie entledigen sich ihres Protoplasmas und drängen ständig die darunterliegenden Zellschichten an die Oberfläche).

d) Die Lederhaut besteht weiterhin aus hochdifferenziertem Bindegewebe mit elastischen und widerstandsfähigen Fasernetzen von sich überkreuzenden Kollagenfaserbündeln (nach dem Prinzip des Scherengitters).

e) Die Subcutis als Isolierschicht ermöglicht – schwammartig aufgebaut – den Gefäß- und Nervendurchtritt zur Lederhaut hin. Sie ist die Grenze (ohne eindeutige Trennungslinie) zu den darunterliegenden Geweben.

Außerdem enthält die Haut noch verschiedene Drüsen (Duft-, Schweiß- und Talgdrüsen), sensible Nervenendfasern (für Schmerz und Berührung) oder solche, die spezielle Nervenkörperchen versorgen (für Wärme, Kälte, Druck) sowie motorische Nerven für die Mimik und vegetative Fasern zur Versorgung der Drüsen.“ (ANZIEU, 1991, S. 29–30)

Vom Physiologischen her betrachtet erfüllt die Haut folgende wichtige Funktionen:

- Sie bildet für den Organismus einen Schutz gegen mechanische Verletzungen, Strahlenschäden und gegen das Eindringen fremder Substanzen und Organismen.
- Sie ist ein primäres Sinnesorgan und gewährleistet die komplexen Verknüpfungen der Sinnesorgane untereinander.
- Sie ist Träger des Stoffwechsels, (Wasser- und Salzmetabolismus der Respiration) und Fettdepot.
- Sie ist ein Interface zwischen innerer und äußerer Welt.
- Sie erfüllt wichtige Funktionen für das Immunsystem.

3.6. Die psychischen Hüllen

Diese enge funktionale Beziehung läßt den Schluß zu, daß die Haut mehr als nur ein Organ ist. „Es läßt sich vermuten, daß ihre anatomische, physiologische und kulturelle Vielgestaltigkeit auf der Körperebene einer ebensolchen Differenziertheit im psychischen Bereich entspricht.“ (ANZIEU, 1991, S. 26)

Das erste Ich, das sich auf die Haut projiziert, ist eine zweidimensionale Grenzfläche, die hauptsächlich durch Berührungsempfindungen entstand. Die Haut enthält aber nicht nur den Tastsinn, sondern in ihr sind alle anderen Sinnesorgane eingebettet.

Jedes Sinnesorgan erweitert auf seine Weise die Welt des Wahrgenommenen. Es kommen dadurch Wahrnehmungssphären, jeweils neue Hüllen dazu. Die Grenzfläche durch das Tasten und Berühren schlägt sich in der Berührungshülle nieder. Durch den Gehörsinn kommt die Lauthülle hinzu; durch den Geruchssinn eine Geruchshülle, durch das Wärmeempfinden die Wärmehülle und mit dem Sehen die optische Hülle. Dieses erste Ich, das Haut-Ich, entwickelt sich entsprechend den Wahrnehmungsmöglichkeiten. Die Hüllen des Haut-Ichs entsprechen den Wahrnehmungshüllen.

Was wir hier mit Hüllen meinen, sind Konfigurationen des frühen Selbst. So entsteht das Haut-Ich als Lauthülle in der Erfahrung der frühen „Geräuschbäder" bei der mütterlichen Zuwendung oder eben als Berührungshülle beim Kontakt seitens der Primärpersonen bzw. im mütterlichen Holding.

In diesem Zusammenhang sei nochmals auf die chinesischen Heiltraditionen verwiesen, die diese frühen Hüllen in ihrer entwicklungsmäßigen und auch therapeutischen Bedeutung erkannten. In der Methode der „Sechs heilenden Laute" wird mit der akustischen Hülle ein heilender Energieaustausch angestrebt. Mit der Methode des „inneren Lächelns" wird auf die Bedeutung der emotionalen Hüllen verwiesen, die wesentlich unseren Wärmehaushalt bzw. Energiehaushalt beeinflussen. Nicht zuletzt wird mit der chinesischen Massagetechnik eben gerade mit der Berührungshülle therapeutisch gearbeitet.

3.7. Befunde aus der Vergleichenden Verhaltensforschung

Der Aspekt, daß die Haut eine Nahtstelle zwischen innerer und äußerer Welt darstellt, deutet auf eine wichtige Funktion, bei der die Haut zum Organisator für biologische und soziale Funktionen wird.

Bei Säugetieren konnte beobachtet werden, daß Hautberührungen seitens des Muttertieres mehr als nur Reinigungsfunktionen erfüllen. „Die Jungen mancher Arten könnten nicht überleben, wenn sie das nicht täte, und viele Säugetiere wachsen, wenn sie in diesen ersten Stunden nach der Geburt vom Muttertier getrennt werden, zwar heran, doch werden sie sich später nicht paaren und gegenüber Artgenossen gleichgültig bleiben." (BETTELHEIM, 1977, S. 27) Das Muttertier tut hier für das Junge etwas, das erst viel später seine Auswirkungen zeigt. Über diese gleich nachgeburtliche Hautstimulierung werden einerseits biologische Funktionen für die aktuelle Situation erfüllt; aber nicht weniger wichtige Bedingungen für die spätere Auseinandersetzung mit der Umwelt grundgelegt.

LORENZ und TINTBERGEN konnten nachweisen, wie die ersten Hautberührungen das Junge für ein Bezugsobjekt prägt und diesem folgt und es bei Verlust sucht. BOWLBY, ein Psychoanalytiker, übertrug diese Erkenntnisse auf das Menschenjunge und konnte zeigen, daß dieses die Bezugsperson nicht nur sucht, sondern bei Verlust mit größter Hilflosigkeit nach der Bezugsperson schreit. Er erweiterte den Aspekt der oralen Bindung mit dem der Anklammerung. Nicht nur über die orale Zone werden Stimulatoren für die Entwicklung gewonnen, sondern über die ganze Hautoberfläche. Leitet erstere im besonderen die psychosexuelle Entwicklung ein, so wird über die Hautoberfläche primär der Anklammerungstrieb bzw. das Sicherheitsbedürfnis befriedigt.

Wir haben gesicherte Erkenntnisse seitens der Ethologie, daß der Körperkontakt zwischen Mutter und Säugling einen wichtigen Faktor für die affektive, kognitive und soziale Entwicklung darstellt. Das Sicherheitsbedürfnis kann unabhängig vom Hunger beobachtet werden. Wird dieses nicht befriedigt bzw. das Junge von der Mutter getrennt, führte dies zu schweren gesundheitlichen und sozialen Schäden. Ohne Körperkontakte zeigten die späteren Tiere Störungen im Paarungsverhalten und Aggressionsverhalten.

Das Sicherheitsbedürfnis bekommt beim Menschen noch weitere Dimensionen. Im Vergleich zum Tier ist er bei seiner Geburt wenig festgelegt, kommt nicht schon – er wird auch keines bekommen – mit einem Fell auf die Welt und kann sich auch nicht an ein solches kuscheln. Zudem ist er eine physiologische Frühgeburt (PORTMANN). Das menschliche Neugeborene ist zur Zeit seiner Geburt das bedürftigste Wesen, überlebensnotwendig auf seine Primärpersonen angewiesen. Das macht das Neugeborene zwar enorm prägsam und lernfähig; gleichzeitig aber ebenso hilflos und verwundbar.

Durch diese Lage kommt der menschlichen Haut umso größere Bedeutung zu, und zwar wie es gelingt, der so verletzlichen und ungeschützten Haut des Neugeborenen, einen genügenden Schutz, eine genügende gemeinsame Haut zu leihen. So werden auch die ersten Wochen und Monate nach der Geburt als „sozialer Uterus" bezeichnet. MAHLER verweist darauf, daß erst ca. im 4. Lebensmonat, bei der psychischen Geburt, der Schritt in die soziale Welt vom Kind getan werden kann.

Was uns im Zugang der Vergleichenden Verhaltensforschung auffällt: Die schon aufgezeigte engste Verknüpfung von biologischer, sozialer und psychischer Ebene. Von welchem Standort wir auch die Betrachtung beginnen: Sie wird uns immer wieder die enge funktionale Verknüpfung der verschiedenen existentiellen Ebenen deutlich machen. Deutlich wird dies besonders, wenn wir uns der Haut über die Embryologie nähern.

3.8. Die Bedeutung der Haut in der Embryologie

Die Embryologie erleichtert es uns, die Haut in ihrer globalen Bedeutung zu erkennen. Von hier aus ergeben sich auch Möglichkeiten, die in der chinesischen Massage und Akupunktur gesammelten Erfahrungen hinsichtlich der Fernpunkte in den Hautmeridianen zu den einzelnen Organen naturwissenschaftlich zu begründen. (dazu KÖNIG, WANCURA, 1979, S. 48ff)

Die psychische Entwicklung ist entscheidend über die Entwicklung der Sinnesorgane in uns verankert. Und diese hängen wieder engstens mit unserer Haut zusammen: Die Haut ist unser primäres Sinnesorgan. je früher sich ein System entwickelt, desto wichtiger ist es. Die Haut entwickelt sich im Embryonalstadium zeitlich vor den anderen Sinnesorganen; und zwar noch vor dem Geruchs- und Geschmackssinn und noch vor dem Gehör- und Gesichtssinn.

Im Gastrula-Stadium bildet sich durch Invagination eines Poles das äußere und innere Keimblatt (Ektoderm und Entoderm) heraus. Aus dem Ektoderm entwickelt sich die Haut (mit den Sinnesorganen) wie auch das Gehirn. Haut (und Gehirn und Wahrnehmungsorgane) bleiben durch diesen gemeinsamen Ursprung in enger Verflechtung verbunden. Die innere Oberfläche des Gehirns, der Kortex, steht über die Oberfläche der Haut mit der äußeren Welt in Beziehung. In der Haut selbst wieder bestehen über Fernpunkte in den jeweiligen Meridianen Verbindungen zu den einzelnen Organen.

Wir haben in der Haut auch „Fernpunkte" zu unserer frühesten individuellen Beziehungsgeschichte.

3.9. Von der physischen zur psychischen Hautoberfläche

Unsere psychische Entwicklung ist engstens an die körperliche Entwicklung gebunden. Wir sprechen von „körperanaloger Symbolbildung" (NITSCH–BERG, 1978, S. 82) und meinen damit, daß der Körper unserer Symbolbildung Vorbild ist. Die Realitätserfassung, unsere ersten Zuordnungen finden über körperanaloge Umdeutungen statt. Körperfunktionen werden analog auf psychische angewandt.

In hysterischen Konversionen begegnen wir dem umgekehrten Vorgang. Hier wird ein nicht bewußtseinsfähiger psychischer Inhalt wieder konflikt- bzw. körperanalog symbolträchtig ausgedrückt. Je tiefgreifender die psychische Störung ist, desto basalere Funktionskreise des körperlichen Ausdrucks werden wieder bemüht.

Der Ausdruck „körperanaloge Symbolbildung" verweist auf eine enge funktionale Beziehung von körperlicher und psychischer Entwicklung. Es ist damit aber auch bereits wieder die Radikalität der engen Beziehung von Körper und Psyche verwischt, wie sie ursprünglich besteht. Und zwar dort, wo die Hautentwicklung nicht nur Vorbild für die psychische Entwicklung ist, sondern wo sie topographisch, strukturell und dynamisch engstens mit der physischen Entwicklung verbunden ist. Sie ist Modell und Organisator für die psychische Entwicklung.

So ist die Haut nicht nur unsere physische Oberfläche. Sie ist auch die erste Oberfläche des Ichs, wie bereits FREUD darauf verwies: „Das Ich ist vor allem ein körperliches, es ist nicht nur ein Oberflächenwesen, sondern selbst die Projektion einer Oberfläche." (FREUD Gw. XIII, S. 253). Wir könnten die enge Verknüpfung von physischer und psychischer Entwicklung kaum ineinander verwobener haben als es sich hier ereignet.

3.10. Das Haut-Ich

Wie sehr im Aufbau der Haut und unseres Ichs sich Analogien ergeben, verweist auf den Grundsatz, daß sich keine psychische Funktion ohne den biologischen Grundraster entwickelt. Der physiologische Aufbau der Haut wie deren Funktionen schlagen sich als Strukturen und Funktionen in Aufbau und Funktionsweisen unseres Ichs nieder. Und dies ist nicht von allem Anfang an ein psychisches Ich, losgelöst von der körperlichen Entwicklung. Die ersten Repräsentanzen psychischer Wahrnehmung meiner selbst lokalisiert sich in der Haut, dem „Haut-Ich".

ANZIEU versteht darunter ein Bild, „mit dessen Hilfe das Ich des Kindes während früher Entwicklungsphasen – ausgehend von seiner Erfahrung der Körperoberfläche – eine Vorstellung von sich selbst entwickelt als Ich, das die psychischen Inhalte enthält." (ANZIEU, 1991, S. 60) Es ist der Zeitpunkt, wo das psychische Ich auf der Handlungsebene vom Körper-Ich differenziert wird; auf der Vorstellungsebene aber mit ihm verschmolzen bleibt: Ich bin es, der mit dem Körper wahrnimmt, aber der Körper, das bin auch ich. Im Haut-Ich wird beides wahrgenommen.

Es sind nicht die ersten psychischen Repräsentationen. Wir wissen heute aus der pränatalen Psychologie, daß bereits im Embryonalstadium psychische Engramme kodiert werden und die Basis der psychischen Organisation darstellen. In bestimmten psychischen Zuständen, wie Träumen, Trance, Musik, Kunst, Psychosen etc. können sich solche Inhalte in der Vorstellung gestalten. Diese Kodierungen scheinen bevorzugt in unserer Haut, im Gehör und im Geschmacksinn deponiert zu sein und können durch bestimmte Methoden reaktiviert werden.

In der Haut sind so bereits vorgeburtlich psychische Wahrnehmungen vorhanden und mit dem Haut-Ich machen wir in der äußerst sensiblen Zeit der Monate nach der Geburt eine sehr differenzierte Buchführung. Die Gestalttherapie arbeitet explizit damit: Die Haut vergesse nichts. Man versucht die dort latenten Inhalte im Hier und Jetzt wiederzubeleben und nun bewußt „unter die Haut gehen zu lassen" um sie durch eine differenzierte Wahrnehmung zu verarbeiten.

3.11. Funktionen des Haut-Ichs

ANZIEU (1991, S. 60) verweist auf eine Reihe von Phänomenen, wo wir im Aufbau und in den Funktionen des Ichs den Raster des biologischen Substrats, der Entwicklung und der Funktionen der physiologischen Haut wiedererkennen. Wie diese kann man auch beim Haut-Ich drei

Hautfunktionen wiedererkennen: Das Haut-Ich in seiner Funktion als Tasche, als Grenzfläche und Werkzeug der Kommunikation.

3.11.1. Funktion einer Tasche

Es ist die Behälterfunktion des Haut-Ichs. Wie die Haut die Sinnesorgane enthält und den ganzen Körper umschließt, nimmt das Haut-Ich die wichtigen frühen Beziehungserfahrungen (die beim Stillen, der Pflege und beruhigenden Zuwendung zustande kommen) in sich auf.

Hier werden eine ganze Reihe von wichtigen psychischen Repräsentanzen gebildet: So die Verinnerlichung jenes tragenden und emotionalen Haltes der Mutter, die für das spätere Selbstgefühl, Selbstliebe und Selbstwerterleben von entscheidender Bedeutung sein wird. In dieser haltenden, heimeligen Atmosphäre wird entscheidend das Haut-Ich gebildet, das zeitlebens unser affektives Wohlsein beeinflußt.

In der Funktion einer Tasche erfüllt das Haut-Ich eine wichtige Stützfunktion. Mit der Verinnerlichung dieses äußeren Haltes seitens der Mutter wird im Haut-Ich gleichsam eine psychische Wirbelsäule errichtet. Wie die Haut eine Stützfunktion für das Skelett und die Muskeln hat, umgibt das Haut-Ich die Psyche. Es ist bereits die erste Verinnerlichung des mütterlichen Gehalten-Werdens. In diesem Sinne ist das Haut-Ich ein internalisierter Teil der Mutter. Hier werden die Muster für alle weiteren Internalisierungen grundgelegt.

3.11.2. Das Haut-Ich in seiner Funktion als Grenzfläche

Der Reizschutz der Haut hat sein Äquivalent auch im Haut-Ich. Dieser muß erst aufgebaut werden. In den ersten Wochen kommt von der Physiologie Hilfe. Die Sensibilität steigt erst nach den ersten Wochen vom Inneren zur Oberfläche. Die mitmenschliche Umwelt gewährleistet weitgehend den äußeren Reizschutz. Nach dem „Bersten der autistischen Schale" (MAHLER) ist das Kind umso mehr an seiner Hautoberfläche empfindlich. Jetzt bildet sich das Haut-Ich heraus und beginnt mit der zuwendenden Mitwelt den psychischen Schutz zu übernehmen. Diese Zeit ist sehr entscheidend, wie stark, flexibel und widerstandsfähig sich das Haut-Ich ausbilden kann.

Es kommt auf die Festigkeit der Oberfläche an, wie der Energieaustausch zwischen innen und außen fürderhin gestaltet werden kann. Ist die Oberfläche spröde, siebhaft, kann die Kraft innen nicht gehalten werden. Die Energie wird „verloren" und der Betreffende braucht ständig überlebensnotwendig in der Außenwelt „Krafttankstellen", ohne die Kraft lange behalten zu können.

Der Schutz wird bei solchen Entwicklungen oft in autistischer Abkehrung oder in einer krankhaften Verkrustung der psychischen Haut gesucht.

Bei einer mangelnden Kontinuität des Haut-Ichs werden schon sehr früh verhängnisvolle Abspaltungen des Gefühlslebens erfolgen, die zu schweren Depersonalisationen führen können. Die gesamte Entwicklung ist an seiner Breitseite gefährdet.

Das Haut-Ich wird bei solchen Entwicklungen dramatischer Zeuge frühester Verletzungen. Die Berührung mit der Umwelt kann nicht als Herausforderung für die Entwicklung genützt werden, sondern wird als schmerzhafte Begegnung und Bedrohung erfahren. Anstelle eines gesunden Haut-Ichs entwickelt sich eine „Schmerzhaut", die als „Schmerzkörper" das früh körperliche Selbst repräsentiert.

3.11.3. Das Haut-Ich in seiner Kommunikationsfunktion

Die Funktion der Grenzfläche bildet auch das Modell des sozialen Austausches. Dies führt uns zu einer weiteren Funktion des Haut-Ichs: Das Haut-Ich in seiner Kommunikationsfunktion. Analog dem Austausch von innen und außen repräsentiert diese Fähigkeit auf psychischer Ebene bereits das Haut-Ich.

In der Psychoanalyse wurde den Schleimhäuten – und hier zuerst dem oralen Bereich – der Kommunikationsprimat zugesprochen. Diese Sicht muß erweitert werden. Auf der gesamten Hautoberfläche entstehen die bedeutungsvollen frühen Beziehungserfahrungen, die auf dieser sensibel aufnehmenden Oberfläche „eingetragen" werden.

Die „erogenen Zonen" sind nur ein Teil der Haut und der andere weitaus größere Teil wurde wegen dieser Akzentuierung weitgehend vergessen. Wir entdecken erst heute in der Diskussion zu unserem Selbstgefühl und Selbstwerterleben, daß sich in der Verbindung von erogenen Zonen (oral, anal) mit der Bedeutung der gesamten Hautoberfläche ein integratives Modell der psychischen Entwicklung und der Psychosomatik erarbeiten läßt. Stellen die erogenen Zonen ein Symbol für Organisatoren der psychosexuellen Entwicklung dar, so ergibt die Bedeutung der gesamten Hautoberfläche für das Sicherheitsgefühl ein Symbol für die Autonomie- und Sicherheitsentwicklung.

Das Kommunizierte wird in der Haut eingetragen. Es ist die „Funktion der Einschreibung der taktilen sensorischen Spuren" (ANZIEU, 1991, S. 139). Durch diese Funktion entsteht ein erstes Abbild der Realität auf der Haut und in ihr graben sich auch die ersten sozialen Erfahrungen mit der engeren Umwelt ein.

ANZIEU vergleicht das Haut-Ich mit einem originären Pergament, „das wie ein Palimpsest die durchgestrichenen, weggekratzten und dann überschriebenen Entwürfe einer ‚ursprünglichen' präverbalen Schrift aus Hautspuren konserviert" (ANZIEU, 1991, S. 140). Leidvolle „Eintragungen" entsprechen symbolischen Wunden, die in psychosomatischen Symptomen, wie Schuppenflechte, Neurodermitis, Ekzeme u. a. zur „Sprache" kommen können.

Nicht zuletzt soll noch auf die Individualität des Haut-Ichs verwiesen werden. Unsere psychische Individualität hat ihre Grundlagen bereits in der physischen Hautoberfläche. Schon die Membran der organischen Zellen schützt deren Individualität, indem sie Fremdkörper erkennt und sie abzuwehren sucht. Die Hautoberfläche ist durch Farbe, Struktur, Geruch, Feuchtigkeit u. a. individuell unterschiedlich. Daktylographisch verteidigt sie ihre Individualität. Kein Fingerabdruck hat – außer bei eineiigen Zwillingen – ein Duplikat. In analoger Weise übernimmt das Haut-Ich eine Individualitätsfunktion für das Selbst, das wir im Identitätserleben als „einzigartig zu sein", erfahren.

4. DAS WISSEN ÜBER DIE HAUT FÜHRT UNS ZU EINEM HOLOGRAPHISCHEN DENKEN

In der „Transpersonalen Psychologie", die für die westliche Psychologie einen Paradigmawechsel darstellt, wird eine Erweiterung des psychologischen Forschungsfeldes um jene Bereiche menschlicher Erfahrung und menschlichen Verhaltens angestrebt, die „Gesundheit" in einem breiten ganzheitlichen Spektrum verstehen möchte. Damit verlassen wir nicht unsere Denktradition. Die Transpersonale Psychologie stützt sich in diesem Bemühen „ebenso auf westliche Wissenschaft wie auf östliche Weisheitslehren und versucht, die mit der Verwirklichung des menschlichen Potentials befaßten Stränge beider Traditionen zu integrieren." (WALSH, VAUGHAN, 1987, S. 27) WILBER entwickelte ein „Spektrum des Bewußtseins" (WILBER 1991), in dem die aus verschiedenen Paradigmen erfaßten Bewußtseinszustände hierarchisch dargestellt sind. Im „holographischen Weltbild" (WILBER 1990) kam man zu einem neuen Verständnis darüber, wie diese Ebenen untereinander verbunden sind. Was dabei auffällt: Impulse für dieses Weltbild kamen aus bisher streng naturwissenschaftlichen Disziplinen, wie Physik, Biologie und Neurochirurgie.

Die Euphorie, mittels des naturwissenschaftlichen Vorgehens auf dem Weg zum Detail allen

Wirkungen einen konkreten Wirkungsort zuweisen zu können, zeigte sich zunehmend als Illusion. Umso mehr man Hüllen zertrümmerte, um zum vermeintlich Wesentlichen vorzudringen, desto mehr mußte man erkennen, daß man sich von diesem entfernte. Ein Umdenken setzte ein. Man entdeckte wieder die Qualität des Ganzen, das mehr als die Summe seiner Teile ist. Die Entdeckung der Holographie wurde auch auf andere Gebiete übertragen und man erkannte, daß alles Sein holographisch vorhanden ist. Ja, das „physikalische Universum selbst scheint ein gigantisches Hologramm zu sein, bei dem jeder Teil im Ganzen und das Ganze in jedem seiner Teile ist."

Gerade für unser Thema „Haut" bringt diese Paradigmaerweiterung einen wichtigen Erkenntniszuwachs. Die Funktionen der Haut, die Verbindungen von physischer und psychischer Haut, das komplexe Verbundsystem der Haut mit dem Gehirn und den Sinnesorganen und die anachronistische sowie die raumüberwindende Speicherung der Bewußtseinsinhalte; all dies legt nahe: Unsere Wahrnehmung und Wahrnehmungsverarbeitung im Gehirn und in der Haut ist holographisch.

Nach dem Stand der heutigen Gehirnforschung, Embryologie, Dermatologie und Entwicklungspsychologie, und besonders nach dem Beitrag des Gehirnforschers PRIBRAM, kann nicht mehr gesagt werden: Das Gehirn denkt allein. Die ganze Haut „denkt". Noch mehr: Die Haut hat gerade die frühen atmosphärischen Begegnungen holographisch gespeichert.

Wir können im Gehirn Verarbeitungszentren lokalisieren. Komplexe Denk- oder Verarbeitungsoperationen können wir nicht mehr orten, sondern müssen das als systemisches Ergebnis vom ganzen Gehirn erkennen.

Wenn wir das analog auf die Haut übertragen: Sie ist ein noch viel ursprünglicheres Wahrnehmungs- und Verbundsystem. Auch hier haben wir einerseits eine Spezifizierung von Hautbereichen, andererseits ist die Haut ein globales System. Einzelne Hautstellen nehmen wahr, reaktivieren für den Körper wie auch für die Psyche die spezifischen Tiefenentsprechungen: Für den Leib, die dazugehörenden Organsysteme, für die Psyche die hier engrammierten psychischen Repräsentanzen. Wir sehen aber gleichzeitig, daß sich in kleineren Hautpartien wieder Untereinheiten (Meridiansysteme) ergeben und sich dort Fernpunkte für den ganzen Körper finden lassen (wie z. B. im Ohr, in der Handfläche oder Fußsohle).

Analog kann bei den Lokalisationen psychischer Repräsentanzen beobachtet werden, daß sich durch die Berührung bestimmter Hautstellen globale frühkindliche Begegnungssituationen szenisch wiederbeleben lassen. Was lokal als psychischer Inhalt engrammiert wurde, wurde ehemals atmosphärisch erlebt. Dieser hüllte die ganze Haut ein und ist somit im ganzen Haut-Ich gespeichert. Man darf die Annahme wagen, daß die Haut ein noch ursprünglicheres Hologramm darstellt als wir es vom Gehirn annehmen.

Das Haut-Ich ist so nicht nur als Aneinanderreihung von topographisch lokalisierten Engrammen zu verstehen. Die gesamte Hautoberfläche ist mehr als diese Aneinanderreihung. Wir begegnen in der Haut einem Haut-Selbst, bereits einem individuellen Person-Sein, das in seiner Ganzheit angenommen werden will. Ein solches Denken berücksichtigt einerseits auf der Haut die thematischen Zonen, aber sieht gleichzeitig stets die Haut als Ganzes, dem bei der Behandlung spezifischer Stellen begegnet wird.

4.1. Die chinesische Massage im Lichte dieser Überlegungen

Die chinesische Massage ist von ihrer Tradition her „transpersonal" und „holographisch". Es wird mit der Massage nicht nur eine spezifische körperliche Besserung angestrengt, sondern Heilung im transpersonalen Sinne. Die Form der Hautberührung zielt nicht nur auf die Fernpunkte im Inneren. Mit der behutsamen

Massage wird auch Kontakt mit dem Haut-Ich aufgenommen. Es kann davon eine ganzheitliche – also eine psychophysiologische – Wirkung erwartet werden.

Die Akupunktur hebt sich dazu in wesentlichen Aspekten ab. Sie bezieht sich vordergründig auf die physiologische Verknüpfung von Meridianen und Organsystemen. Dies drückt sich auch in der Methode aus: Die Punkte ermöglichen den Zugang zu den Tiefensystemen. Es ist ein legitimer therapeutischer Ansatz und er leistet viel.

Durch diese funktionale Betrachtungsweise ist diese Methode dem naturwissenschaftlichen Denken näher als die chinesische Massage. Es wird aber auch deutlich, daß diese Methode nicht mehr das tradierte Ganzheitsdenken anstrebt. Die Haut wird als Oberflächenprojektion des Inneren gesehen und nicht mehr auch als Oberfläche der Psyche. Dadurch ändert sich auch die Methode der Hautberührung: Mit Nadeln die Haut zu löchern, ist eine andere Begegnungsform als der Körperkontakt durch Massage. Außerdem können bei der Akupunktur mehrere Patienten gleichzeitig genadelt werden, was bei der Massage nicht möglich ist. Schon auch dadurch ist der mitmenschliche Kontakt ein anderer.

Die chinesische Massage beansprucht einen globaleren Heilungsanspruch. Die Berührung der entsprechenden Stellen mit der Hand, den Fingerkuppen oder Daumen stimuliert einerseits die funktionalen Zusammenhänge von Haut und Organen; sie ist aber von ihrer Methode her geeignet, in dieser behutsamen Begegnungsform gleichzeitig mit dem „Haut-Ich" Kontakt aufzunehmen. Eine weitere Heildimension kommt dadurch hinzu.

Bei der chinesischen Massage ist der ursprüngliche Zusammenhang von Berührungshülle als ein Gehalten-Sein und der psycho-physischen Auswirkung entsprechend dem Paradigma noch unmittelbar sichtbar. Mit dieser Form der Oberflächenstimulierung ist die Haut in ihrer Vieldimensionalität angesprochen. Neben der Wirkung, wie wir sie in der Akupunktur kennen, stellen sich Heilwirkungen ein, die tiefgehende psychische Veränderungen erkennen lassen. In der Massagebehandlung wird der frühe psychophysische Entwicklungsraum angesprochen und es können Störungen, die hier ihre Wurzeln haben, therapeutisch erreicht werden.

Gerade aber die Vorzüge dieser Methode machen es ihr in unserem Kulturraum schwer, Fuß zu fassen. Es soll schnell und konkret geholfen werden. Die Methode der Akupunktur paßt viel eher in dieses Konzept. Die chinesische Massage teilt hier das Schicksal mit anderen ganzheitsgesundheitlichen Heilmethoden.

Dennoch. Es ist ein Umdenken zu beobachten. Die Bedeutung der Ganzheitsmedizin nimmt zu. Ein neues Verständnis bezüglich der Zusammenhänge von Leib, Psyche und Geist breitet sich aus. Die chinesische Massage hat von ihrem Erfahrungshintergrund viel anzubieten. Es liegt an uns, die hier verborgenen Schätze zu heben.

Literatur

ABEGG, L.: Ostasien denkt anders. Eine Analyse des west-östlichen Gegensatzes. Piper, München 1970.

ANZIEU, D: Das Haut-Ich. Suhrkamp, Frankfurt/Main 1991.

BETTELHEIM, G.: Die Geburt des Selbst. Kindler, München 1977.

CARUSO, A. I.: Das Irrationale in der Psychoanalyse – Theoretische und klinische Aspekte. Chrzanowski, G. u. a. (Hrsg.): Weiterentwicklung der Psychoanalyse und ihrer Anwendungen. Vandenhoeck, Göttingen 1972.

CHAN CHUNG-YUAN: Some Basic Philosophical Concepts in Confucianism and Taoism. New York, 1955.

CHIA, M.: Tao Yoga. Praktisches Lehrbuch zur Erweckung der heilenden Urkraft Chi. Ansata, Interlaken 1985.

DEVEREUX, G.: Angst und Methode in den Verhaltenswissenschaften. Ullstein, Frankfurt/Main 1976.

DETIG, Ch.: Hautkrank: Unberührbarkeit aus Abwehr? Vandenhoeck, Göttingen 1989.

FEDOR-FREYBERGH, P. (Hrsg.): Pränatale und Perinatale Psychologie und Medizin. Saphir, München 1987.

FREUD, S.: Zur Einführung des Narzißmus. Gw. X. Fischer, Frankfurt/Main, Taschenbuch-Ausgabe, 1971.

GRANET, M.: Das chinesische Denken. Piper, München 1963.

KALTENMARK, M.: Lao-tzu und der Taoismus. Suhrkamp, Frankfurt/Main 1981.

KÖNIG, G., WANCURA, I.: Praxis und Theorie der Neuen Chinesischen Akupunktur. Band 1. Maudrich, Wien, 1979.

MAHLER, M. S.: Symbiose und Individuation. Klett, Stuttgart 1986.

NEEDHAM, J.: Wissenschaftlicher Universalismus. Über Bedeutung und Besonderheit der chinesischen Wissenschaft. Suhrkamp, Frankfurt/Main 1977.

NEEDHAM, J.: Wissenschaft und Zivilisation in China. Suhrkamp, Frankfurt/Main 1988.

NITSCH-BERG, H.: Kindliches Spiel zwischen Triebdynamik und Enkulturation. Klett-Cotta, Stuttgart 1978.

PRIBRAM, K., H.: Worum geht es beim holographischen Paradigma? K. Wilber (Hrsg.) In: Das holographische Weltbild. Heyne, München 1990.

REITER, A.: Die pränatale Dimension des Narzißmus. Fedor-Freybergh P. (Hrsg.) In: Pränatale und Perinatale Psychologie und Medizin. Saphir München, 1987, S. 159–176.

WALSH, R., N., VAUGHAN, V.: Psychologie in der Wende. Rowohlt, Reinbeck 1987.

WANCURA, I.: (König, G., Wancura, I. [Hrsg.]): Praxis und Theorie der Neuen Chinesischen Akupunktur. Band 2. Maudrich, Wien 1983.

WILBER, K. (Hrsg.): Das holographische Weltbild. Heyne, München 1990.

WILBER, K.: Das Spektrum des Bewußtseins. Rowohlt, München 1991.

Literaturverzeichnis

Chinesische Literatur

A. Die traditionelle chinesische Medizin

Akademie für Traditionelle Chinesische Medizin Bei-Jing (Peking): Praktische Grundlagen der traditionellen chinesischen Medizin (Zhong-Yi Ling-Zheng Ji-Chu). Volkserziehungsverlag, Peking, 1975

Akademie für Traditionelle Chinesische Medizin Bei-Jing (Peking), Abteilung Forschung und Lehre für die theoretischen Grundlagen: Die umgängliche Erläuterung der praxisnahen Pulsdiagnostik nach Li, Shi-Zhen (Bin-Hu Mai-Xue Bai-Hua-Jie). Volksgesundheitsverlag, Peking, 1979

Akademie für Traditionelle Chinesische Medizin Bei-Jing (Peking), Abteilung Forschung und Lehre für die theoretischen Grundlagen: Zungendiagnostik der traditionellen chinesischen Medizin (Zhong-Yi She-Zhen). Volksgesundheitsverlag, Peking, 1981

Akademie für Traditionelle Chinesische Medizin Cheng-Du: Praktisches Lehrbuch der traditionellen chinesischen Medizin (Shi-Yong Zhong-Yi-Xue). Volksverlag, Se-Chuan, 1978

Akademie für Traditionelle Chinesische Medizin Guang-Dong: Das neue Kompendium der traditionellen chinesischen Medizin für westliche Ärzte (Xin-Bian Zhong-Yi-Xue Gai-Yao). The Commercial Press, Hongkong, 1973

Akademie für Traditionelle Chinesische Medizin Nan-Jing (Nanking): Lehrbuch der traditionellen chinesischen Medizin (Zhong-Yi-Xue). Verlag für Wissenschaft und Technik, Jiang-Su, 1981

Hygienische Abteilung der Chinesischen Volksbefreiungsarmee in Wu-Han: Kurzgefaßtes Lehrbuch der traditionellen chinesischen Medizin (Jian-Ming Zhong-Yi-Xue). Volksverlag, Hu-Bei, 1975

MENG, Jing-Chun / ZHOU, Zhong-Ying: Kompendium der traditionellen chinesischen Medizin (Zhong-Yi-Xue Gai-Yao), Volksgesundheitsverlag, Peking, 1987

QING, Bo-Wei: Einführung in die traditionelle chinesische Medizin (Zhong-Yi Ru-Men). Volksgesundheitsverlag, Peking, 1986

WANG, Xian-Ming: Differential-Diagnostik der inneren Medizin in der traditionellen chinesischen Medizin. (Zhong-Yi Nei-Ke Bian-Zheng-Xue) Volksgesundheitsverlag, Peking, 1984

YIN, Hui-He: Neue Abhandlungen der inneren Medizin in der traditionellen chinesischen Medizin (Zhong-Yi Nei-Ke Xin-Lun). Volksverlag, Shan-Xi, 1982

B. Die chinesische Heilmassage und Akupunktur

Akademie für Traditionelle Chinesische Medizin Shang-Hai: Lehrbuch der Akupunktur und Moxibustion (Zhen-Jiu-Xue). Volksgesundheitsverlag, Peking, 1980

Akademie für Traditionelle Chinesische Medizin Shang-Hai: Lehrbuch der Heilmassage nach traditioneller chinesischer Medizin (Zhong-Yi Tui-Na-Xue). Volksgesundheitsverlag, Peking, 1985

Akademie für Traditionelle Chinesische Medizin Bei-Jing (Peking), Nan-Jing (Nanking) und Shang-Hai: Essentials of chinese Acupuncture. Foreign Languages Press, Peking, 1980

Akademie für Traditionelle Chinesische Medizin Tian-Jin: Praktische Akupunktur und Moxibustion (Shi-Yong Zhen-Jiu-Xue). Verlag für Wissenschaft und Technik, Tian-Jin, 1985

BAI, Bi-Chen: Neue Erkenntnisse in der Akupunktur-Praxis (Lin-Zheng Xin-Wu). Volksverlag, innere Mongolei, 1982

LUO, Jing-Hong: Praktisches Lehrbuch der Heilmassage nach traditioneller chinesischer Medizin (Shi-Yong Zhong-Yi Tui-Na-Xue). Chong-Qing-Verlag, Chong-Qing, 1987

Universitätsklinik An-Hui: Lehrbuch der chinesischen Heilmassage und Physio-Therapie (Tui-Na Liao-Fa Yu Yi-Liao Lian-Gong). Volksgesundheitsverlag, Peking, 1982

Deutschsprachige Literatur

DESPOPOULOS, A. / SILBERNAGL, St.: Taschenatlas der Physiologie. Georg Thieme Verlag, Stuttgart, 1987

DING, Yu-He / PAULUS, Ernst: Handbuch der traditionellen chinesischen Heilpflanzen. Karl F. Haug Verlag, Heidelberg, 1987

HEGGLIN, M. / SIEGENTHALER, W.: Differentialdiagnose innerer Krankheiten. Georg Thieme Verlag, Stuttgart–New York, 1980

HUHNSTOCK, K. / KUTSCHA, W. (Hrsg.): Diagnose und Therapie in der Praxis. Springer-Verlag, Berlin–Heidelberg–New York, 1976

KÖNIG, G. / WANCURA, I.: Neue Chinesische Akupunktur – Lehrbuch und Atlas –. Verlag Wilhelm Maudrich, Wien–München–Bern, 1989

KÖNIG, G. / WANCURA, I.: Praxis und Theorie der Neuen Chinesischen Akupunktur, Band 1 u. 2. Verlag Wilhelm Maudrich, Wien–München–Bern, 1987

LACHMANN, H.: Lehrbuch der Massage und Hydrotherapie. Verlag Wilhelm Maudrich, Wien–München–Bern, 1982

PORKERT, Manfred: Lehrbuch der chinesischen Diagnostik. Vfm Dr. Ewald Fischer, Heidelberg, 1976

SCHIMMEL, Klaus-Christof (Hrsg.): Lehrbuch der Naturheilverfahren. Hippokrates Verlag, Stuttgart, 1986

SCHNORRENBERGER, Claus C.: Lehrbuch der chinesischen Medizin für westliche Ärzte. Hippokrates Verlag, Stuttgart, 1979

Wörterbücher / Lexika

Akademie für Fremdsprache, Bei-Jing (Peking), Deutsche Fakultät: Das neue Chinesisch-Deutsche Wörterbuch (Xin-Han-De Ci-Dian). The Commercial Press, Peking, 1985

Akademie für Traditionelle Chinesische Medizin Guang-Dong (Canton), Forschungsinstitut: Wörterbuch der ausgewählten Fachausdrücke der traditionellen chinesischen Medizin (chinesisch) (Zhong-Yi Ming-Ci Shu-Yu Xuan-Shi). Volksgesundheitsverlag, Ji-Lin, 1978

BRAUN, Hans: Arzneipflanzen-Lexikon. Gustav Fischer Verlag, Stuttgart–New York, 1979

PSCHYREMBEL, W.: Klinisches Wörterbuch. Walter de Gruyter, Berlin–New York, 1986

Redaktionskomitee des Deutsch-Chinesischen Standard-Groß-Wörterbuches: Deutsch-Chinesisches Standard-Groß-Wörterbuch (De-Hua Biao-Zhun Da-Zi-Dian). Hao-Hua Buchhandlungsverlag, Taipeh 1979

Redaktionskomitee des Groß-Wörterbuches der Traditionellen Chinesischen Medizin: Großwörterbuch der traditionellen chinesischen Medizin, (Teilband für Akupunktur, Moxibustion, Massage, Qi-Gong und Makrobiotik (chinesisch). (Zhong-Yi Da-Ci-Dian). Volksverlag, Peking, 1985

Redaktionskomitee des Wörterbuches der Traditionellen Chinesischen Medizin: (Kurzgefaßtes) Wörterbuch der traditionellen chinesischen Medizin (chinesisch) (Jian-Ming Zhong-Yi Cu-Dian). Volksgesundheitsverlag, Peking, 1979

Stichwortverzeichnis

Weitere Werke über Akupunktur
aus dem

VERLAG WILHELM MAUDRICH
WIEN – MÜNCHEN – BERN

In Vorbereitung:

Band 5: Akupunktur und manuelle Medizin in Praxis und Theorie

Verfaßt von Dr. med. Otfried PERSCHKE, Ehrenmitglied der Deutschen Ärztegesellschaft für Akupunktur und Dr. med. Bernhard KAMPIK. Beide sind Dozenten der Deutschen Ärztegesellschaft für Akupunktur.

G. KÖNIG und I. WANCURA

Neue Chinesische Akupunktur

Lehrbuch und Atlas mit naturwissenschaftlichen Erklärungen

4. Auflage, 301 Seiten, mit 130 Abbildungen und 50 Skizzen, Großformat 21 × 28 cm, gebunden, DM 115,–, öS 790,–.

Das Standardwerk Zhen Jiu Xue Wei Gua Tu Shuo Ming erschien in Original-Auflagen von hunderttausend Exemplaren und nun erstmals in deutscher Sprache.
110 neugefundene Punkte (Neu.-P.) – 171 Punkte außerhalb der Meridiane (PaM) – 361 Meridianpunkte, 18 Punkte der Handakupunktur. Text und dazugehöriger Bildausschnitt sind auf einer Doppelseite so angeordnet, daß beide gleichzeitig und mit einem Blick erfaßt werden können. **Die ca. 100 wichtigsten Punkte sind gekennzeichnet.**
Neben einem ausführlich alphabetisch geordneten Indikationsverzeichnis und einer Anleitung der zur Zeit am häufigsten üblichen chinesischen Behandlungstechnik, enthält es eine theoretische Studie über eine naturwissenschaftliche Erklärungsmöglichkeit für einen Teil der „traditionellen chinesischen Medizin“. Das Literaturverzeichnis enthält über 600 Arbeiten.

G. KÖNIG und I. WANCURA

Punkte und Regeln der Neuen Chinesischen Akupunktur

3. Auflage, 8 Seiten Text, 4 Tafeln 38 × 54 cm in Fünffarbendruck, kartoniert, Preis: DM 70,–, öS 490,–.

Der Einbau der Akupunktur in die moderne Medizin führte in China in Spitälern und Ambulanzen zunehmend zur Anwendung von wenigen, aber besonders wirksamen Punkten und einfachen Regeln, die eine Art Basiswissen für die Anwendung der Akupunktur darstellen.
Die Anwendung der Akupunktur erfolgt – in diesem zahlenmäßig größten Volk der Welt – aus praktischen Überlegungen:
Die Akupunktur ist kostensparend und fast ohne Nebenwirkungen, sie ist erfolgreich:

- bei richtiger Indikation,
- bei richtiger Lokalisation der Punkte,
- bei Nadelung, die ein De Qi-Gefühl auslöst,
- bei wenigen, aber sorgfältig ausgewählten Punkten.

Übersichtliche Zeichnungen und die handliche Größe ermöglichen die Anwendung der Tafeln als Nachschlagewerk oder auch als Wandtafeln und stellen ein wertvolles Hilfsmittel zur praktischen und erfolgreichen Anwendung der Akupunktur dar.

G. KÖNIG – I. WANCURA

100 Jahre in Gesundheit leben

121 Seiten, 70 zweifarbige Abbildungen, kartoniert, DM 29,–, öS 198,–.
Atemtherapie, Selbstmassage und körperliche Bewegung nach altchinesischer Tradition.
Eine Anleitung mit Bildern.

Die auf dem Gebiet der Akupunktur weltbekannten Ärzte Dr. G. König und Dr. I. Wancura stellen mit dem vorliegenden Buch die im Reich der Mitte Jahrhunderte lang geübten Praktiken von Bewegungstraining, Atemtherapie und Selbstmassage vor. Das Buch richtet sich an alle, die bewußter leben wollen und durch körperliches und mentales Training Krankheiten und frühzeitigem Altern vorbeugen möchten; für Ärzte, die mit Akupunktur behandeln und deren Patienten.
Die Übungen – eine Mischung aus Akupressur, Akupunktur-Massage, Atem- und Konzentrationsübungen – werden in China üblicherweise in Gruppen durchgeführt. Dieses Buch soll durch seinen allgemein verständlichen, knappen Text, Merkverse und viele Abbildungen den einzelnen anregen, regelmäßig kurze Zeit seiner Gesundheit zu widmen.
In gleicher Weise wird es als Unterstützung einer Akupunkturbehandlung bei bereits bestehenden Gesundheitsschäden von großem Nutzen sein.